Praxis Akupressur

ガイアブックスは
地球(ガイア)の自然環境を守ると同時に
心と体内の自然を保つべく
"ナチュラルライフ"を提唱していきます。

実践 押圧マッサージ療法

指先からの健康法

三浦 於菟 監修

クリスティーナ・ミルト 著

長谷川 圭 訳

お断り

ほかの学問分野と同様、医学分野も日々進化しています。特に治療法や薬物療法においては、研究や臨床経験を通じて日々新たな発見がなされています。

用量や使用法に関する記載に対して、出版社はいかなる保証も負いかねます。薬剤の使用上の注意を熟読し、あるいは専門医に相談することにより、そこに記載されている用量あるいは副作用にまつわる注意書きが本書に記載されているそれと異なることがないか、利用者は各自でご確認ください。用量や用法の決定は利用者自らの責任で行ってください。

Original German edition:
Christina Mildt, Praxis Akupressur
©2008 Sonntag Verlag in MVS Medizinverlage Stuttgart GmbH & KG,
Germany

Zeichnungen:Christina Mildt, Berlin
Umschlaggestaltung: Thieme Verlagsgruppe
Umschlagfoto: Christian Retzlaff, Berlin
Fotos: Christian Retzlaff, Berlin, und Christina Mildt, Berlin
Druck: Grafisches Centrum Cuno, Calbe

監修者序文

　押す、さするなど体表に刺激を加える事で体によい効果がある。これは、多くの伝統医学にみられる治療技術であろう。現代西洋医学も理学療法としてその伝統を引き継いでいる。中国伝統医学もまた同様である。

　だが中国伝統医学では、他の伝統医学と異な点も存在する。それは、体の各所がお互いに関連も持つと考えたことである。ある部分の刺激が、別の部分に影響を及ぼすとの考えといえる。そして、中国伝統医学では、より関連の強い部位同士を結びつけ経絡という概念を造りあげた。この経絡という考え方によって、人体を統一的かつ総合的に考え治療する事が可能となったのである。これが、他の医学にはみられない大きな優れた点といえよう。本邦においても、この伝統を引き継ぎ鍼灸医学が巷間に広く行われ、重要な治療の一分野をなしている事は周知の事実である。

　さて本書は、この中国伝統医学の考え方に基づき、鍼灸という器具を使用せずに、直接に皮膚に刺激を加える治療方法が紹介されている。針灸治療で重要な事は、いかにしてツボ（経穴）を探し当てることにある。難しい経穴の取り方につき、実際の人体を用いているので非常に判りやすい。経穴には難しい名称が多いが、この名称にはそれなりの意味がある。この点も簡潔にまとめられており、学習に当たっては非常に有益であろう。

　また針灸治療は人によっては、拒否感をしめす事もある。この様な場合は本書で書かれた押圧治療の有益性は大きいものがあろう。

　現在日本には、西洋医学的マッサージやアロマテラピーなどさまざまに体表部を取り扱う専門家がいる。このような方々にも、中国伝統医学の考え方や経穴、経絡を考慮した施術も必要ではないだろうか。東洋の叡智を活用して良い時代である。本書を単に鍼灸の専門家のみならず、理学療法士、マッサージ師、アロマテラピストの人など、体表部を扱う多くの施術家にも広く勧めたい。

平成23年2月3日
新たなる光を感じる春節の日に
東邦大学医療センター大森病院東洋医学科

三浦於菟

本書執筆に寄せて

　近年、西洋諸国における中国医学への関心はますます高まってきている。体の特定の部位を指で押す伝統的な押圧療法もその1つである。
　本書の執筆にあたって、以下のような個人的体験がその動機となった。

1) 鍼が手元にないとき、どうすればいいのだろうか。これは鍼療法士である筆者にとって、長年絶えず気にかかり頭を悩ます問題であった。それがきっかけで、手を使った治療に関心が向くようになり、押圧療法を積極的に取り入れるようになった。

2) 鍼を拒否する患者が多く、またその理由も多岐にわたる。このようなとき筆者は電子鍼やカラーパンクチャーを施術することもあるが、これまで最も効果が高かったのは押圧療法であった。多くの疾病に効果的であることから、筆者はこのマッサージ療法をさらに追求するにいたった。

3) 次の診察までに行うべき「宿題」を患者に与えることは、健康回復にとって効果的であると筆者は考える。これには以下のようなものが含まれる。

- ●特定の経穴群の自己治療
- ●臓器強化のための湿布
- ●瞑想・メディテーション
- ●ムドラ（両手で形作る印相。治療効果がある）
- ●散歩
- ●入浴・リラクゼーションバス
- ●食事餌制限
- ●ニコチン、カフェイン、アルコールおよび薬物の制限

こうして患者は療法士の手を離れ、治癒過程を自らの手で促進することができるようになる。

　筆者は長年、中国医学、指圧、マッサージおよび押圧療法の専門家として、成人教育に携わっている。本書の構想および執筆の間、1つのコースの参加者たちと共に経穴群を今一度総チェックした。したがって、本書には中国医学の基礎だけではなく、実際の現場から得られた見知も反映されている。

　本書における経穴群は参考であり、施術開始時における患者の気の状態およびその後の反応に合わせ適応し改善することは可能であり、望ましいことである。大切なのは患者の心を理解することである。すなわち、患者の感情や欲求を感じ取り、施術中であっても、これに即座に対応する。そうすることにより、治療する側とされる側の関係は膠着することなく、能動的で活発なものとなるのである。

　本書は実習書であり、一般的な教科書を通じ中国医学の基礎をすでに学習した読者を対象としている。

クリスティーナ・ミルト

本書を活用するにあたって

第2部に各経穴に関して以下の事柄が記載されている。
※名称
※主症状
※その他の症状、および経穴の位置
※効果的な経穴の組み合わせ

第3部には各症状に対応した経穴群および押圧方法が記載されている。

略語の意味
T＝増強法
S＝減弱法
N＝中間法

目次

監修者序文 V

本書執筆に寄せて VI

本書を活用するにあたって VIII

第1部　押圧療法の基礎 1

1　押圧療法の歴史 2
1.1　東洋における「人」 2

2　押圧マッサージ療法とは 4

3　押圧療法の効果 5
3.1　身体への効果 5
3.2　伝達系への効果 5
3.3　神経系への効果 6

4　押圧療法における治療形態 8
4.1　治療パラメータ 8
 4.1.1　診断 8
 4.1.2　基本手技とその効果 8
 4.1.3　患者の把握 9
4.2　押圧マッサージにおける手技、およびその強さと長さ 9
 4.2.1　圧迫 9
 4.2.2　触圧 10
 4.2.3　つかみ 10
 4.2.4　転伸 11
 4.2.5　回圧 11
 4.2.6　揉み 12
 4.2.7　振動 12
 4.2.8　摩擦 13
 4.2.9　按撫 13
4.3　施術の指針 14
4.4　効果と副作用 14

5　施術の際の注意点 15

6　中国医学における病の原因 16

7 五行思想に基づく体質の分類 17
7.1 火 17
7.2 土 17
7.3 金 17
7.4 水 18
7.5 木 18

8 経穴を探る方法 19

9 治療の準備と進め方 22
9.1 準備と心構え 22
9.2 手の浄化と気の充填 22
9.3 本山式経路体操法 23
9.4 一般的な治療の進め方 24

10 用語・略語一覧 25

11 経穴の種類 26
11.1 募穴（ぼけつ） 26
11.2 兪穴（ゆけつ） 26
11.3 郄穴（げきけつ） 27
11.4 原穴（げんけつ） 27
11.5 五行穴（ごぎょうけつ） 28
11.6 会穴（えけつ） 28
11.7 天穴（てんけつ） 29
11.8 強壮穴と鎮静穴 29

第2部　身体各部の経穴 31

12 各経穴の詳細 32
12.1 頭部 32
12.2 首・肩 67
12.3 腕・手 84
12.4 胸部・腹部 112
12.5 背中 128
12.6 腰・骨盤 145
12.7 もも・足 154

第3部　病状別対応経穴と施術方法 201

13　各病状における施術推奨経穴 202
- 13.1　施術の開始 202
- 13.2　呼吸気道 203
- 13.3　心循環系 218
- 13.4　消化器官 225
- 13.5　頭痛と睡眠障害 230
- 13.6　運動器官 241
- 13.7　尿道および膀胱 259
- 13.8　皮膚 260
- 13.9　子宮 262
- 13.10　感覚器官 265
- 13.11　感情 270
- 13.12　一般的症状 273

付録

14　自己治療・セルフマッサージ 280

経脈一覧 282
- 身体前面の経脈 282
- 身体背面の経脈 287

参考文献 290

索　引 291

経穴索引（略語） 296

経穴索引（名称） 297

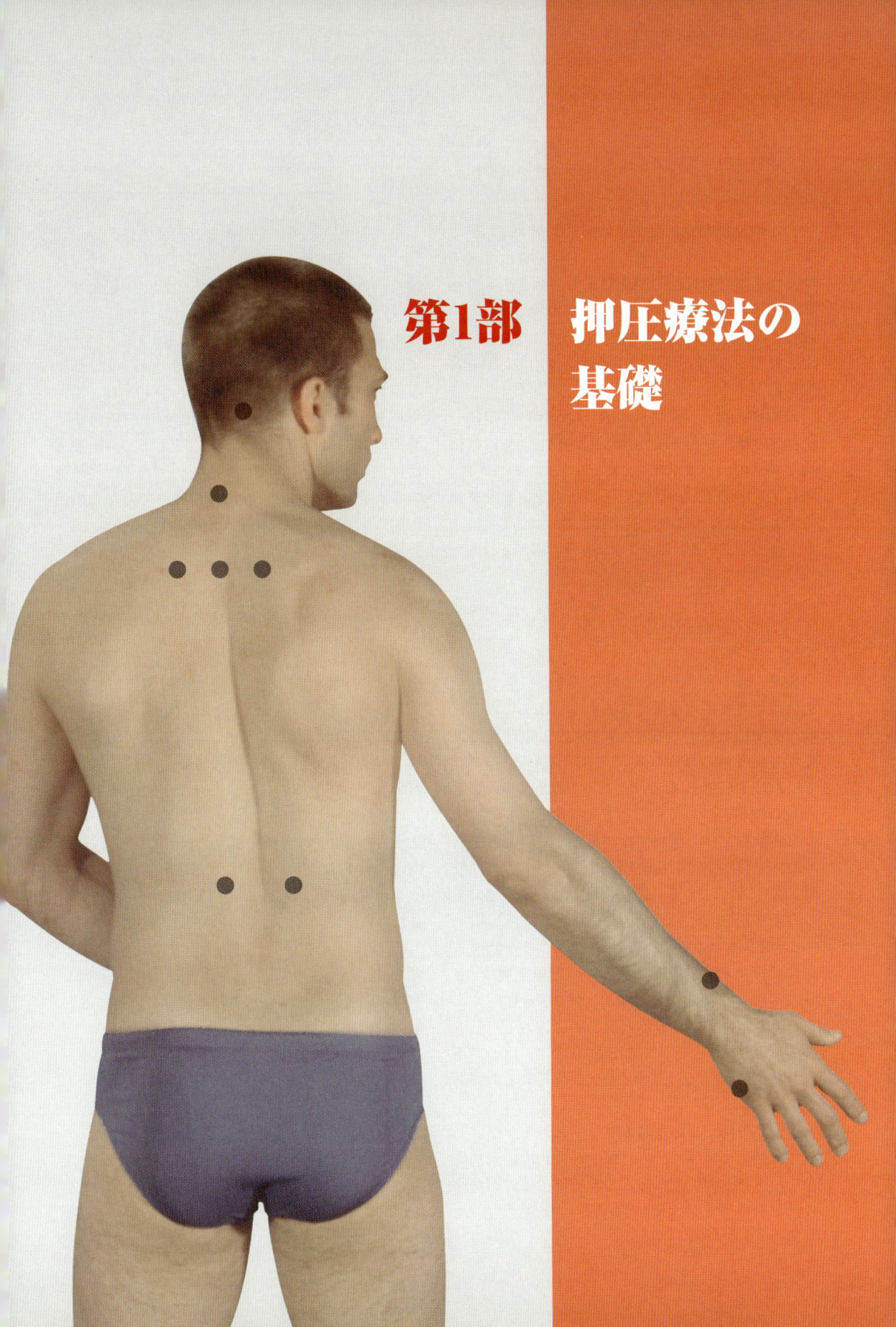

第1部 押圧療法の基礎

1 押圧療法の歴史

　押圧療法は今から約4000年前にアジアにおいて発展した。その長い伝統において押圧療法は鍼治療と切っても切れない関係にある。両者とも経絡体系をその基礎に置き、また、治療で扱う経穴も一致している。しかし、鍼治療に比べてより少ない経穴を使用することから、押圧療法は鍼治療の妹として位置づけられている。

　民間療法において古代の人々は、体の特定部分を押すと痛みが和らぎ、症状が改善し、さらには体調そのもののバランスがよくなることに気づいた。現代人である我々も、例えば頭痛の際、痛みを和らげようと思わずこめかみを押さえつけることは誰もが経験している。このような痛みの緩和を目的とした民間療法の例はあらゆる古代文明において発見することができるが、これを押圧療法という包括的な治療体系にまで成し遂げたのは中国が最初であった。

　古典書「黄帝内経」(紀元前約100年)においてすでに治療形態としてのマッサージが言及され、簡単な手技の説明もされている。痛みを和らげ、筋肉を解きほぐし、生体エネルギーの停滞を解放するために押圧療法は用いられた。そしてこの治療方法は現代まで受け継がれてきたのである。この種のマッサージ法の詳細な記述を初めて遺したのは中国人医、孫思邈(紀元後582-681年)であった。

1.1 東洋における「人」

　従来、西洋医学においては障害を持つ体の部位を直接治療するのが常であった（しかしこの考えは近年見直されつつあり、西洋医学と東洋医学の接近も見受けられるようになってきている）。アジアにおける思想では、ありとあらゆるすべての事物が互いに結びついていると考えられている。すなわち人間も全体を構成する一部である。臓器を含めた体全体が宇宙を反映し、天（精神、陽）と地（物質、陰）に接している。頭が天に触れ、足が地に立つのである。

　この2つの力の間にあること、これこそが我々人間の使命である。人間は陰と陽の影響を受け、さらには陰と陽を調和させることができる存在である。天と地、双方の力が人間の中に流れ込み、人はこれらの一部となる。陰と陽の自然なバランスを保つことで、調和が生まれ、健康が保たれるのである。

　病気の予防および陰陽のバランスがアジアにおいては最重要視され、自己保全と自然治癒が適切な手段を持って促進される。押圧療法は人が持つ自己保全能力を最大限に引き出すことができる。身体は小宇宙と見なされ、5つの臓器系統は陰陽思想における世界の五大元素に対応している。すべての臓器は、エネルギーが流れる経脈および絡脈（経絡）のネットワークで互いに結びつき、このネットワークを通じて常に調和が保たれる。

　これら経絡は全身に拡がり、エネルギーが特に強く流れる12の主要経脈に結びついている。この12の正経、および2つの特別な奇経が、本書における治療法に用いられる。各経脈は関連する臓器または機能に基づいて名付けられている。

経　脈

　14の経脈は陰の経絡と陽の経脈に分けられる。
● 6つの陽の経脈
※ 大腸
※ 胃
※ 小腸
※ 膀胱
※ 三焦
※ 胆嚢
手あるいは頭から始まる。

- ●6つの陰の経脈
    - ※ 肺
    - ※ 脾臓
    - ※ 心臓
    - ※ 腎臓
    - ※ 心包
    - ※ 肝臓

    足あるいは胸から始まる。
- ●2つの奇経
    - ※ 督脈
    - ※ 任脈

　これら奇経はそれぞれ背部あるいは腹部を下から上に向かって走り、正経を流れるエネルギーを制御しバランスを保つ役割を持つ。

　各経脈上をエネルギーが一定の方向に流れることを理解しておく必要がある。これは実際の治療において大きな意味を持つ。流れに沿ってあるいは逆らって施術することで、エネルギーの鎮静または強壮の2つの異なる効果を得ることができるからだ。

> 足のつま先を外側に向けて立ち、両手を頭上高く伸ばしたとき、陰の経脈は**体の前面**を流れ、陽の経絡は**体の背面**を流れる。このとき、この体勢をとったときのみ、陰の経脈は下から上へと流れ、陽の経脈は上から下へと流れる。

　各経脈は昼、夜など時間によって活性度が異なる。このことを考慮し、時間に応じて施術経穴を変えることは好ましいことではあるが、実践するのは容易なことではない。

2 押圧マッサージ療法とは

　現代人が抱える健康問題の多くは、ストレス、重圧、運動不足、偏食、姿勢の悪さなどといった不自然な生活習慣に由来している。

押圧療法の特徴
　押圧療法とは長い伝統を持つ治療法であり、治療の道具として手の指が用いられる。人間の身体にはマッサージの刺激に反応して治癒力を発揮する能力が備わっている。押圧療法はこの能力を活用した治療法である。

生命の力・「気」
　中国医学の根幹には、生命力すなわち気というものの存在が大前提としてある。この生命力は体内において網のように張り巡らされた経絡を流れる。本書に記載した経穴や経絡もこの循環する力の一部である。痛みやその他の症状はこの自由な気の流れが滞ることから生じる。治療の目的は、鎮静的あるいは強壮的な刺激を通じてこの乱れた気の流れを再び自由な流れに戻すことにある。そのため、例えば頭痛や目における障害の際に、足や背中あるいは腕にある経穴を押圧することが必要となる場合もある。押圧療法で扱う経穴は皮膚の表面に位置している。そして、皮膚の表面におけるマッサージはより深部、すなわち筋肉や腱あるいは内臓器官にまで作用を及ぼす。当然、症状に対応した正しい経穴を選択することなくして治療の成功はあり得ない。

　押圧療法による治療は成功に終わることが多いが、しかしながら症状の改善あるいは治癒が保証されているわけではない。
　一般的に、押圧療法には以下のような特徴がある。
- 本書に記載する注意事項を守れば、患者において好ましくない反応が生じることはない。
- 押圧マッサージを実行するには、施術する側にもそれ相応の準備が必要である。施術者は患者に対し友好的ながらも客観的な態度で接し、かつ技術を十分に習得している必要がある。その際、次の4大要素に留意する。
　※精神バランス
　※集中力
　※無理のない姿勢
　※慎重さ
- こうして、押圧マッサージは以下に挙げるような最大限の効果を上げることができる。
　※陰陽の調和
　※経絡の調整
　※臓器機能の向上
　※気の流れおよび血液循環の活性化（理気活血）
　※鬱積やむくみの解消
　※痛みの緩和
　※筋肉の強化
　※関節の動きの改善

3 押圧療法の効果

3.1 身体への効果

優しくかつしっかりと施された押圧療法には
※筋肉のコリの解消
※血行の促進
※自己治癒力の向上
などの効果がある。

さらに、押圧療法を通じて自己の身体に対する感受性が高まる。マッサージにより精神と肉体のバランスが取り戻され、それが治癒につながる。このことに「気づく」ことにより自己の治癒力に対する信頼が生まれる。そしてこの信頼がさらなる治療の基礎となるのである。特に現代においてはストレスが数々の障害の原因となっている。押圧療法はこれらストレス性障害の自己治療にも適している。

押圧療法はさらに以下に挙げる症状にも効き目がある。
※情緒不安定
※痛み
※アレルギー
※知覚障害
※睡眠障害
※けいれん
※消化不良
※循環障害

このように押圧療法が持つ効果は多岐にわたるが、これにより医師の助けが不要になるということではない。他の医師との協力やさらなる療法との組み合わせにおいて、すなわち従来型の医療やその他様々な療法、例えば鍼療法、カイロプラクティック、精神療法あるいは理学療法などとの組み合わせにおける「代替医療」として、押圧療法は患者の治癒を促進することができる。

3.2 伝達系への効果

人間の気は体中に張り巡らされた経絡網を流れている。この経絡網はいわば情報ネットワークであり、身体のある一点を圧迫するとその情報が全身へと伝達される。すなわち、体内における気の流れ全体が刺激を受けるのである。この伝達システムには骨、臓器器官、感覚さらには感情までのすべてが結びついている。そのため、痛みを伴う部位だけでなく、様々な部位の経穴を扱い、治療に取り入れることができる。さらに、押圧の方法によっては、内臓の状態も改善することができる。

女性的な陰と男性的な陽が調和した均衡状態が精神的および肉体的な健康の基礎となる。我々人間の精神状態と自然とが一体となって初めて健康であることが可能となる。人間の伝達システムには損なわれた機能を修復し治癒する機能が備わっている。押圧療法はこの修復機能を助長することができる。

患者は自己の身体からの信号に注意を払うようになり、さらには自らの手による自己治療により健康を維持することを覚える。この自己治療は簡単で、押圧療法の基本知識があれば十分実行することができる。自身をマッサージすることは子供ですら可能である。この均衡を破る要因としては、気候、疾病、栄養、感情などを挙げることができる。

3.3 神経系への効果

押圧療法を施術すると、患者の体内に数多くの神経生理反応が生じる。例えば、アドレナリンが減少し、「体内鎮痛剤」エンドルフィンや「安らぎのホルモン」オキシトシンが放出される。

押圧による皮膚に対する刺激は神経性の刺激に変換され、神経系を通じて脳に到達する。同時に経絡上に活発な反応が現れる。血液循環、新陳代謝およびホルモン体系がこの刺激に対する反応を皮膚に返送し、それに応じて施術部位の皮膚や結合組織における張りなどに変化が生じる。施術者はこの反応を感じ取ることができる。

神経系：副交感神経と交感神経

押圧療法の効果を理解するには、神経の仕組みを理解する必要がある。

神経系は、意志の支配を受ける部分と(身体のすべての不随意機能に関連する)自律的な部分で構成されている。押圧療法にとって重要なのはこの自律神経系であり、自律神経系は相補的でありかつ対立的な働きを持つ副交感神経と交感神経から成り立っている。副交感神経は脊椎の中を走り、交感神経は脊髄から発し末梢へと拡がる。

- 副交感神経は体内神経活動を鎮静化し、身体、魂、精神そして環境の調和体験をもたらす。再生、統合および調和を司っている。副交感神経は日々のストレスにより障害をきたした消化活動を再び活性化する。分泌活動を刺激し、唾液や胃腸や膵臓において消化酵素の産生が増強される。また、腸の蠕動も活発にする。さらには、括約筋を緩める、緊張した臓器を弛緩する、管腔器官を収縮する、心拍数を下げる、エネルギーの保全と増強あるいは活力バランスの維持を司るなどといった働きを持つ。
- 交感神経は外界に対し皮膚を遮断する。すなわち変化に対する抵抗を制御する。外界からの刺激を受容し、分別し、評価する。身体に対し害

がない場合、刺激は副交感神経へと誘導され、交感神経は活動が鎮静化する。

> 副交感神経と交感神経のバランスのとれた相互作用が理想的な姿である。

望ましいバランスの回復

リラックスし調和のとれた健全な肉体、気が自由に流れることができる身体を得ることが究極の目的である。押圧療法は経穴や経絡あるいは筋肉に働きかけ、全身を活性化し、緊張を解きほぐす。与えられた刺激が早く力強い場合、身体に防御作用が働き緊張が生じる。時間をかけ身体を刺激に慣れさせることで、この反応は消え、各経穴の再活性化へとつながる。緊張が解けるにつれ、組織のより深部にまでマッサージを施すことができるようになる。しかし、たとえ1ミリメートルの違いであっても、その効果は十分に上がる。施術者は、患者の身体からの反応が感じられるまで、そして経穴にエネルギーの流れが到達するまで、押圧を続ける。

副交感神経は天からのエネルギーを、交感神経は地からのエネルギーをそれぞれ受け取る。自らの体内における秩序体系を通じて人間は自分がより大きな秩序の一部であることを悟る。人は常に相対・影響・依存関係の中にある。外界の影響に対して全身が、中でも特に神経、心臓、循環系、およびホルモン体系が反応する。変化に順応するために人間は、肉体と精神および感情のバランスを取り戻そうと試みる。この順応能力は副交感神経が司っている。しかし、ストレス、誤った食生活、運動不足や環境の影響などの介入によって、このバランスは常に崩される。悪い影響(およびそれによるバランスの崩れ)が長く続けば、交感神経が活発にな

り支配的となる。すなわち、緊張状態が続き、脈拍が上昇し、呼吸が浅くなる。このような持続性ストレスには副交感神経は対応することができない。

　このような不均衡を治療するための方法や手技を次の章において紹介する。

4 押圧療法における治療形態

4.1 治療パラメータ

4.1.1 診断

治療開始前に行う診断では、以下の点に留意する。
● 患者の気の状態はどうか。
● 障害が出ている経絡、器官はどれか。
● 障害の原因はどこにあるか

4.1.2 基本手技とその効果

押圧療法では、経穴を押圧することにより臓器の回復や経絡の復調を促すが、その際、必要に応じて広範囲に及ぶ経脈部位を摩擦または揉捏（じゅうねつ）することもある。本書においては、気に作用する3種の伝統的施術方法を使用する。この3つの方法には様々な基本手技が含まれている。

● 増強法（強化）：「空」の症状のとき
　※ 柔らかく表面的
　※ 軽い押圧
　※ 振動
　※ 摩擦
　※ 回圧
　※ 按撫
　※ 求心的、経脈方向に順ずる
● 減弱法（鎮静化）：「満」の症状のとき
　※ 繰り返し、力強く
　※ 早く深く
　※ 圧迫
　※ 摩擦
　※ 遠心的、経脈方向に逆らうこともある
● 中間法（調和化）：器官疾病の際、またはその予防

　※ ゆっくりと
　※ 優しく一定の強さで摩擦
　※ 標準的な押圧の強度

施術者の心構えもマッサージの質を左右する要因となる。患者に対する理解、技術の知識、そして直感、このすべてがマッサージの良しあしを決定する。

オイルを使用することなく、深部にまで刺激が到達する必要がある。

> 不全である経穴は、ほかの経穴よりも圧迫や痛みを感じやすいことがある。
> 筋肉上の経穴は強く押圧することができる。
> 骨格部にある経穴は優しく押圧する。
> 常に弱い押圧から開始する。
> **痛みがあってはならない。**

4.1.3 患者の把握

マッサージを施術する際、個々の患者の状況に応じ、その内容を変える必要がある。その際以下の点を考慮する必要がある。
※ 気候
※ 年齢
※ 性別
※ 患者の体調
※ 環境
※ 患者の置かれる社会状況
これらの要素により、治療の期間、頻度、および刺激量を定め、また、マッサージの強さも患者の体調や状態に合わせる。疾患に至った因果関係を念頭に置き、施術者は治療方法を決定する。単なる対症療法では持続的な改善は期待できない。中国医学においては、相補的な力と相対的な力を持つ気の体系を活用する。一般に考えられている効果的なマッサージ、すなわち筋肉の伸長、緩和、運動といったものとは一線を画している。

4.2 押圧マッサージにおける手技、およびその強さと長さ

4.2.1 圧迫

治療の基本は圧迫である（図1と図2）。皮膚の深層に至る垂直的な圧迫は血行をよくする（2-7秒）。その効果は30秒後には自律神経系と内臓器官に到達する。強く深く、かつ持続的な圧迫には鎮静効果がある。

親指もしくはそのほかの指1本（主に人差し指）を用いるが、いくつかの特別な部位においては、例外として指の爪で圧力を加えることもある。頭部や四肢の場合は、2方向から押圧することもできる。痛みがある場合には、丁寧かつ慎重に施術すること。

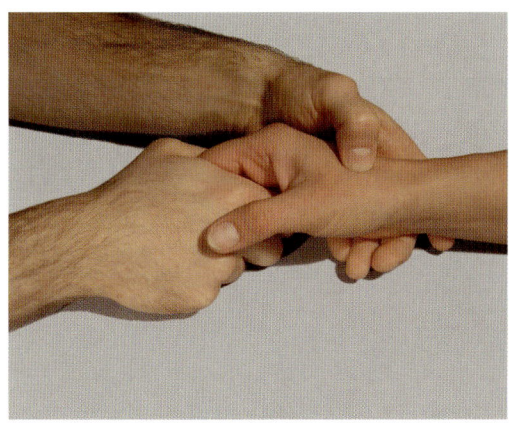

図1　手への施術

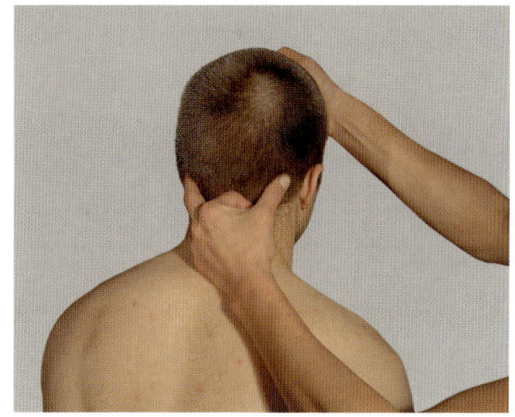

図2　後頭部への施術

4.2.2 触圧

まず経穴を見つけ、脈動などの体からの反応が起こるまで、(主に)中指で軽く押さえ続ける。この優しいマッサージ法は緩やかに緊張を高め、増強的である(図3と図4)。

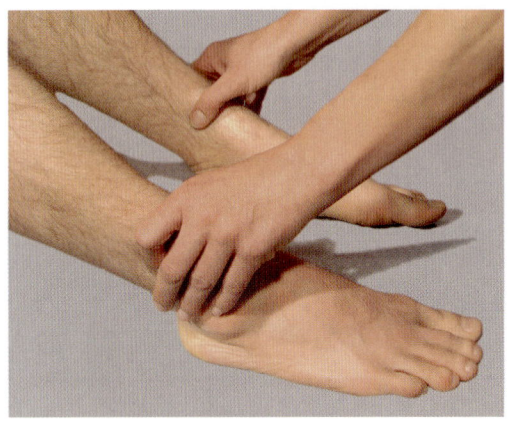

図3　下腿部への施術

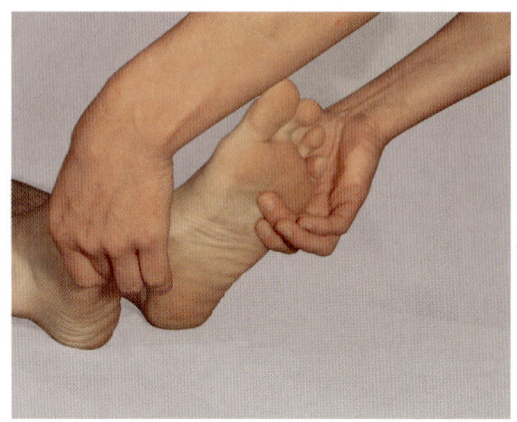

図4　足の裏への施術

4.2.3 つかみ

特定の押圧部位(特に肩部)を一定間隔でつかむ手技。筋肉の深い部分が暖められ、緊張が緩和する。そのため気の巡りが改善する(図5と図6)。

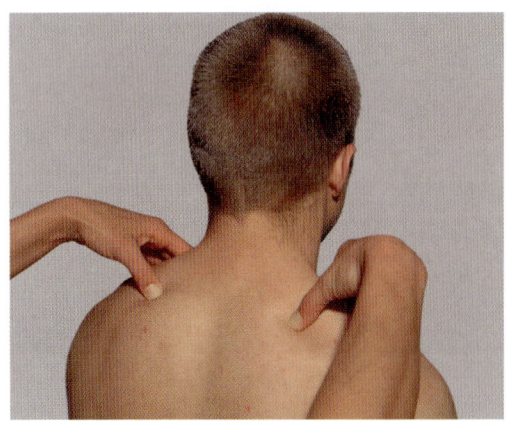

図5　背後から見た肩部への施術

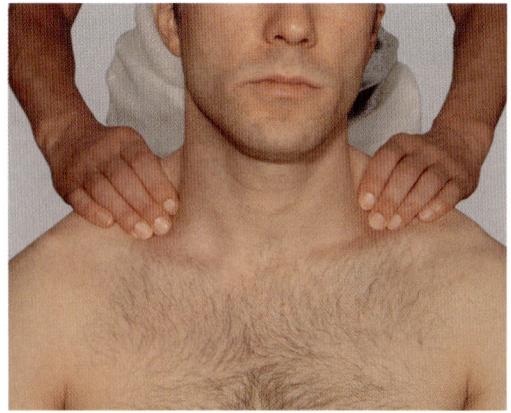

図6　正面から見た肩部への施術

4.2.4 転伸

　足と手の関節は回転させることで、無理なく伸ばすことができる(図7)。

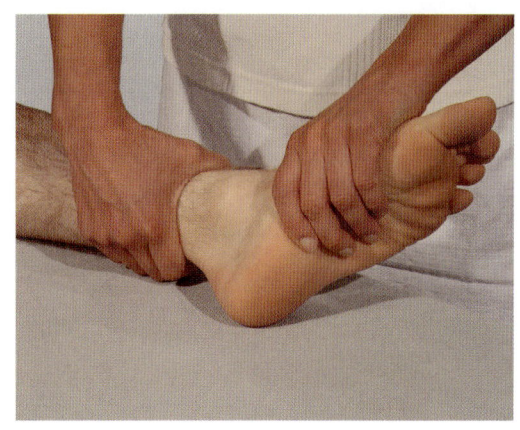

図7　足への施術

4.2.5 回圧

　手首を動かし、経穴上で(親指もしくは人差し指で)優しく円を描く。これにより気の流れの遮断が解消する(図8)。

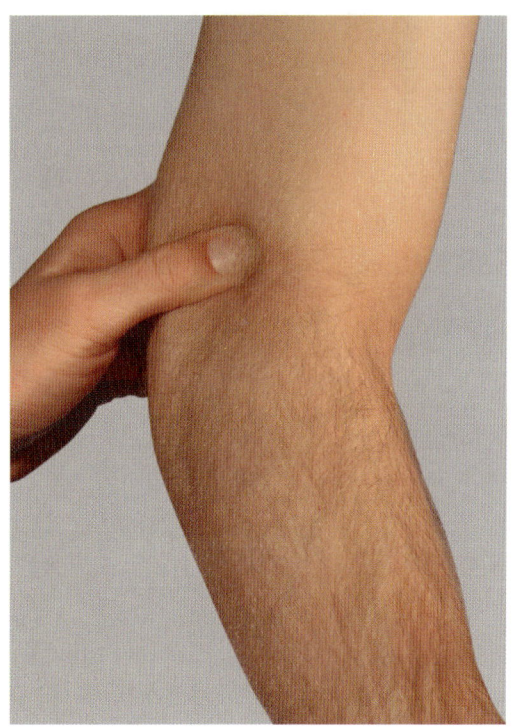

図8　肘部への施術

4.2.6 揉み

親指または人差し指を用いて揉む方法。あらゆる経穴に応用することができる。施術者は肘を動かし揉むこと（図9と図10）。

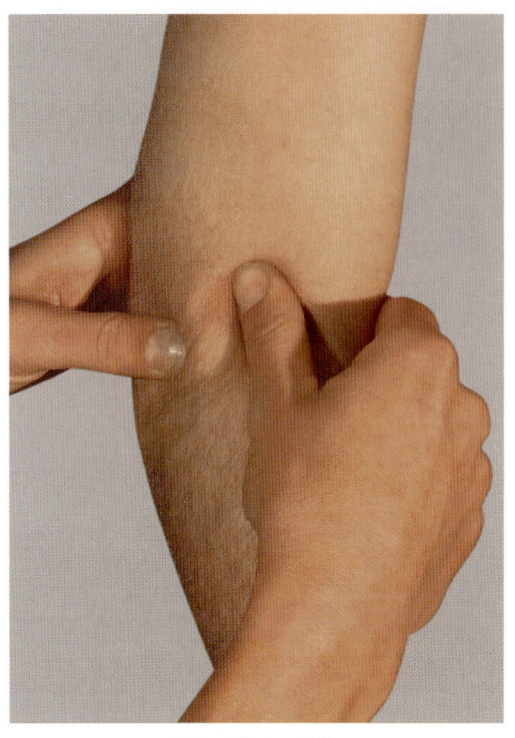

図9　肘部への施術

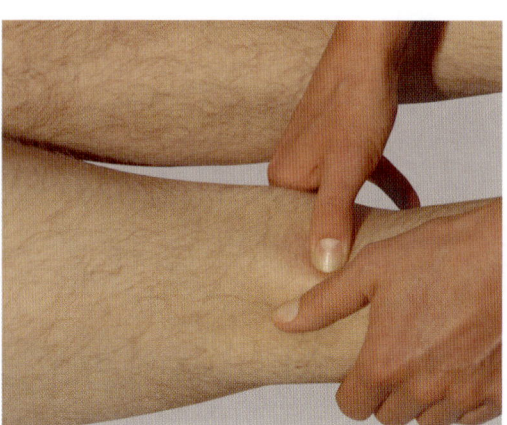

図10　膝窩への施術

4.2.7 振動

主に親指または人差し指で繊細かつ素早く振動を与えながら経穴を軽く圧迫する。流れ込んだエネルギーが経穴を増強活性化するため、鬱血が解消し、経穴の調整、すなわち緊張の緩和が得られる。施術には一定の慣れが必要である。そのため、まず経穴に圧力を加えてから振動を開始し、押圧部位の平衡を取り戻すまでこれを続ける方法を用いてもいい。

4.2.8 摩擦

経脈に沿って摩擦を与えることで鎮静や緩和を促し、血行の促進や痛みを和らげる効果が得られる。この際、摩擦方向により得られる効果が変わる。

※ 経脈の順方向　→　増強、活性化
※ 経脈の逆方向　→　鎮静、鈍化

組織の深部に刺激を与えるには、常に一定の力で、静かにゆっくりと、よく的を絞りかつ力強く施術する必要がある（図11）。

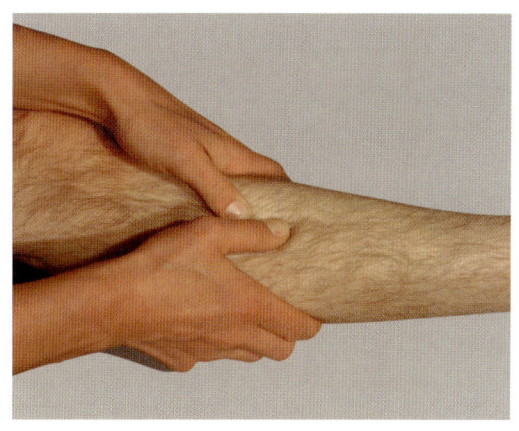

図11　ふくらはぎへの施術

4.2.9 按撫

この手技は主に施術の始めや終わりまたはその両方に行われる付随的なものであり、調和や落ち着きを回復する効果がある（図12と図13）。

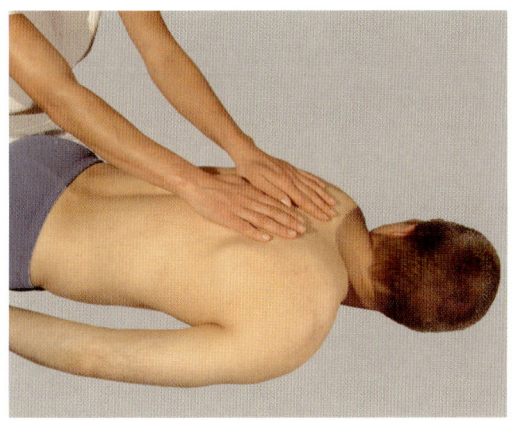

図12　背部への施術

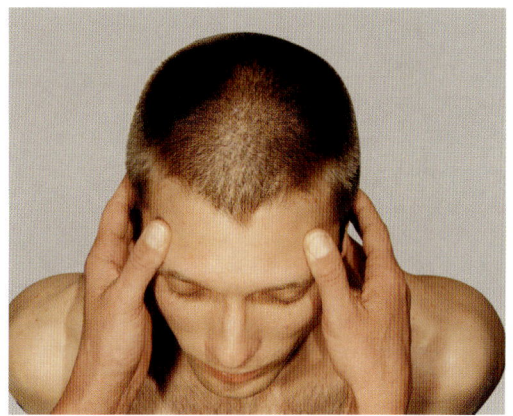

図13　こめかみへの施術

4.3 施術の指針

- 施術時間は健康な成人において15分、虚弱な患者や子供の場合は5-10分。
- 左右バランスよく施術する。
- 施術中に生じる赤みや汗ばみは、施術終了の合図である。
- 重度の急性疾患の場合、毎日1度マッサージを行う。
- 慢性疾患の場合、明らかな回復が見られるまで、週に1度から2度施術する。
- 治療の標準回数は10回から12回である。
- ハーブエッセンスを塗り込むことでマッサージの効果を高めることができる。
- その後、2週間は施術をしないことが望ましい。なぜなら、患者の体は時間をかけながら、マッサージの刺激に対して心理的、肉体的に大きな反応を起こすからである。休みなく数多くのマッサージ行うことは治癒過程にとって障害となりかねない。
- 症状の回復が思うように見られなくとも、焦らないこと。

4.4 効果と副作用

効 果

押圧マッサージにより得られる効果
- 血行促進
- 新陳代謝の活性化、肌からの刺激は臓器の機能も増強する
- 血行促進
- 抵抗力の強化
- 鎮静化
- 神経機能の回復
- ストレス性症状の緩和

副作用

過度のマッサージにより軽いめまいが起こることがあるが、施術後しばらくすれば回復する。

5 施術の際の注意点

禁忌事項

押圧療法は以下の症状には適していない。
- 内因性鬱病
- 妊娠障害
- 真菌性障害、皮膚炎、化膿症などといった局部的障害（これらの症状を持つ部位には決して直接施術しないこと）
- ジフテリアや結核症などの重度の感染症
- リンパ腫、腫瘍、白血病
- 出血性素因、抗凝血剤を用いた治療
- 重度の心循環不全
- 極度の疲労時、薬物使用後、飲酒後
- 食事の直後

特に慎重な施術が必要とされる事例

以下に挙げるケースにおいては細心の注意を払う必要がある。
- 静脈炎および静脈瘤の際は特に慎重に施術すること。
- 施術は正常な皮膚のみに限定し、いぼ、ほくろ、火傷跡、潰瘍部、感染部位、傷跡、皮膚疾患部位などには施術しないこと。
- 妊娠女性においては次に挙げる経穴に決して刺激を与えないこと。Di 4、Gb 21、Bl 60、Bl 67、Le 3、Mi 6、Mi 9、Ni 3。これら経穴は子宮に影響を及ぼす場合がある。
- リンパ部位、特に喉、耳、脚の付け根、わきの下および胸部は優しく施術すること。
- 月経量の多いときには下腹部には施術しないこと。
- 小児には常に慎重に対処し、特に頭蓋泉門がまだ閉じていない幼児には細心の注意を払うこと。

6 中国医学における病の原因

　中国医学の基礎をなす五行説によると、人が健康となるか、あるいは病気となるかは個人の生まれつきの体格および人格に負うところが大きい。しかしながら、人はその人生において
　　※ 生活の不摂生
　　※ 感情バランスの崩れ
　　※ 気候、例えば風、湿度、暑さ、寒さ、乾燥などによる悪影響
などの要因により健康を損なうことがある。この状態が長く続けば、気のバランスが崩れ病気の発症へとつながる。
　　　現代社会における人間は、このような気の不均衡を
　　※ 食事
　　※ 物欲
　　※ 過度な労働
　　※ 薬物
などといった見せかけの代償により解消しようとする傾向にあり、本来の健康を回復するための手段を講じることはまれである。このような態度は不均衡を助長し、病状を悪化させるだけである。
　したがって、疾患の原因を発見することが肝要となる。押圧療法においても患者の症状を抑圧するのではなく、原因を探ることが重要とされる。例としてここに主な病因を挙げる。

気の均衡を崩す原因の例
- 精神的過労 → 脾臓の経脈を弱める。
- 立ち仕事 → 膀胱の経脈および腎臓の経脈を弱め、疲労と腰痛を誘発する。
- 座り仕事 → 脾臓の経脈を弱め、消化障害につながることもある。
- 不規則かつ不健康な食事 → 胃の経脈および脾臓の経脈を弱める。
- 横臥過多 → 大腸の経脈および肺の経脈を弱め、呼吸と排泄に影響を及ぼす。
- テレビ・読書・コンピュータ → 目の酷使に伴う感情ストレスは小腸の経脈および心臓の経脈を弱めることがある。
- 身体の酷使 → 腎臓の経脈、胆_の経脈および肝臓の経脈を弱め、ひきつけやけいれんを生じることもある。

　現代社会では、休みなく働き、多くのことに妥協し、身体を限界まで酷使し、肉体的そして精神的な力を浪費することは「ごく普通のこと」である。しかし一個人が処理することができるストレスの量は一定である。そのため、免疫システムは弱体化し、病気にかかりやすい身体となる。治癒にとって不可欠なのは、自分自身に対する観察力と尊敬の念を養うことであり、その方法として、自身の肉体的および精神的限界を認識すること、リラクゼーション術の日々の実行、自然食品の摂取、そして活動時間と休憩時間の遵守などを挙げることができる。病気になること、病気の原因を知ることは、自分自身に対する理解を深め、自己をより発展させる良い機会なのである。

7 五行思想に基づく体質の分類

　　患者の人格を分類することにより診断はより確かなものとなり、施術の際の有用な情報となる。

7.1 火

特徴：刺激を愛し、明るくカリスマがある。直感に優れ情熱的、愛情豊か。
問題：心配性で落ち着きがない。自身の存在に疑問を持ち、他人を拒否、否定できない。妄想癖、神経衰弱、睡眠障害、身体の震え、気絶、皮膚疾患、発汗。
課題：極端な行動を避ける。自身を愛し、エネルギーを浪費せず、衝動と冷静さのバランスを取る。瞑想を通じ知恵と精神的平和を追求する。
主題：大きさ

7.2 土

特徴：人から必要とされるのを好み、また人のために力を尽くすタイプ。頑張り屋。急な変化を嫌う。忠誠心が高く調和を好む。
問題：自己懐疑的、過度な配慮深さ、強迫観念、多大な期待、水分貯留（むくみなど）、筋肉虚弱、消化不良、不均衡な食欲（好き嫌い）。
課題：精神的な強さを養う。他人に対する共感、同情心は度を超さないように。虚無感や不安を認識し克服する。
主題：順応

7.3 金

特徴：人間関係を望み、アイデアや創造を好む。定義や規律を愛し、確固たる信条を持つ。権威を認め、秘密を尊重する。自己および他人に対し高い徳を要求し、無秩序を嫌う。
問題：権威主義的で了見が狭く自意識過剰。乾燥肌、乾燥髪、筋肉および関節の硬さ、循環系障害。
課題：人との絆の中で成長し、またこの絆を手放すことを覚える。他人の苦悩を認める。生きる喜び、暖かさを感じる。悲しみを受け入れる。脾臓と心臓を強化する。
主題：境界

7.4 水

特徴：話し上手、自己満足家、批判的。利発で真実を追究し、人前には出ずに裏方に徹する。

問題：孤独、執念深く疑い深い。無神経で無愛想。歯抜け、歯肉障害、動脈硬化、腰痛、冷え性。

課題：固い意志を持ち、初志貫徹を心がける。自信を持って行動し、不安を隠すための行動は避ける。愛に対してオープンになる。

主題：決定

7.5 木

特徴：自分に優しく他人に厳しい。チャレンジ精神が旺盛。プレッシャーに強く、一番であること、特別な存在であることを目指す。活動的で冒険好き。能力に対する憧れが強い。

問題：短気、気まぐれ。頭痛、筋けいれん、高血圧、転移性の痛み。

課題：精神的平和を得る。高圧的な態度は控える。他人の欲求を理解し、譲歩することを覚える。リラックスして物事に取り組み、瞑想により我慢強さを鍛える。人生を信頼し、将来の展望を確立する。

主題：目的

　これら体質タイプにはすべて、それぞれに特徴的な疾病や傷害が存在しているが、人生から多くを学ぶことにより、バランスを回復し健康を維持することができるようになる。

8 経穴を探る方法

経穴を見つけるには、骨の凹凸、筋肉の隙間や隆起などの解剖学的な特徴を手がかりとする。経穴の名称から経穴の位置や機能が明らかになることも多い。例えば経穴Di 14は「臂臑」という名称を持ち、上腕筋を意味している。3E 14「肩髎」は肩の窪みを、3E 21「耳門」は文字通り耳の門をそれぞれ表している。

経穴はどれも指先ほどの大きさである。熟練した施術者はまるで磁石に吸い寄せられるかのように経穴を見つけることができる。経穴に軽く触れただけで生じる過敏反応、かゆみ、痛みやこわばりは、患者の障害の証拠である。

本書では
　※ 写真
　※ 図
　※ 描写説明

を用いて経穴の位置を明白にする。さらに、各経穴名の漢字表記とその読み方、意訳および経脈上の位置を併記する。例：迎香（げいこう）（図14a）「香りを迎える」、Di 20　（図14b）、鼻翼の下端。

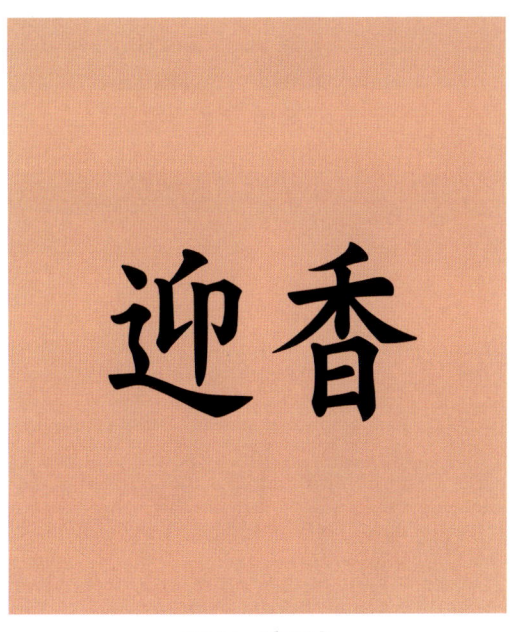

図14a　げいこう

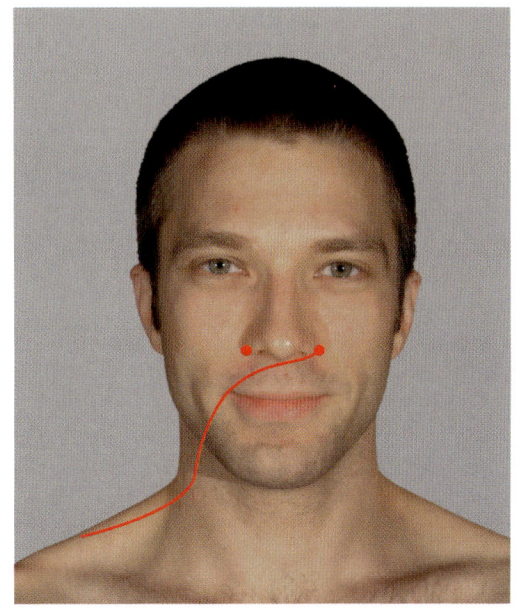

図14b　Di 20

基準尺度としての寸

患者自身の手の大きさが、経穴を見つける際の重要な指標となる。長さの単位「寸」は手の大きさに依存しているためである。

> 本書における寸とは親指の幅に相当し、親指の爪幅あるいは中指を曲げたときにできる2本のしわを用いて計測する。

各経穴の描写においては、それぞれの経穴の気の流れに対する作用とその経穴への押圧マッサージにより治療することができる主な症状が記載されている。また、症状一覧には施術に適した押圧方法（増強法T、減弱法S、中間法N）も併記されている。押圧マッサージを施すということは、身体の該当部位にある種の操作を加えることを意味している。したがって、施術者は正しい経穴を慎重に扱い、神経系からの反応を感じ取る必要がある。このことなしに治療の成功はあり得ない。

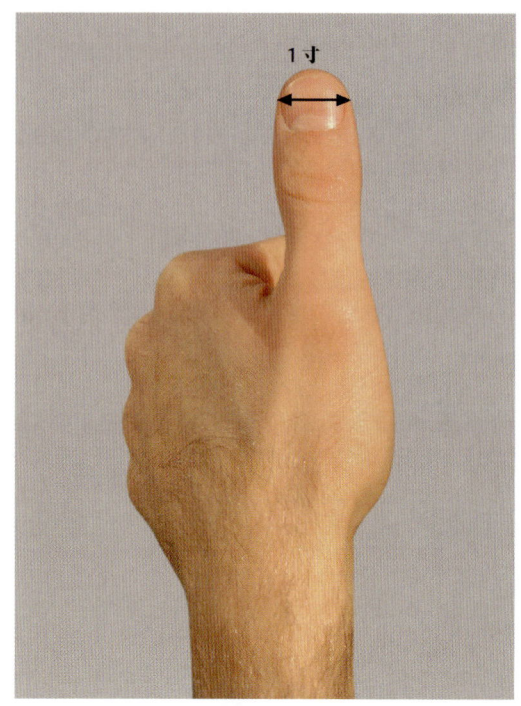

図15　1寸

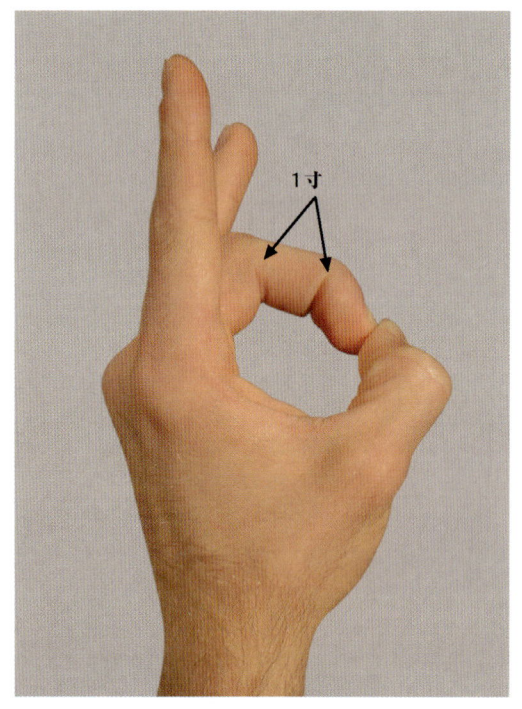

図16　1寸

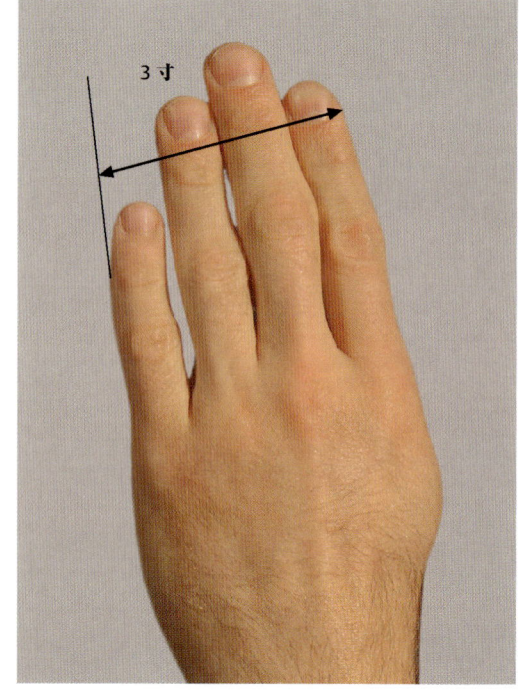

図17　3寸

施術時の患者の姿勢

患者は様々な姿勢で施術を受けることができる。
- 仰向け、両腕は身体の横
- うつぶせ、両腕は身体の横
- 椅子に座り、腹部を背もたれ側に
- 背もたれのない椅子（スツール）に腰掛ける

増強法と減弱法

患者が衰弱し、気の欠乏が見受けられる場合、治療を通じて気が注入あるいは活性化されなければならない。すなわち増強的、刺激的経穴治療が必要となる。これには当然、施術者自身が患者より多くかつ安定した気を持っていることが不可欠となる。経絡の流れに沿ってゆっくりと慎重にマッサージを行い、患者の身体からの反応を感じ取る。施術者の手の技術、知識および感受性、この3つの要素が押圧療法における成功のカギである。マッサージに対する身体からの応答を感じ取り、「聞き出す」こと。

同様に、患者に気の膨満が見受けられるときは、減弱的、鎮静的な施術を行う必要がある。

9 治療の準備と進め方

9.1 準備と心構え

施術者

　治療を開始するにあたって施術者自身のエネルギーレベルを高めることが肝要である。そのため、施術者は治療の開始前に気を浄化し充填しなければならない。技術の知識だけでなく、施術者のモチベーションや集中力、さらには治療に対する献身的な態度も治療の良しあしを決定する。また、療法士としての自身の仕事に対する尊敬と信頼の念を欠いてはならない。

患者

　患者もまた、施術者を信頼しリラックスして治療にのぞむことが必要である。

病状の把握

　患者の症状は陰のものであるか、陽のものであるか。満の症状であるか、空の症状であるか。慢性かそれとも急性か。最も障害の大きい部位はどこか。原因は何か。罹患したのはいつか。病状はどこまで拡大しているか。

押圧マッサージ

　押圧マッサージにより、まず痛みが緩和あるいは解消され、そして不足していた気が補充され、気の停滞や遮断が解消される。この段階までが、つまり気の平衡の回復を促進することが、実際のマッサージの役割である。そして、マッサージを通じて最終的には患者の中を気が再び自由に流れるようになり、それに伴い患者の精神も明敏になる。この最終段階に患者を導くことがマッサージの目的である。経穴をただ単にやみくもに押せばいいというものではない。手段と目的を明確に念頭に置いてこそ、良い治療が可能となるのである。

9.2 手の浄化と気の充填

- 肩や腕に張りやコリが生じないよう注意しながら、両手を互いにこすり合わせる。その後、手のひらを上に向け、両手を心臓の高さにかかげる。その際の両手が持つ感覚を感じ取る。
- 右手のひらで左手の甲を力強くこすりつける。続けて、手をかえ同様にこすりつける。
そして再び両手を手のひらを上に向け心臓の高さにかかげる。意識を手に集中し、両手の感覚を感じ取る。
- 片手を水平にかかげ、その手の中手骨間の窪み部分の手首側をもう一方の手の人差し指と親指でつまむように挟む。そこから「水かき」の方向、さらにはその先へとつまんだ指を動かし、中手骨間の窪みを摩擦する。すべての中手骨間をこの方法で3度マッサージする。
- すべての指を根本から指先まで丁寧にマッサージする。
- 「バイエルンの指相撲」、すなわち親指同士を引っかけゆっくりと引き離すことにより両指を優しくマッサージする。次に人差し指、中指、薬指そして小指までこれを繰り返す。
- キリスト教の祈りのように両手を合わせ指を組み、しっかりと握りしめる。両手を手のひら部分からゆっくりと広げるように引き離すことで、指と指をこすり合わせマッサージする。
- 手のひらをもう一方の手の親指でマッサージする。特に各指の付け根のふくらみ部分を念入りにマッサージする。手首側から始めて指先へとマッサージを進めていく。その際、静かにゆっくりと呼吸することを心がける。
- 手を動かし、感覚を感じ取る。

9.3 本山式経路体操法

　特に明記されていない限り、すべての体操を10回ずつ繰り返す。
- 床に座り、両脚をまっすぐ伸ばす。
- つま先を前後に動かす。最初は両足同時に、その後交互に。
- 脚を肩幅に広げ、かかとを軽く持ち上げ足首を両方向に回す。
- 両足を少し持ち上げる。膝をできる限り引き寄せ、再び伸ばす。
- 一方の膝の下で両手を組み、膝を持ち上げる。下腿部を両方向に回転させる。
- 左足の裏を右太腿に近づけ、左膝を左手で左足を右手で支える。左膝を動かすことにより、股関節を(両方向に10回ずつ)回転させる。脚をかえて繰り返す。
- 両足を再びまっすぐに伸ばす。両腕を前方に伸ばし握り拳を作り、そして大きく広げる。
- 手首を上下に曲げる。
- 両手首を両方向に回転する。その際、最初は両手を同じ方向に、その後対向方向に回転する。
- 手のひらを上にして両手を前に伸ばす。肘を曲げ指で肩に触れ、再び肘を伸ばす。
- 同様に指で肩に触れ、そのまま肘を横に広げ、その位置で肘を上下にできる限り大きく動かす。
- 指は肩に触れたまま、肩関節を中心に肘を前回りにあるいは後回りに回転する。できる限り大きな(胸の前で両肘が接触するほどの)回転運動を心がける。
- 頭部をゆっくりと前後に、続けて左右に傾ける。その後左方向そして右方向に3回ずつ首を回す。
- 顔はまっすぐ前に向け、目を上下に、左右に、右上と左下に、そして左上と右下に動かす。眼球を右回りおよび左回りに3回ずつ回転させる。
- 両手の指先で頭頂付近をつかみ、左手は右回り、右手は左回りに、さらに逆方向に頭皮をマッサージする。
- 起立し、両脚を少し広げる。左手で左足の外側に触れ、その際右手は頭上に伸ばす。反対側で繰り返す。

9.4 一般的な治療の進め方

- 患者にマッサージおよび推奨事項（例えば、施術後20分間の休憩）についてよく説明する。
- 患者が持つ不安や懸念を丁寧かつ公正に解消する。
- 施術毎に患者に体調を尋ね、必要な診断措置を講ずる。
- 軽い発汗、疲労感、緊張の緩和、代謝の促進、あるいは一時的な体調の悪化など、施術を通じて発生する可能性がある身体反応について患者にあらかじめ説明しておく。
- リラックスした姿勢を取り、呼吸を整え、電話などの影響がない静かな環境の中で患者と共に施術に挑む。
- 手は温かく清潔に、爪は短くしておく。
- 手のひらと指先の感受性を高める。患者の反応を感じ取る能力が高ければ高いほど、施術者と患者の関係は緊密なものとなる。単に経穴に触れるだけではなく、その人物そのものに触れているのだということをよく理解すること。
- マッサージ量は少しずつ増やし、あまり多くの経穴を治療に取り入れないこと。患者からの反応をしっかりと待つこと。
- 患者は施術直前の食事は控え、無理のない姿勢で横になっている、あるいは座っていることが望ましい。

10 用語・略語一覧

　J. Gleditschによると、中国語の経穴名をアルファベットで表記する場合は、すべて小文字で1単語として表記するということである。ドイツ語で経穴を表す場合には、その経穴が所属する経脈の名称の省略形とその経脈上における番号を用いる。例えば、脾臓・膵臓（ドイツ語でMilz/Pankreas）の経脈上の第4番経穴は、Mi 4と表記される。

表1　経脈の名称

対応臓器	略語
胆経	Gb
肝経	Le
肺経	Lu
大腸経	Di
胃経	Ma
脾経	Mi
心経	He
小腸経	Dü
膀胱経	Bl
腎経	Ni
心包経	Pe
三焦経	3E

表2　本書で扱われる奇経の名称

経脈	略語
任脈	Ren
督脈	Du

表3　押圧方法の略語

T	●（衰弱、空、寒の症状に対する）増強法、賦活的治療法 ●ゆっくりと優しいマッサージ ●手技：軽い圧迫、触圧、転伸、回圧、振動、按撫
S	●（満、熱の症状に対する）減弱法、鎮静的治療法 ●早く力強い反復的なマッサージ ●手技：強い圧迫、深いつかみ、転伸、摩擦、揉み、按撫
N	●中間法 ●満でもなく空でもない経穴 ●手技：中程度の強さによる一定でゆっくりとした摩擦

11 経穴の種類

本書では経脈による経穴の分類だけでなく特定穴と呼ばれる経穴群も用いられる。特定穴とは複数の経脈にまたがる特殊な働きを持つ経穴の集まりのことである。ここではその特定穴のうち代表的なものを紹介する。経穴略語（ドイツ語）のあとは、経穴名とWHO式略語。

11.1 募穴

西洋では緊急穴とも呼ばれる募穴は身体の前面、胸腹部に位置し12の貯蔵器官や管腔器官に対応している。これら募穴における痛みや過敏反応はその対応器官において慢性のあるいは急性の障害があることを示唆している。

11.2 兪穴

兪穴はすべて身体の背面に位置し、膀胱の経脈の内枝に並んでいる。各兪穴はそれぞれ12の貯蔵器官や管腔器官の1つに対応している。募穴と同様、兪穴における痛みや過敏反応はその対応器官における慢性のあるいは急性の障害を示唆している。診断および治療の足がかりとして有用である。

表4 募穴

対応臓器	経穴
胆経	Gb 24（日月：GB24）
肝経	Le 14（期門：LR14）
肺経	Lu 1（中府：LU1）
大腸経	Ma 25（天枢：ST25）
胃経	Ren 12（中脘：CV12）
	Ren 13（上脘：CV13）
脾経	Le 13（章門：LR13）
心経	Ren 14（巨闕：CV14）
小腸経	Ren 4（関元：CV4）
膀胱経	Ren 3（中極：CV3）
腎経	Gb 25（京門：GB25）
心包経	Ren 17（膻中：CV17）
三焦経	Ren 5（石門：CV5）

表5 兪穴

対応臓器	経穴
胆経	Bl 19（胆兪：BL19）
肝経	Bl 18（肝兪：BL18）
肺経	Bl 13（肺兪：BL13）
大腸経	Bl 25（大腸兪：BL25）
胃経	Bl 21（胃兪：BL21）
脾経	Bl 20（脾兪：BL20）
心経	Bl 15（心兪：BL15）
小腸経	Bl 27（小腸兪：BL27）
膀胱経	Bl 28（膀胱兪：BL28）
腎経	Bl 23（腎兪：BL23）
心包経	Bl 14（厥陰兪：BL14）
三焦経	Bl 22（三焦兪：BL22）

11.3 郄穴

郄穴とは隙間の経穴という意味であり、骨肉の隙間部分に位置しているため、こう呼ばれる。臓器に関連する経脈にはすべて1つの郄穴が存在している。経脈における気の流れを改善し、全身の血行を促進し身体を温める働きを持つ。

11.4 原穴

原穴は源の経穴、原気の経穴とも呼ばれる。手首あるいは足部分に位置し、空と満の状態を調節する働きを持つ。さらに絡脈を介した接続により他の経脈をこの調節作用に取り入れることができる。

表6 郄穴

対応臓器	経穴
胆経	Gb 36（外丘：GB36）
肝経	Le 6（中都：LR6）
肺経	Le 6（孔最：LU6）
大腸経	Lu 6（温溜：LI7）
胃経	Ma 34（梁丘：ST34）
脾経	Mi 8（地機：SP8）
心経	He 6（陰郄：HT6）
小腸経	Dü 6（養老：SI6）
膀胱経	Bl 63（金門：BL63）
腎経	Ni 5（水泉：KI5）
心包経	Pe 4（郄門：PC4）
三焦経	3E 7（会宗：TE7）

表7 原穴

対応臓器	原穴	絡穴
胆経	Gb 40（丘墟：GB40）	Le 5（蠡溝：LR5）
肝経	Le 3（太衝：LR3）	Gb 37（光明：GB37）
肺経	Lu 9（太淵：LU9）	Di 6（偏歴：LI6）
大腸経	Di 4（合谷：LI4）	Lu 7（列缺：LU7）
胃経	Ma 42（衝陽：ST42）	Mi 4（公孫：SP4）
脾経	Mi 3（太白：SP3）	Ma 40（豊隆：ST40）
心経	He 7（神門：HT7）	Dü 7（支正：SI7）
小腸経	Dü 4（腕骨：SI4）	He 5（通里：HT5）
膀胱経	Bl 64（京骨：BL64）	Ni 4（大鍾：KI4）
腎経	Ni 3（太谿：KI3）	Bl 58（飛陽：BL58）
心包経	Pe 7（大陵：PC7）	3E 5（外関：TE5）
三焦経	3E 4（陽池：TE4）	Pe 6（内関：PC6）

11.5 五行穴

五行穴は五兪穴とも呼ばれ、指先から肘、あるいはつま先から膝の領域に集中している。それぞれの部位の経脈上に5つの経穴が並び、これらは五行思想の五大元素に対応している。さらに気の流れの5つの相、すなわち5つの経気に作用を及ぼす。

11.6 会穴

会穴は臓器、身体部位あるいは奇経の活性化に関連している。経絡の交差点に位置するため、特別な力を秘めている。気の流れを活性化し、増強的な治癒効果を持つ。

表8　五行穴

対応臓器	井穴・泉	榮穴・小川	兪穴・川	経穴・大河	合穴・海
胆経	Gb 44（足竅陰：GB44）	Gb 43（侠谿：GB43）	Gb 41（足臨泣：GB41）	Gb 38（陽輔：GB38）	Gb 34（陽陵泉：GB34）
肝経	Le 1（大敦：LR1）	Le 2（行間：LR2）	Le 3（太衝：LR3）	Le 4（中封：LR4）	Le 8（曲泉：LR8）
肺経	Lu 11（少商：LU11）	Lu 10（魚際：LU10）	Lu 9（太淵：LU9）	Lu 8（経渠：LU8）	Lu 5（尺沢：LU5）
大腸経	Di 1（商陽：LI1）	Di 2（二間：LI2）	Di 3（三間：LI3）	Di 5（陽谿：LI5）	Di 11（曲池：LI11）
胃経	Ma 45（厲兌：ST45）	Ma 44（内庭：ST44）	Ma 43（陥谷：ST43）	Ma 41（解谿：ST41）	Ma 36（足三里：ST36）
脾経	Mi 1（隠白：SP1）	Mi 2（大都：SP2）	Mi 3（太白：SP3）	Mi 5（商丘：SP5）	Mi 9（陰陵泉：SP9）
心経	He 9（少衝：HT9）	He 8（少府：HT8）	He 7（神門：HT7）	He 4（霊道：HT4）	He 3（少海：HT3）
小腸経	Dü 1（少沢：SI1）	Dü 2（前谷：SI2）	Dü 3（後谿：SI3）	Dü 5（陽谷：SI5）	Dü 8（小海：SI8）
膀胱経	Bl 67（至陰：BL67）	Bl 66（足通谷：BL66）	Bl 65（束骨：BL65）	Bl 60（崑崙：BL60）	Bl 40（委中：BL40）
腎経	Ni 1（湧泉：KI1）	Ni 2（然谷：KI2）	Ni 3（太谿：KI3）	Ni 7（復溜：KI7）	Ni 10（陰谷：KI10）
心包経	Pe 9（中衝：PC9）	Pe 8（労宮：PC8）	Pe 7（大陵：PC7）	Pe 5（間使：PC5）	Pe 3（曲沢：PC3）
三焦経	3E 1（関衝：TE1）	3E 2（液門：TE2）	3E 3（中渚：TE3）	3E 6（支溝：TE6）	3E 10（天井：TE10）

表9　臓器の会穴

対応臓器	会穴
陰臓器	Le 13（章門：LR13）
陽臓器	Ren 12（中脘：CV12）
呼吸器官	Ren 17（膻中：CV17）
血管	Lu 9（太淵：LU9）
血液	Bl 17（膈兪：BL17）
骨組織	Bl 11（大杼：BL11）
骨髄	Gb 39（懸鍾：GB39）
筋肉・腱	Gb 34（陽陵泉：GB34）

表10　体部位の会穴

身体部位	会穴
頭・顔	Di 4、Du 20、Du 24（合谷：LI4）、（百会：GV20）、（神庭：GV24）
後頭部・頸部	Lu 7、Du 17、Du 14（列缺：LU7）、（脳戸：GV17）、（大椎：GV14）
背中	Bl 60、Du 6、Du 11（崑崙：BL60）、（脊中：GV6）、（神道：GV11）
腰・尻	Bl 40、Du 4、Du 1（委中：BL40）、（命門：GV4）、（長強：GV1）
骨盤・下腹	Mi 6、Ren 1、Ren 4（三陰交：SP6）、（会陰：CV1）、（関元：CV4）
腹	Ma 36、Ren 4、Ren 12（足三里：ST36）、（関元：CV4）、（中脘：CV12）
上腹	Pe 6、Ren 12、Ren 15（内関：PC6）、（中脘：CV12）、（鳩尾：CV15）
胸	Pe 6、Ren 15、Ren 17（内関：PC6）、（鳩尾：CV15）、（膻中：CV17）

表11　奇経の会穴

奇経	会穴
督脈	Dü 3（後谿：SI3）
任脈	Lu 7（列缺：LU7）
陰蹻脈	Ni 6（照海：KI6）
陽蹻脈	Bl 62（申脈：BL62）
陰維脈	Pe 6（内関：PC6）
陽維脈	3E 5（外関：TE5）
衝脈	Mi 4（公孫：SP4）
帯脈	Gb 41（足臨泣：GB41）

11.7　天穴

天穴とは天に関連する経穴の集まりであり、体と頭部、さらには感情と思考を結びつける役割を持つ。

天穴：Ma 9（人迎：ST9　別名・天五会）、Di 18（扶突：LI18）、Dü 16（天窓：SI16）、Dü 17（天容：SI17）、3E 16（天牖：TE16）、Bl 10（天柱：BL10）、Lu 3（天府：LU3）、Pe 1（天池：PC1）

11.8　強壮穴と鎮静穴

各経脈にはそれぞれ1つの強壮穴と2つの鎮静穴が存在している。強壮穴には活性的、増強的作用があり、鎮静穴は満の症状を減弱するために用いられる。

表12　強壮穴と鎮静穴

強壮穴	鎮静穴
Gb 43（侠谿：GB43）	Gb 38、Gb 34（陽輔：GB38）、（陽陵泉：GB34）
Le 8（曲泉：LR8）	Le 2、Le 3（行間：LR2）、（太衝：LR3）
Lu 9（太淵：LU9）	Lu 5、Lu 11（尺沢：LU5）、（少商：LU11）
Di 11（曲池：LI11）	Di 2、Di 3（二間：LI2）、（三間：LI3）
Ma 41（解谿：ST41）	Ma 45、Ma 44（厲兌：ST45）、（内庭：ST44）
Mi 2（大都：SP2）	Mi 5、Mi 9（商丘：SP5）、（陰陵泉：SP9）
He 9（少衝：HT9）	He 7、He 4（神門：HT7）、（霊道：HT4）
Dü 3（後谿：SI3）	Dü 8、Dü 1（小海：SI8）、（少沢：SI1）
Bl 67（至陰：BL67）	Bl 65、Bl 60（束骨：BL65）、（崑崙：BL60）
Ni 7（復溜：KI7）	Ni 1、Ni 2（湧泉：KI1）、（然谷：KI2）
Pe 9（中衝：PC9）	Pe 7、Pe 5（大陵：PC7）、（間使：PC5）
3E 3（中渚：TE3）	3E 10、3E 1（天井：TE10）、（関衝：TE1）

第2部　身体各部の経穴

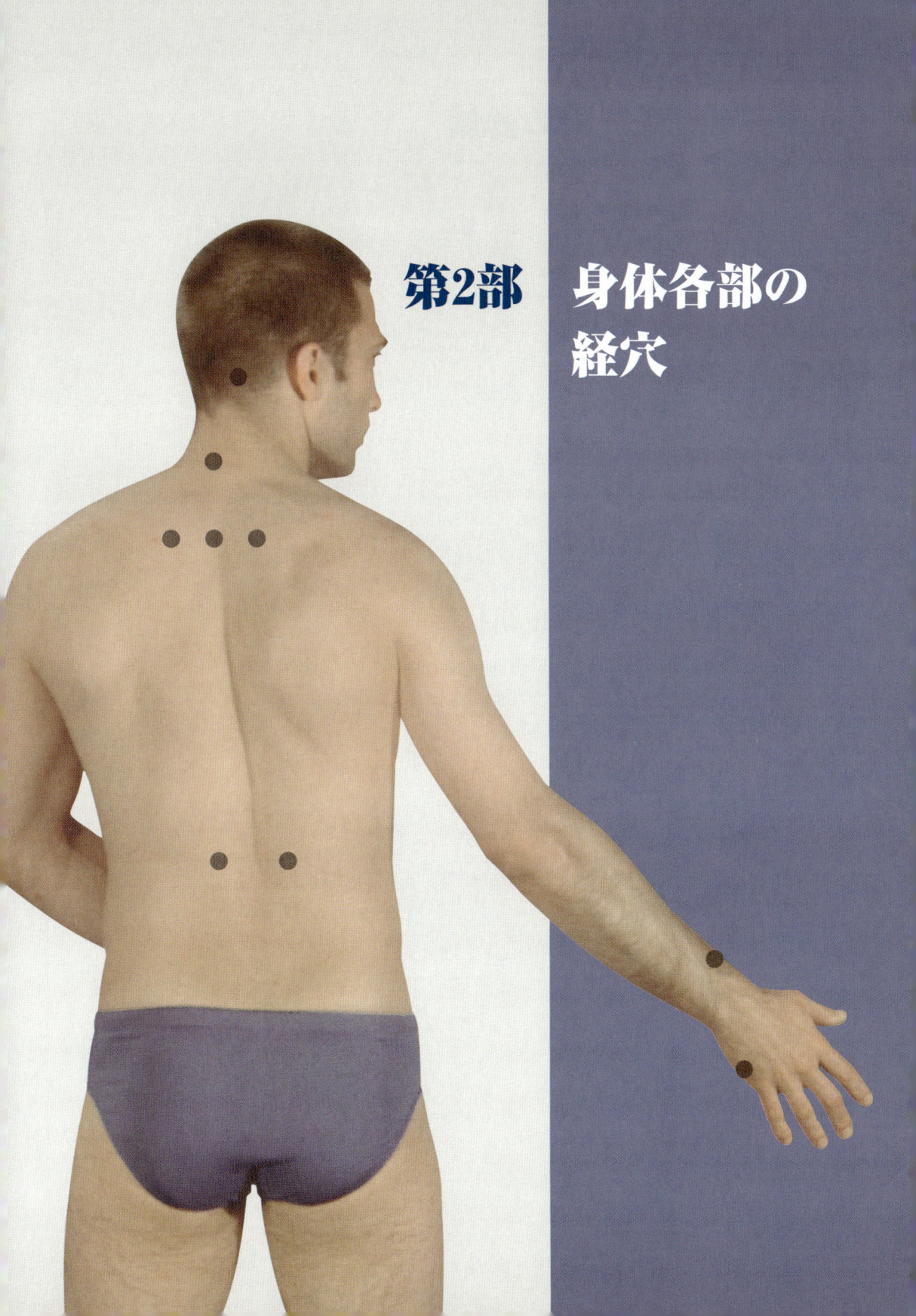

頭部

Gb 1

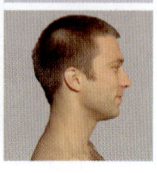

12 各経穴の詳細
12.1 頭部

瞳子膠

眼窩
どうしりょう

胆経 1
Gb 1

緊張緩和、眼病

経脈小腸経および三焦経との交点
位置：顔面内で眼窩の横端、目尻から0.5寸
その他の症状：痛みを伴う目の充血、目のかすみ、頭痛
効果：風(ふう)を追い払い、視覚を鮮明にする

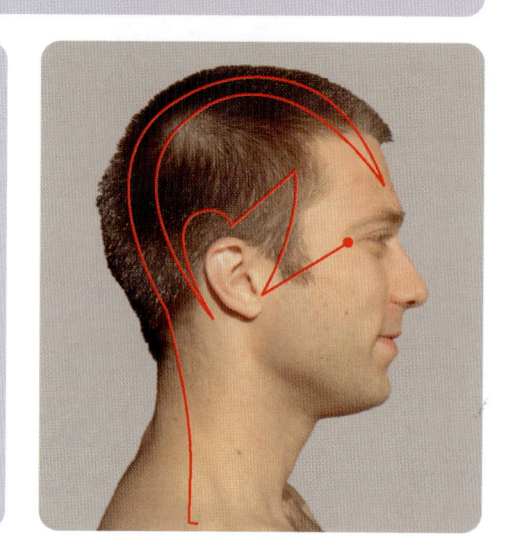

Gb 1、Gb 43およびGb 44：目の充（熱）の改善
Gb 1と3E 22：視力の回復

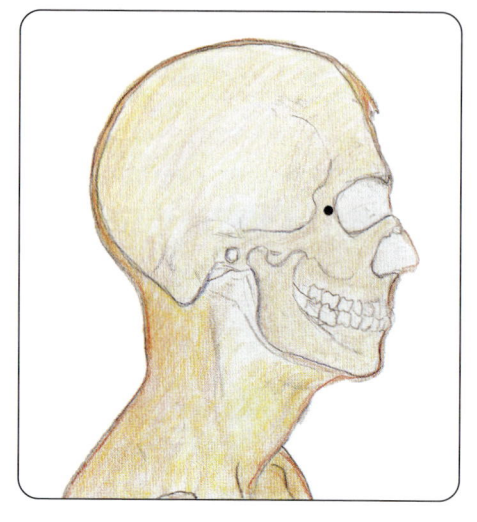

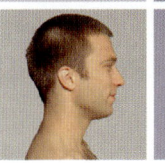

12.1 頭部

| 聴会 | 聴覚の集合点
ちょうえ | 胆経 2
Gb 2 |

難聴

位置：耳部、珠間切痕の直前。3E 19および 3E 21（耳門）の垂直下、耳の窪みの開口部

その他の症状：歯痛、耳痛、歯ぎしり

効果：風を追い払う

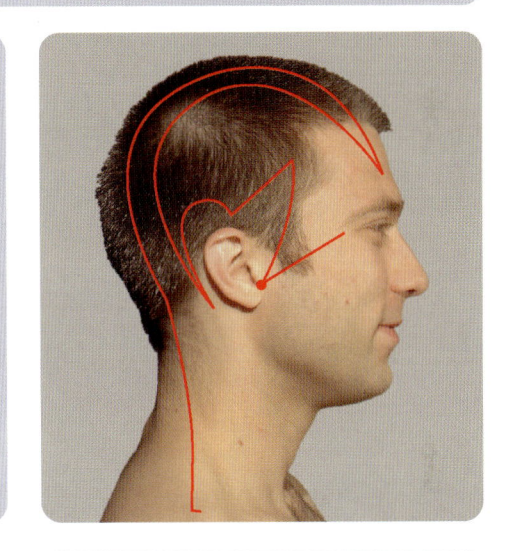

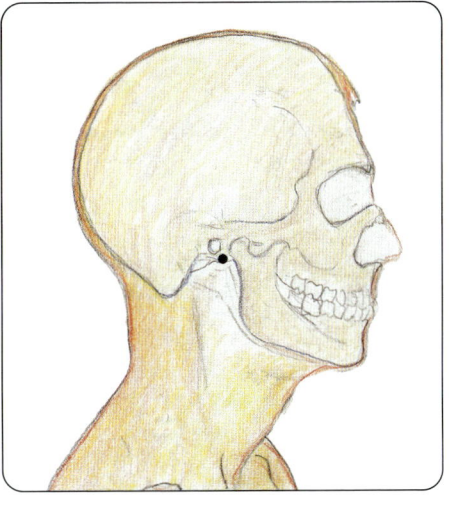

頭部

Gb 3

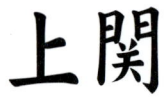

上関

上の関所
じょうかん
別名：客主人（きゃくしゅじん）

胆経 3
Gb 3

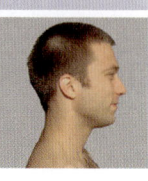

耳鳴り、頭痛

経脈3E、MaおよびDiとの交点
位置：耳の前、頬骨側頭突起上端部でMa 7の上
その他の症状：難聴、咬筋のけいれん
効果：視力の改善、けいれんの解消、空の症状時の活性化、満の症状の軽減、風の解消

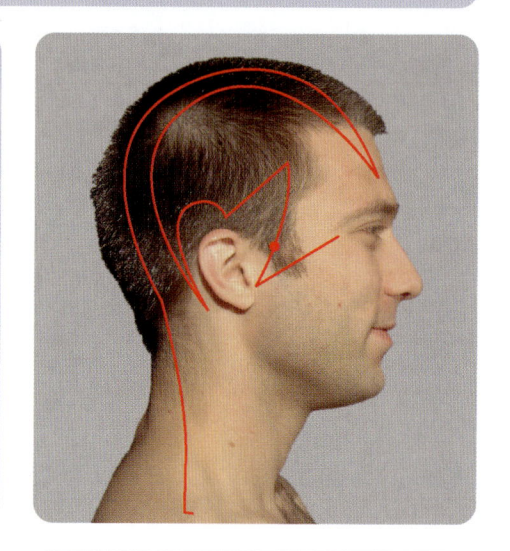

Gb3（上の関所）およびMa7（下の関所）：顎関節の動きの改善

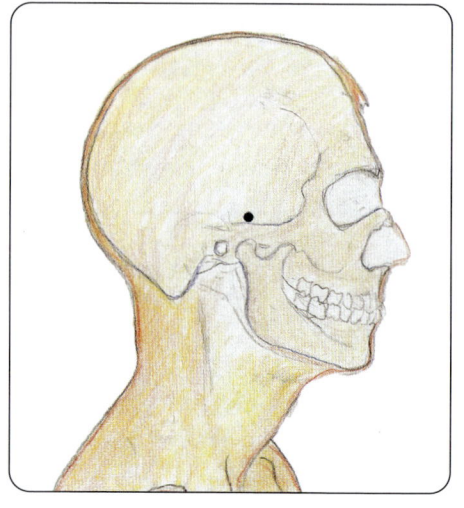

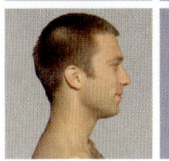

曲鬢

もみあげの巻き毛 きょくびん	胆経 7 Gb 7	

頭部

Gb 7

こめかみの頭痛

経脈3E、BlおよびDüとの交点
位置：側頭骨の窪み、耳尖端の1寸前（3E 20の1寸前）
その他の症状：視覚障害、口の開けにくさ・開口障害

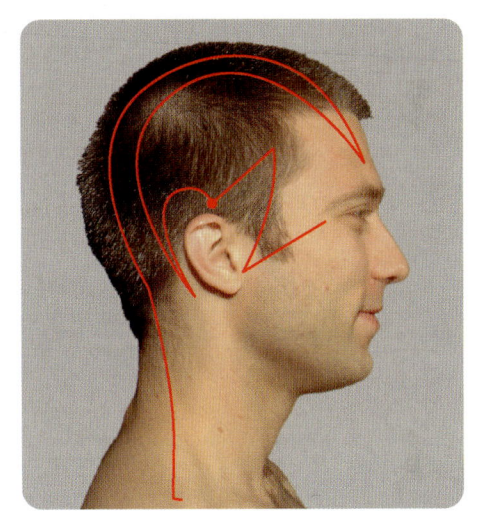

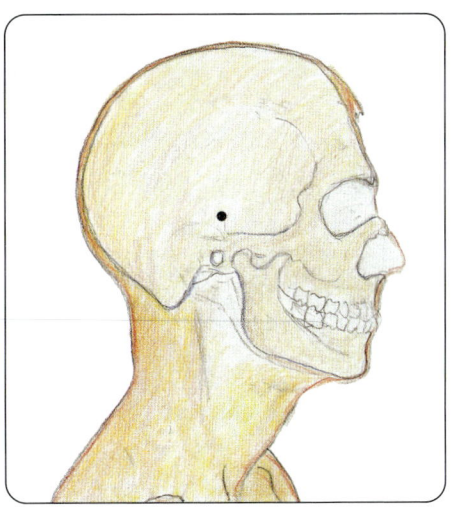

頭部

Gb 14

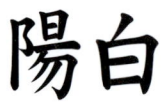

陽白

輝く陽
ようはく

胆経 14
Gb 14

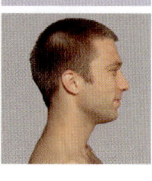

頭痛（前頭部）

経脈3Eとの交点
陽維脈上の経穴
位置：眉毛の1寸上
その他の症状：目の痛み、まぶたのけいれん、副鼻腔炎
効果：風を追い払い、視覚を鮮明にする

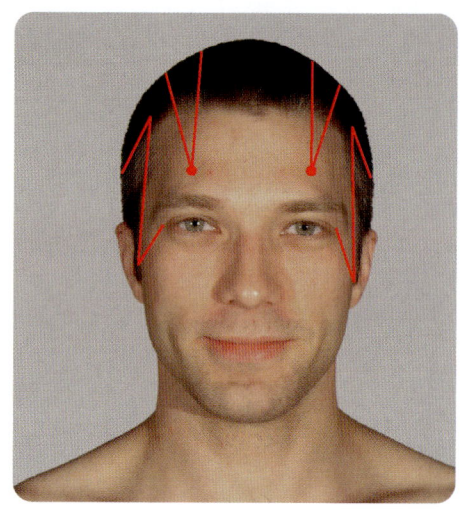

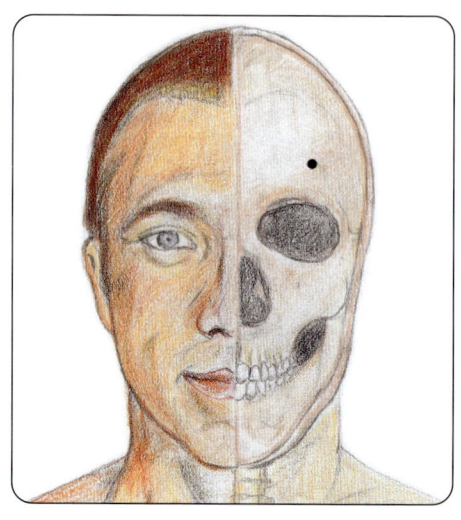

脳空

空の脳
のうくう

胆経 19
Gb 19

頭部

Gb 19

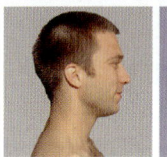

頭痛、深い緊張緩和

陽維脈上の経穴
位置：後頭部隆起の上端側方にある窪みの中、Gb 20の1寸半上
その他の症状：ストレス、頸のコリ、目のぼやけ、睡眠障害
効果：風を追い払う

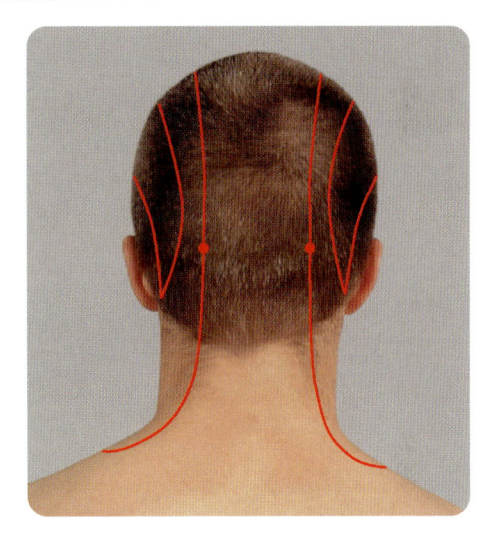

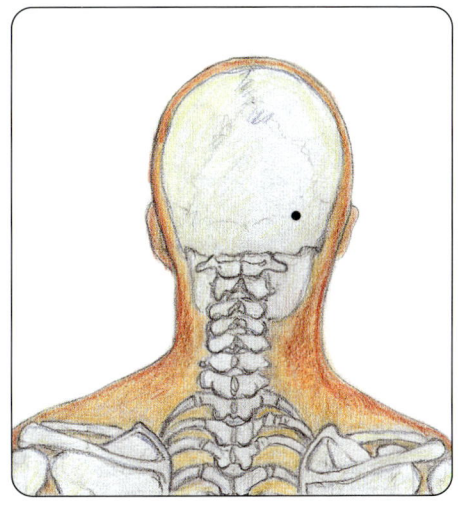

頭部

Gb 20

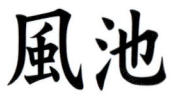

風池

風の池
ふうち

胆経 20
Gb 20

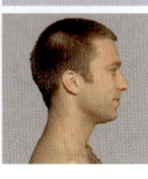

頭痛、頸のコリ

経脈3Eとの交点であり、陽維脈上の経穴
位置：後頭部頭蓋骨下端の窪みの中、胸鎖乳突筋と僧帽筋の起始部の間
その他の症状：頸肩腕症候群、目のぼやけ、めまい、偏頭痛、集中力不足、鼻づまり、副鼻腔炎
効果：風を追い払い、聴覚と視覚の熱を冷まし鮮明にする

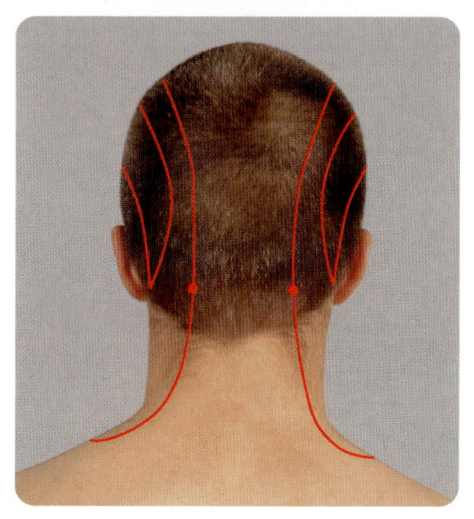

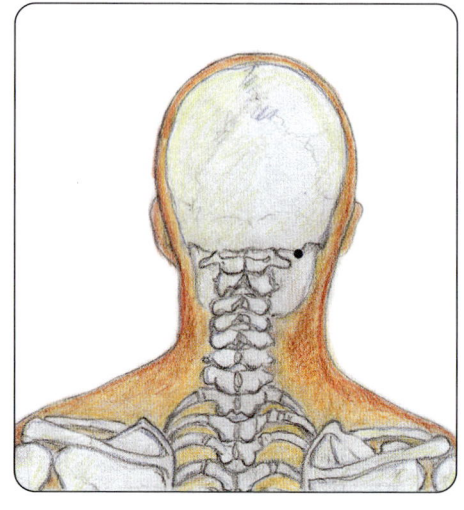

12.1 頭部

頭部

Di 20

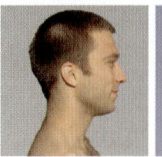

| 迎香 | 香りを迎える
げいこう | 大腸経 20
Di 20 |

鼻づまり

経脈Maとの接続穴
位置：鼻翼の下端の窪み
その他の症状：鼻風邪、顔面筋肉痛
効果：目の緊張を緩和し、風を追い払う

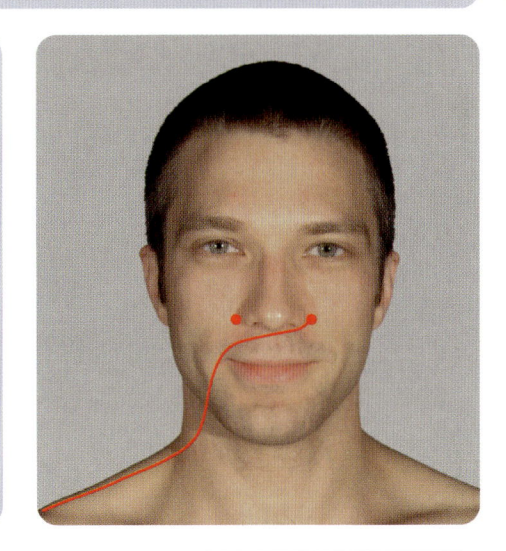

Di 20とDi 4：鼻づまりの解消

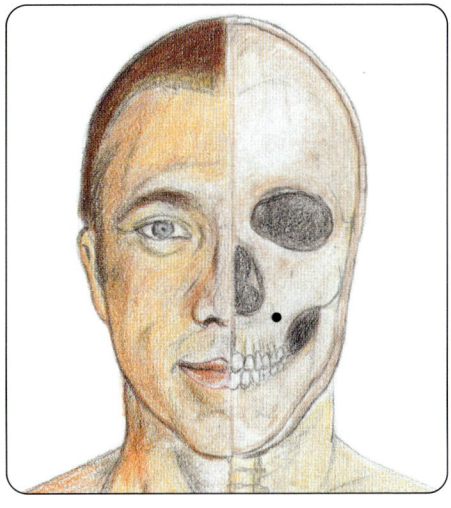

| 頭部 |

| Ma 2 |

四白

四重の明澄さ
しはく

胃経 2
Ma 2

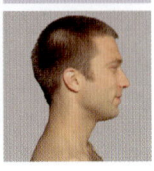

眼部障害

位置：正面直視時の瞳の1寸下、眼窩の下端
その他の症状：頭痛、顔面痛、めまい
効果：視力の回復、風を追い払う

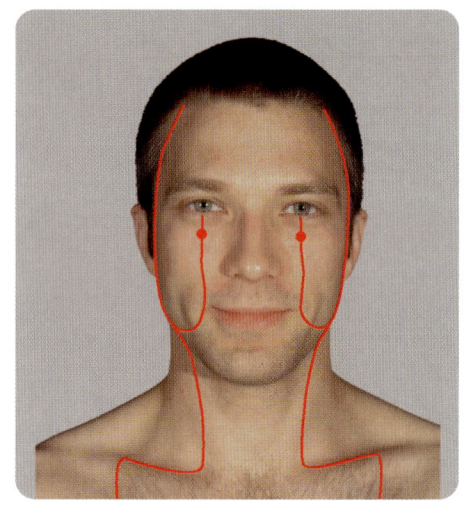

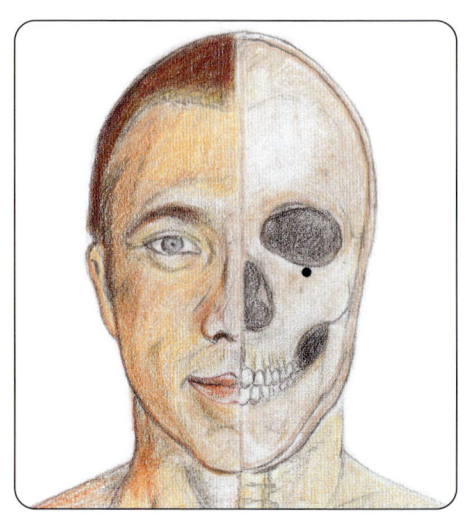

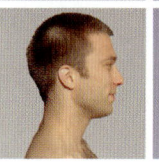

12.1 頭部

巨髎

| 大きな頬骨 | 胃経 3 |
| こりょう | Ma 3 |

頭部

Ma 3

視覚障害、鼻風邪

陽蹻脈上の経穴、経脈Maへの接続穴
位置：Ma 2から下へ伸びる垂直線とDi 20からの水平線の交点
その他の症状：顔のむくみ、顔のこわばり、上顎の歯痛、副鼻腔炎、鼻炎
効果：風を追い払う

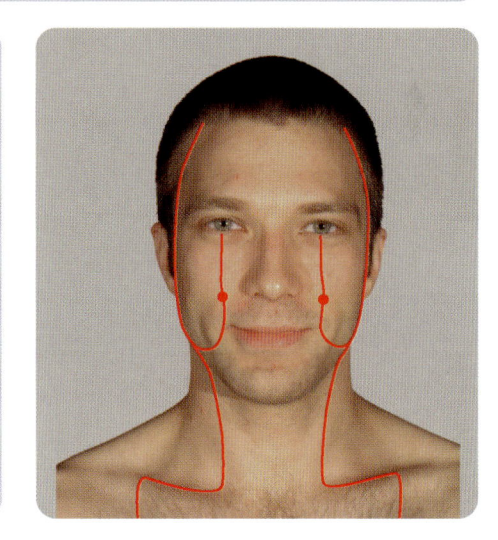

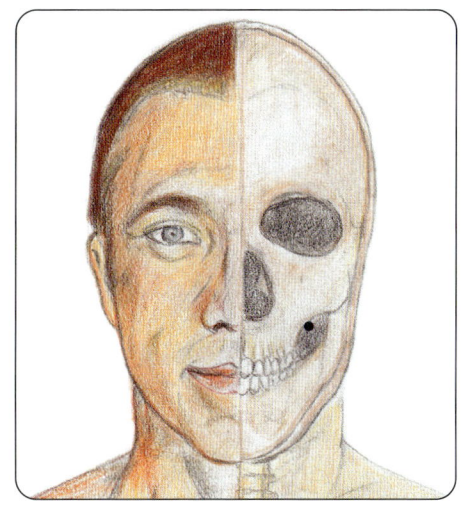

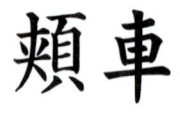

頭部			
Ma 6	頰車	顎の回転輪 きょうしゃ	胃経 6 Ma 6

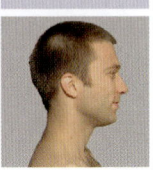

開口障害

十三鬼穴の1つ
位置：咬筋の下顎角より少し前上部
その他の症状：歯痛
効果：風を追い払い、経脈の流れを回復する

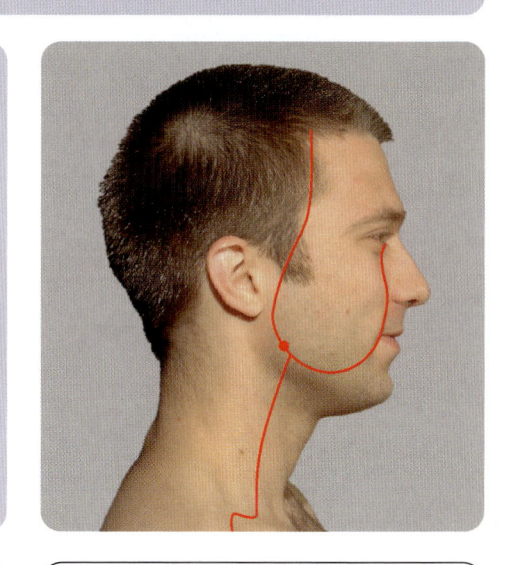

Ma 6、Ma 4、Ma 36およびMa 42：過食症の軽減

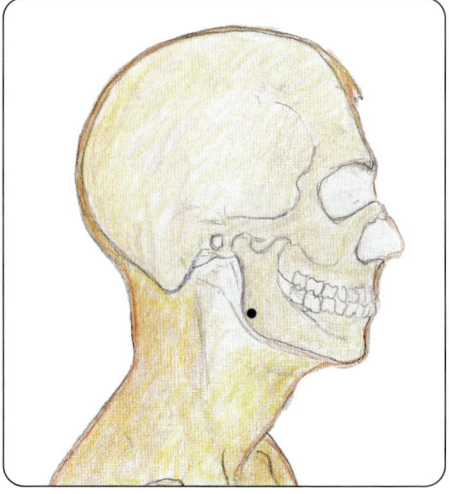

12.1 頭部

| 下関 | 下の関所
げかん | 胃経 7
Ma 7 |

頭部

Ma 7

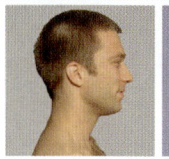

耳鳴り、歯痛

経脈Gbとの交点
位置：頬骨の下、咬筋起始部の後端の窪み
その他の症状：咬筋障害、めまい、聴覚障害、三叉神経痛
効果：経脈流の回復

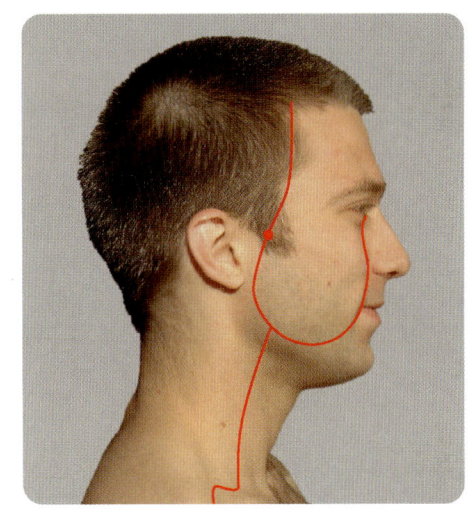

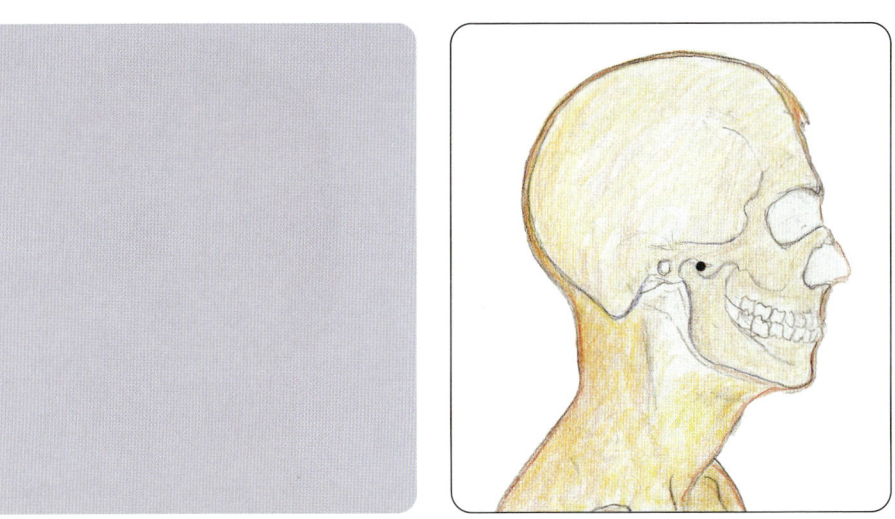

頭部

Ma 8

頭維

頭をまとめる
ずい

胃経 8
Ma 8

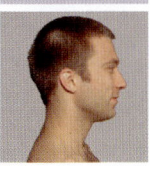

頭痛（頭頂とこめかみ）

経脈Gbとの交点
陽維脈上の経穴
位置：額の側方の頭髪の生え際、Du 24から4寸半側方（頭部正中線の側方、額とこめかみの角、いわゆる「そり込み」部分）
その他の症状：視覚障害、めまい、頭痛を伴う消化不良
効果：風を追い払う

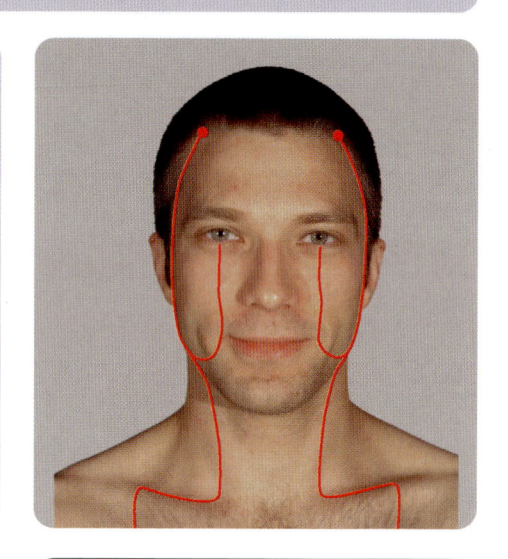

Ma 8、Ma 44、Ma 45、Di 4およびDi 11：頭痛と胃炎の軽減
Ma 8、Gb 41、Gb 34、Di 4およびLu 7：偏頭痛の改善

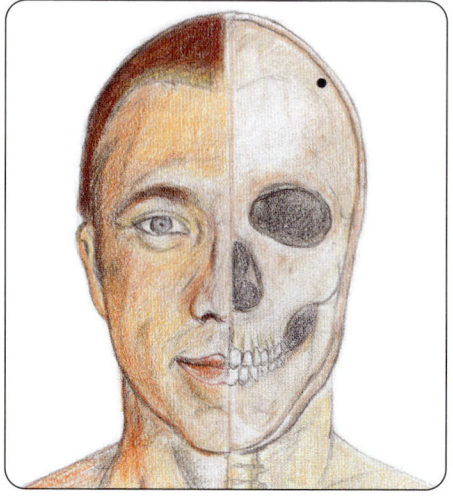

顴髎

頬骨の空洞
けんりょう

小腸経 18
Dü 18

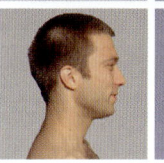

歯痛（上顎）、顔の引きつり

経脈3Eとの交点
位置：目尻から下に伸びる垂直線とDi 20からの水平線の交点
その他の症状：顔面の痛み、鼻づまり、副鼻腔炎、顔のむくみ
効果：風を追い払う

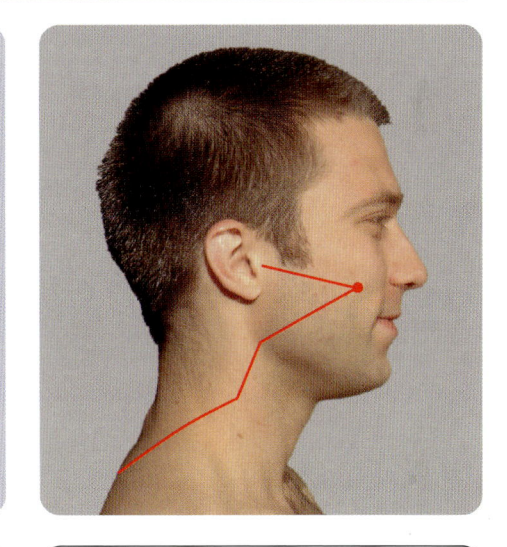

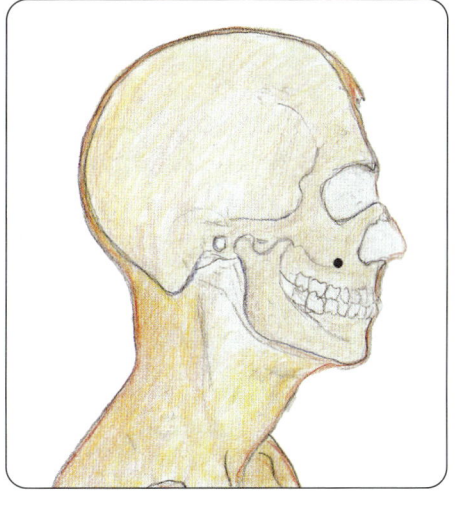

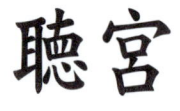

頭部			
DÜ 19	# 聴宮	聴覚の宮殿 ちょうきゅう	小腸経 19 DÜ 19

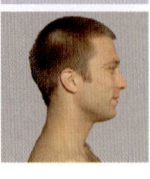

聴覚障害、視覚障害

経脈3EおよびGbとの交点
位置：耳前方、耳珠と顎関節の間の窪み
その他の症状：歯痛に伴う耳の痛み
効果：鎮静と緩和

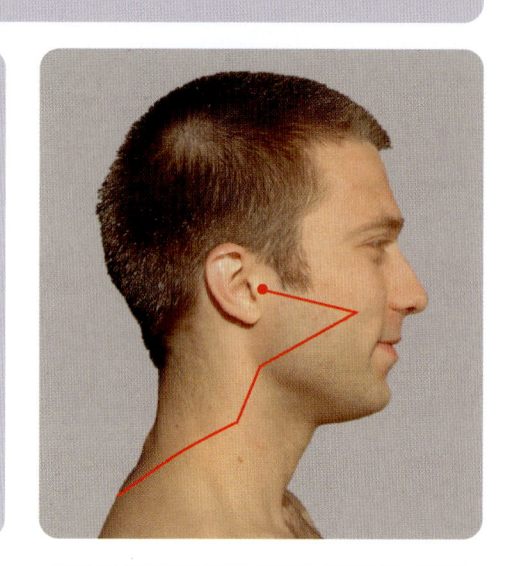

Dü 19とBl 1：目と耳の知覚改善

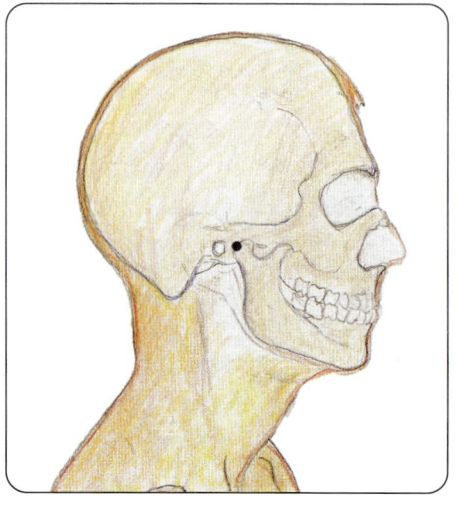

攅竹

竹林
さんちく
攅竹とも書く

膀胱経 2
Bl 2

頭部

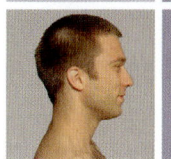

Bl 2

頭痛（額）

位置：眉毛の内側端、Bl 1の直上
その他の症状：目のぼやけ、めまい、鼻づまり、花粉症
効果：目および額部分の緊張緩和、経脈流の回復

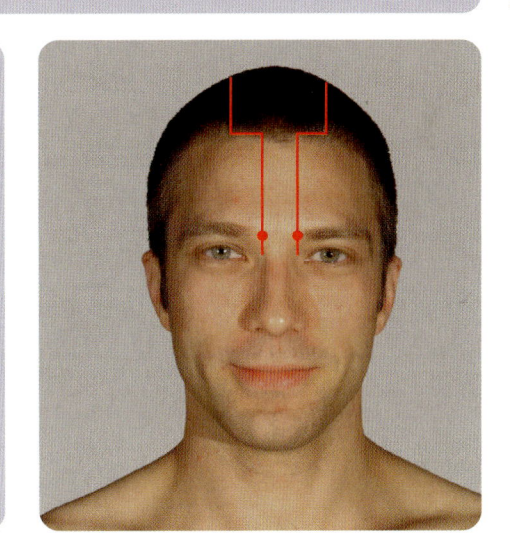

Bl 2、Bl 66およびBl 67：満の症状の鎮静化

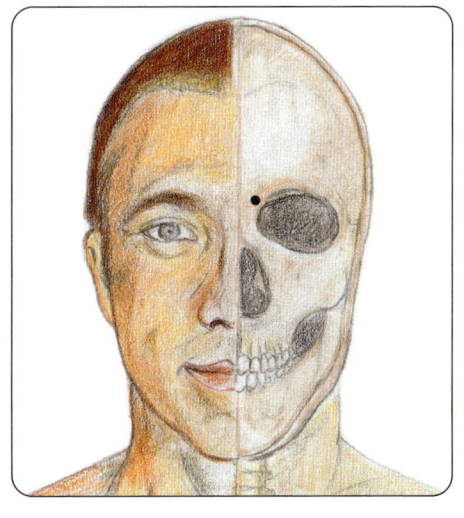

頭部

Bl 4

曲差

横の角
きょくさ

膀胱経 4
Bl 4

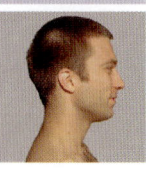

頭痛

位置：Du 24（頭部正中線）から1寸半側方かつ頭髪の生え際より0.5寸内側
その他の症状：鼻づまり、鼻血
効果：風の解消、冷却作用

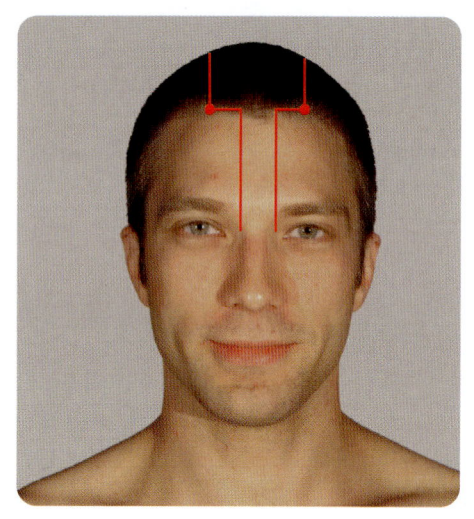

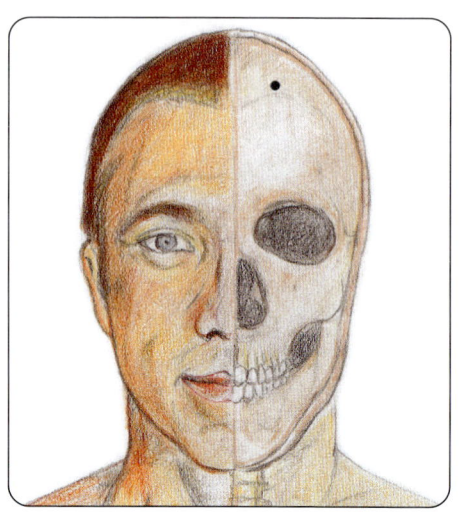

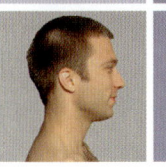

12.1 頭部

| 通天 | 天との通話
つうてん | 膀胱経 7
Bl 7 |

頭部

Bl 7

頭痛

位置：頭部正中線の1寸半側方かつBl 4の3寸半後方
その他の症状：めまい、鼻づまり、頭のコリ
効果：緊張緩和、風を追い払う

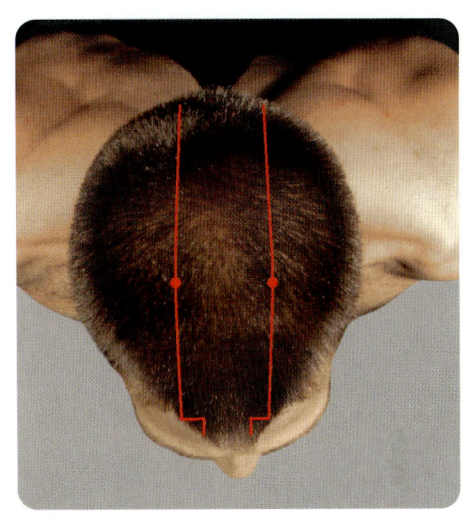

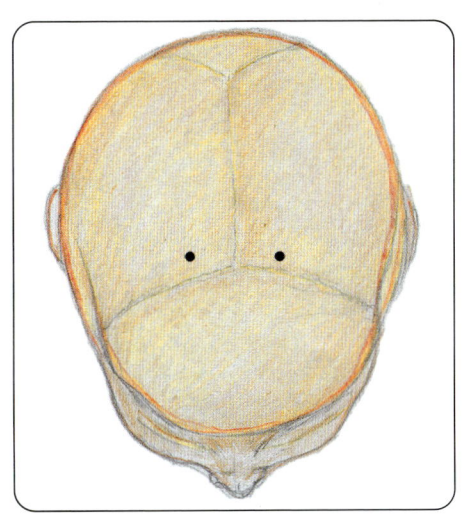

頭部

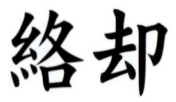

Bl 8

絡却

背後への接続
らっきゃく

膀胱経 8
Bl 8

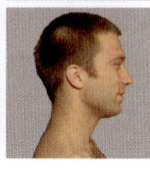

頭痛（頭蓋冠）、めまい

位置：頭部正中線の1寸半側方かつBl 7の1寸半後方
その他の症状：視力の低下、鼻づまり、鼻風邪
効果：経脈流の回復、風を追い払う

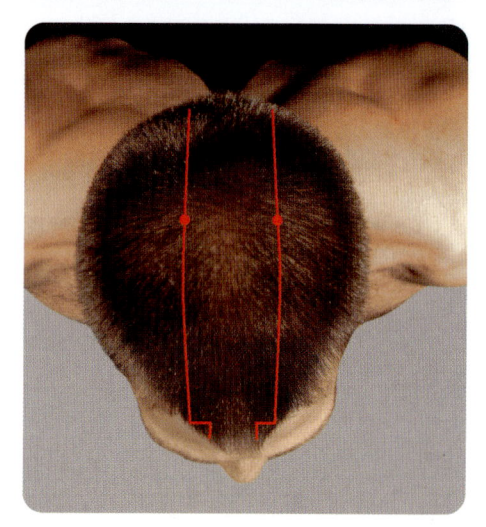

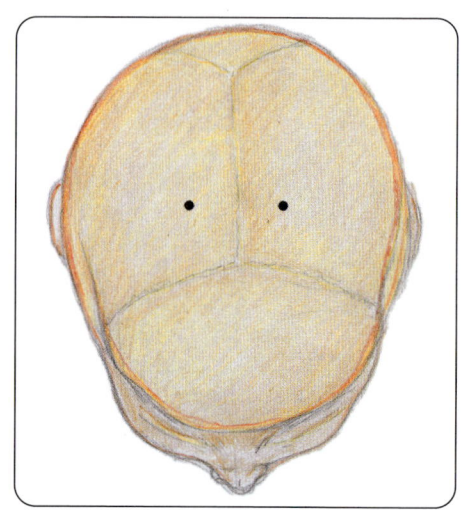

翳風

| 風の当たらない場所 | 三焦経 17 |
| えいふう | 3E 17 |

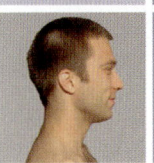

耳鳴り、耳痛、難聴

経脈Gbとの交点
位置：乳様突起の前端（耳たぶの裏側）
その他の症状：喉や顔のむくみ、しゃっくり、めまい

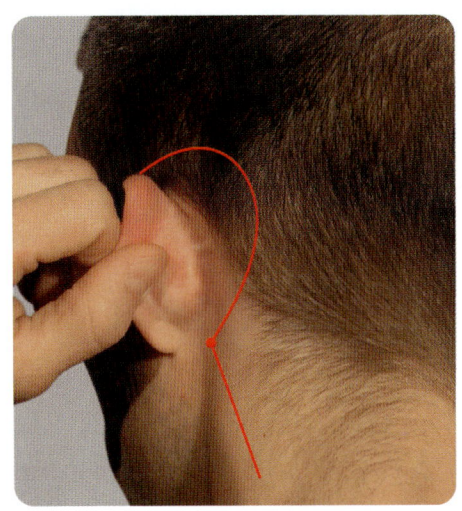

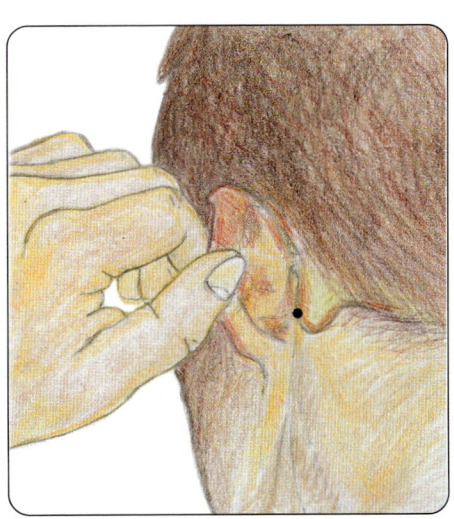

頭部			
3E 21	耳門	耳の門 じもん	三焦経 21 3E 21

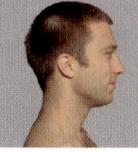

聴覚障害

経脈GbおよびDüとの交点
位置：耳前部、耳珠の前の窪み
その他の症状：耳鳴り、歯痛

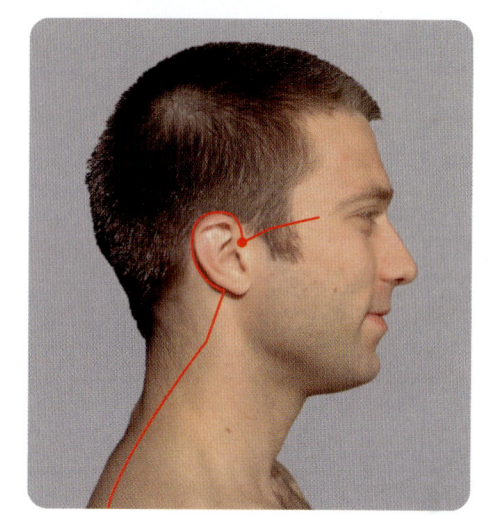

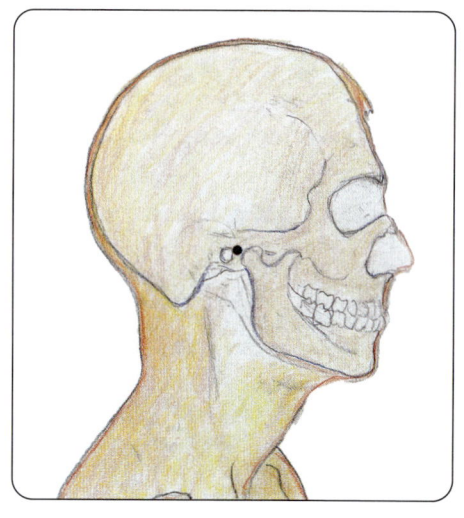

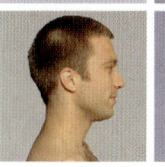

絲竹空

| 糸竹の空洞 | 三焦経 23 |
| しちくくう | 3E 23 |

頭痛（額とこめかみ）

経脈Gbとの交点
位置：眉の外側端の窪み
その他の症状：回転性のめまい、目の充血、疲れ目、まぶたのけいれん
効果：視力と聴力の改善、風の解消、気の調整

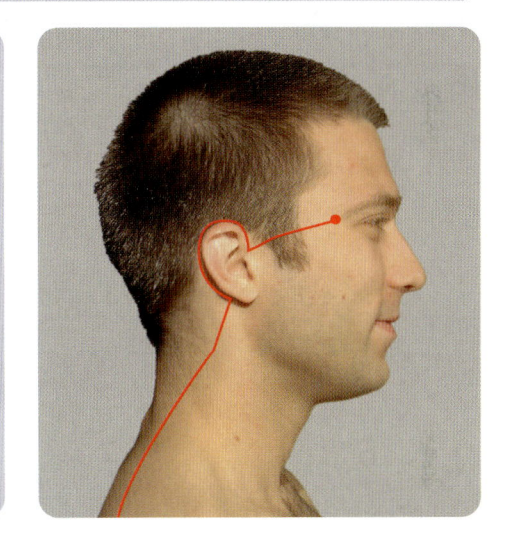

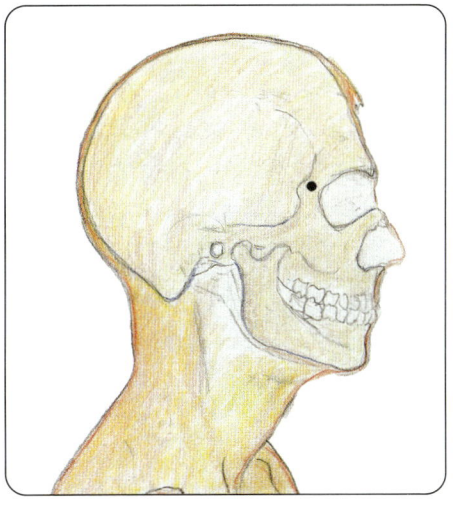

頭部

3E 23

頭部

Du 17

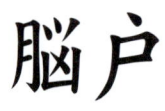

脳戸

脳の扉
のうこ

督脈 17
Du 17

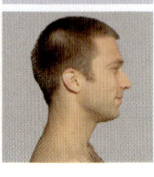

頸のコリ

経脈Blとの交点で、頭部と頸部の会穴
位置：頭部正中線上、後頭部隆起上端部の窪み、Du 18より1寸半後方
その他の症状：めまい、頭痛（後頭部）
効果：風を追い払う

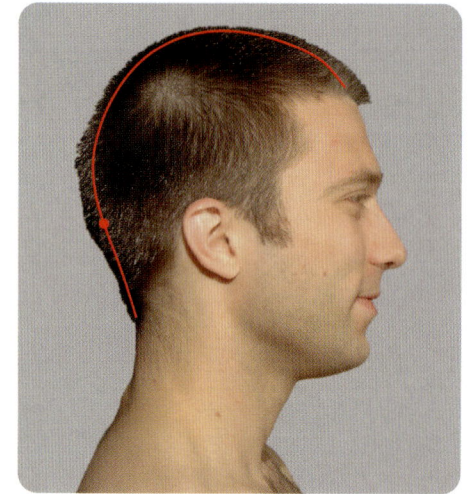

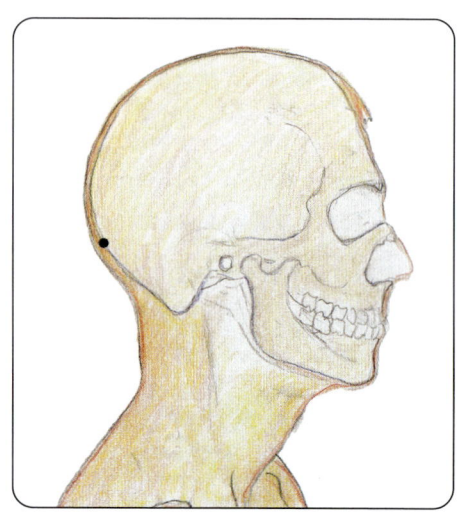

後頂

頭蓋冠の後方
ごちょう

督脈 19
Du 19

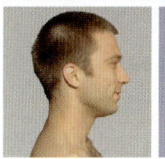

頭痛（後頭部、頭頂）

位置：頭部正中線上、Du 18より1寸半上方
その他の症状：めまい、不眠症、落ち着きのなさ
効果：風を和らげる

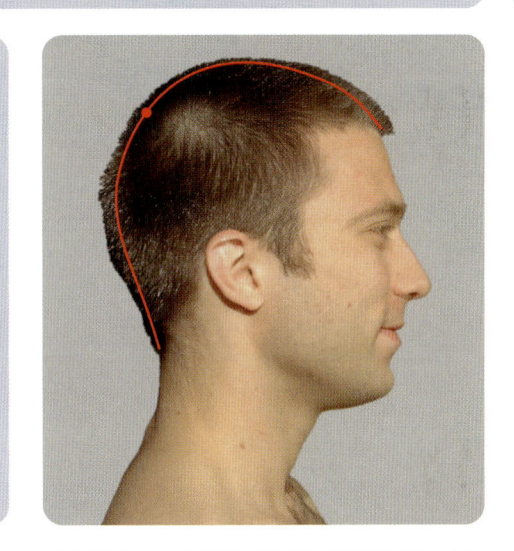

Du 19、Du 20およびDu 21：興奮状態の鎮静

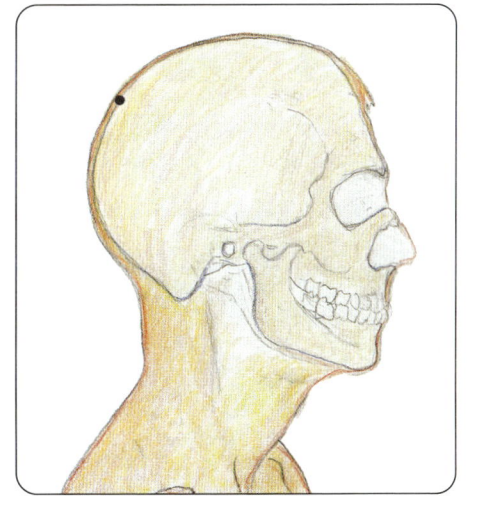

頭部		
Du 20	百会	すべての経脈が集まる所 ひゃくえ	督脈 20 Du 20

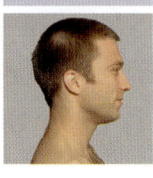

脳血流の調整

すべての陽の経脈の接続穴、肝臓の経脈の支流の終点、頭部および顔面の会穴
位置：頭部正中線と両耳介の尖端を結ぶ線の交点
その他の症状：意識朦朧、めまい、言語障害、耳鳴り、聴覚障害、視覚障害、記憶障害、失神、発熱、頭痛（頭蓋冠）
効果：肝臓の陽状態の緩和、風を和らげ気を活性化する

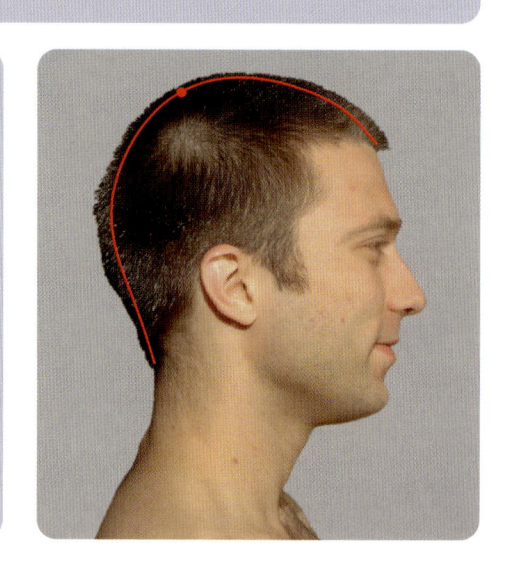

Du 20、Du 26およびPe 9：意識喪失に対する治療

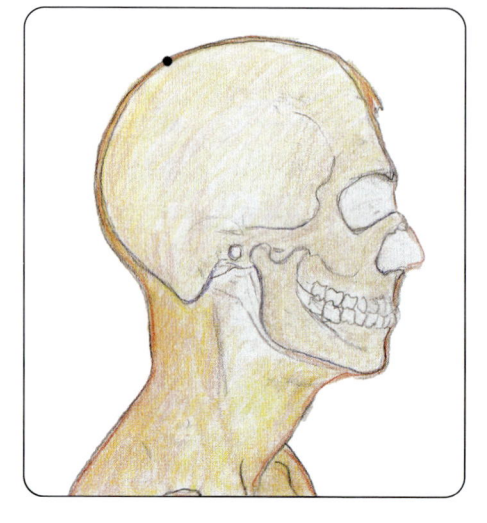

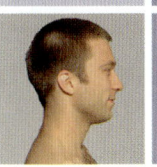

頭部

Du 23

| 上星 | 己の星に従う
じょうせい
別名：鬼堂（きどう） | 督脈 23
Du 23 |

頭痛（前頭部）

十三鬼穴の1つ
位置：頭部正中線上、額の毛の生え際より1寸上
その他の症状：慢性アレルギー性副鼻腔炎、鼻血、前頭洞疾患
効果：鼻づまりの解消

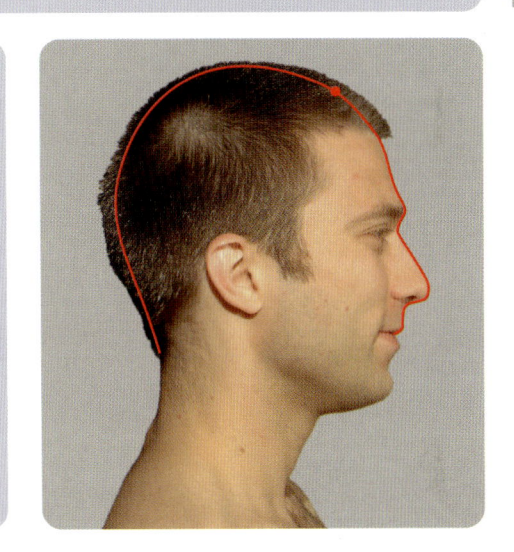

Du 23、Bl 2、Bl 67、Di 4およびDi 20：頭痛（前頭部）の緩和
Du 23、Du 16およびDu 14：鼻血の解消

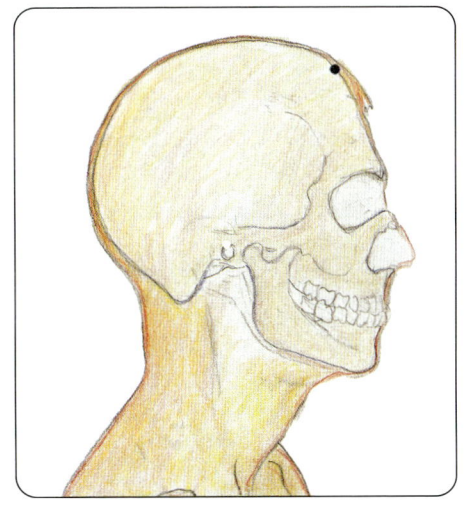

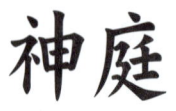

頭部			
Du 24	神庭	神の広間 しんてい	督脈 24 Du 24

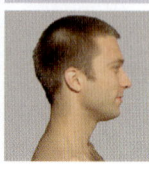

頭痛（前頭部）、めまい

頭部および顔面の会穴
位置：頭部正中線上、額の毛の生え際より0.5寸上の小さな窪み
その他の症状：鼻腔および副鼻腔疾患、不眠症、呼吸不全、不安
効果：風を和らげる

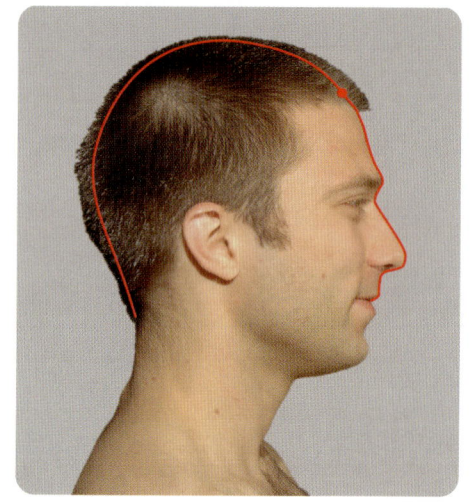

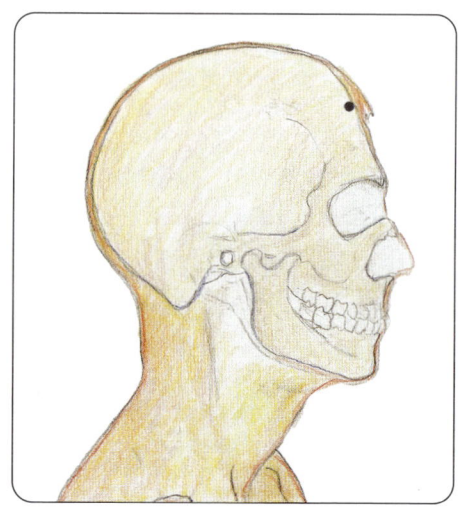

12.1 頭部

素髎

自然の穴
そりょう

督脈 25
Du 25

頭部

Du 25

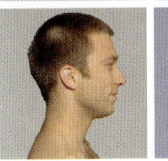

救急穴

位置：鼻の尖端
その他の症状：分泌物による鼻づまり

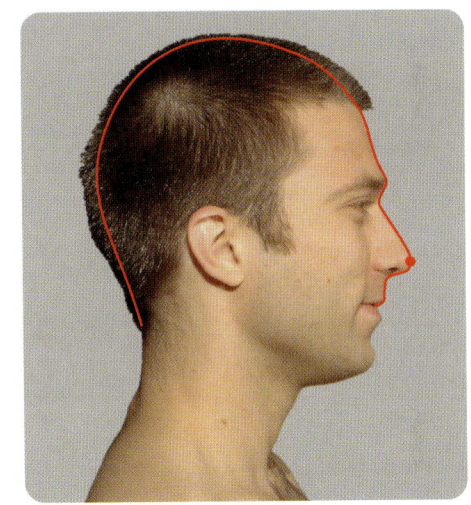

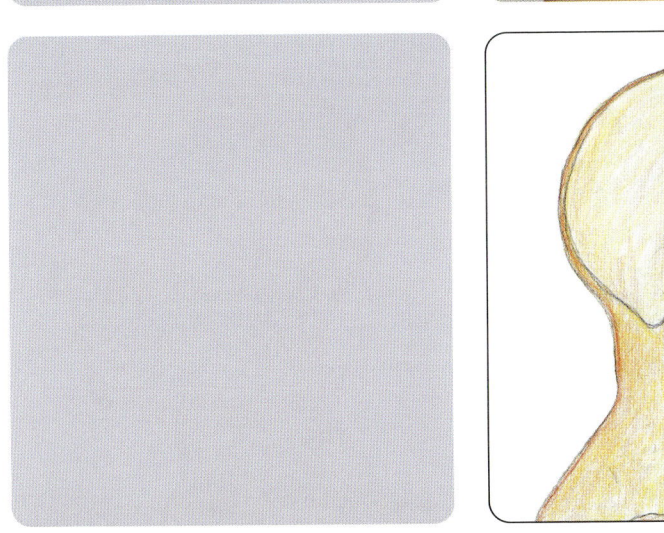

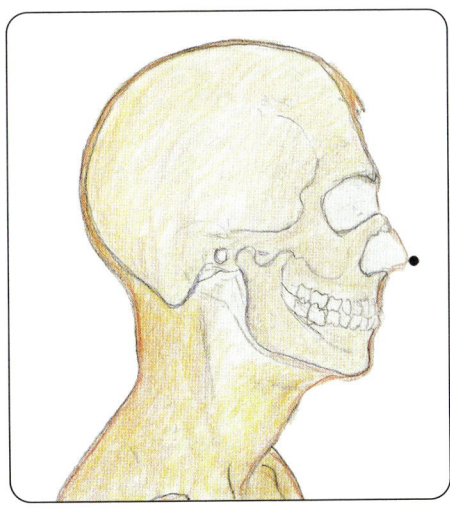

頭部

Du 26

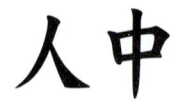

人中

人の中心
じんちゅう

督脈 26
Du 26

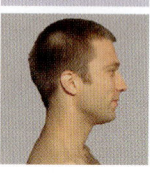

最も重要な救急穴（蘇生の経穴）

経脈DiおよびMaとの交点
位置：鼻の下の溝、上端から3分の1の場所
その他の症状：けいれん、昏睡、意識不明、ショック症状、循環系障害、集中力散漫、腰椎の痛み
効果：神経系の鎮静化、感覚器官の解放、覚醒作用、粘液の正常化

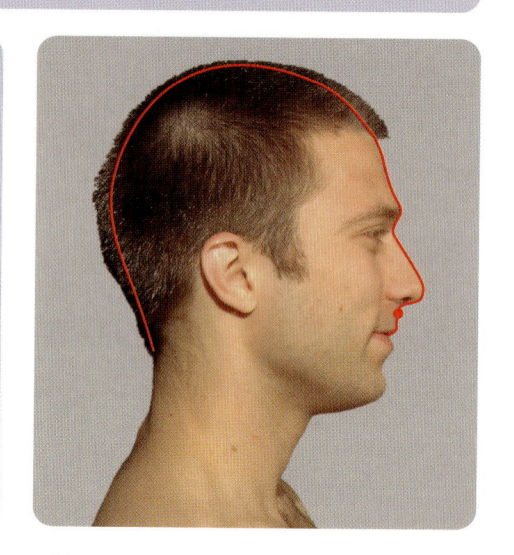

Du 26とDi 4：効果の増強

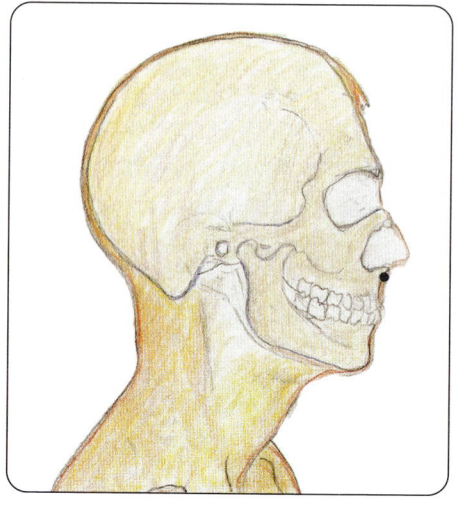

12.1 頭部

印堂

調印の間
いんどう

奇穴 1
ExP 1（WHO国際標準：Ex-HN 3）

頭部

ExP 1

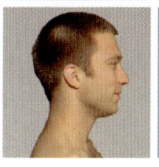

前頭部の痛み

位置：頭部正中線かつ経脈Du上、両眉の中間
その他の症状：不眠症、副鼻腔炎、鼻づまり、高血圧
効果：目と額部分の緊張緩和、精神の安静化、風と熱の解消

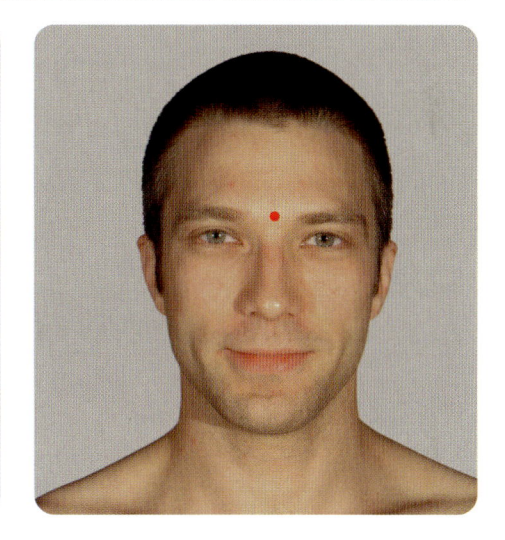

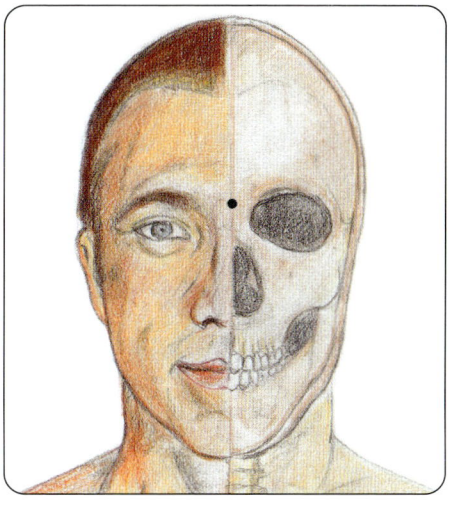

頭部

ExP 2

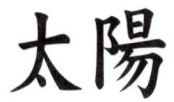

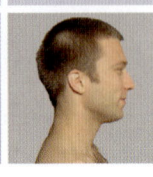

太陽

大いなる陽
たいよう

奇穴 2
ExP 2（WHO国際標準：Ex-HN 5）

頭痛（こめかみ）

位置：眉毛の外端と眼窩の周縁部の間、こめかみの窪み内
その他の症状：視力障害、疲れ目、目の充血、目のぼやけ
効果：風を追い払う

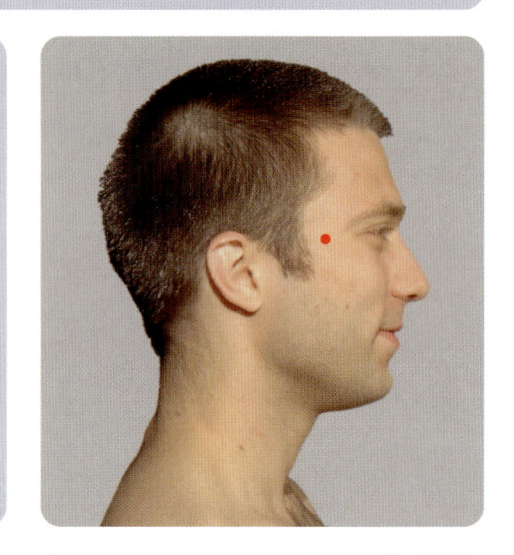

ExP 2、Gb 41、3E 5、Ni 1およびDu 20：偏頭痛の緩和
ExP 2、Gb 34、Ma 2およびBl 2：疲れ目の緩和

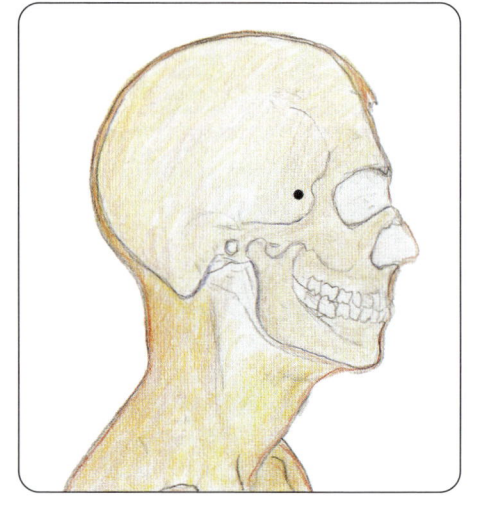

12.1 頭部

上迎香

上の迎香
じょうげいこう

奇穴 3
ExP 3（WHO国際
標準：Ex-HN 8
別名：鼻通（びつう）

頭部

ExP 3

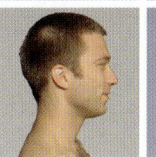

鼻の開放

位置：ほうれい線の上端
その他の症状：鼻炎、副鼻腔炎

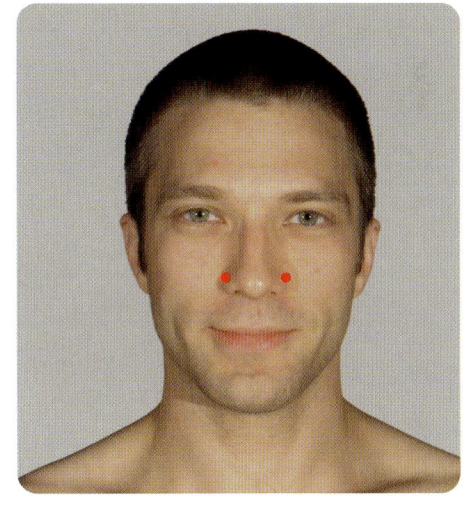

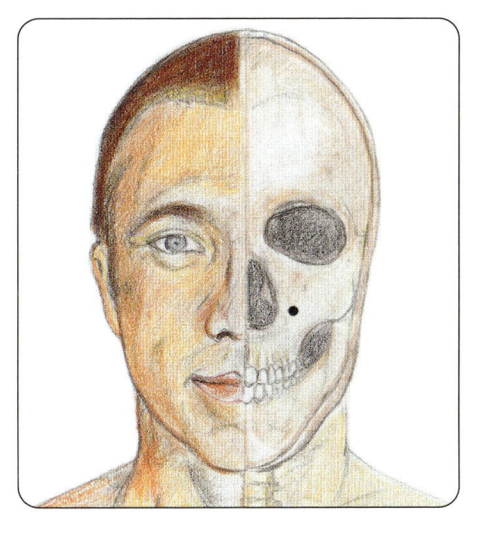

翳明

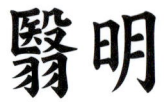

澄んだ目
えいめい

奇穴 4
ExP 4（WHO国際標準：Ex-HN 14）

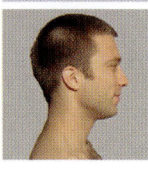

視覚を鮮明にする

位置：乳様突起の下端、3E 17の1寸後方
その他の症状：神経過敏、頭痛、耳鳴り、めまい、聴覚障害
効果：鎮静緩和

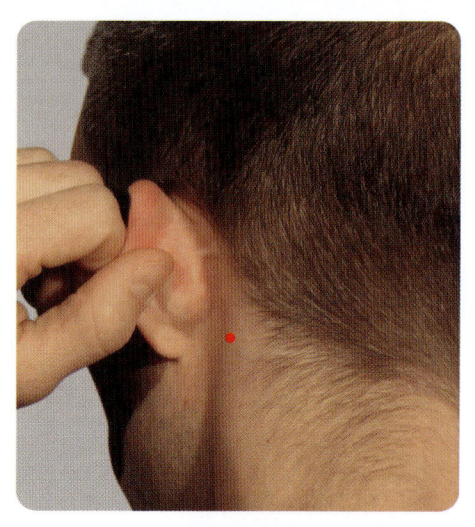

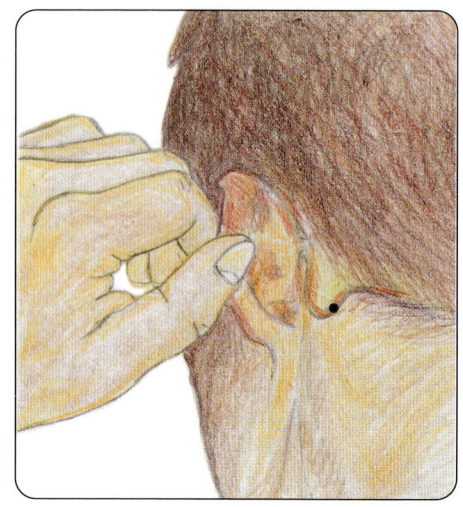

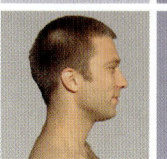

頭部

ExP 6

四神聡

明敏な精神の四経穴
ししんそう

奇穴 6
ExP 6（WHO国際標準：Ex-HN 1

頭痛

位置：頭頂部、Du 20より前後左右にそれぞれ1寸（4経穴）
その他の症状：めまい、記憶障害、鼻づまり、眼部障害、聴覚障害
効果：痛みの緩和、けいれんの解消、陽の症状の鎮静化

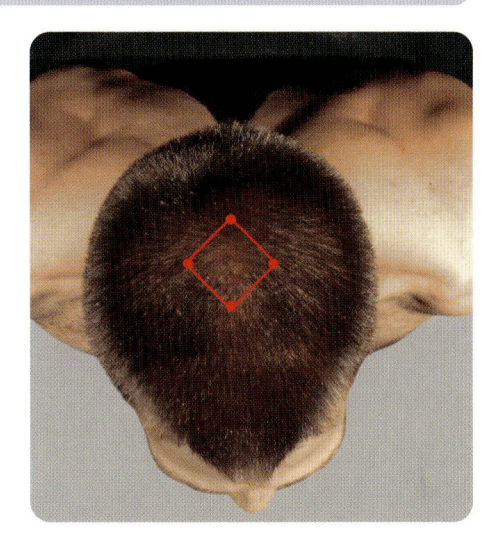

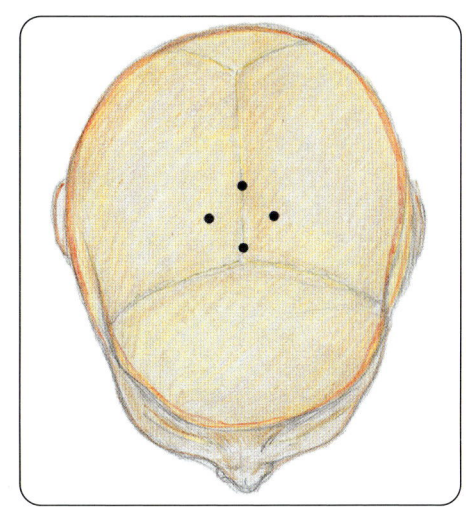

頭部

ExP 7

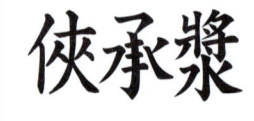

俠承漿

水がたまる場所の両脇
きょうしょうしょう

奇穴 7
ExP 7（WHO国際
標準：Ex-HN）

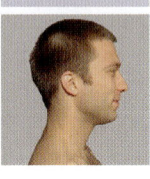

三叉神経障害

Ren 24の1寸外側
効果：歯痛の緩和、風を追い払う

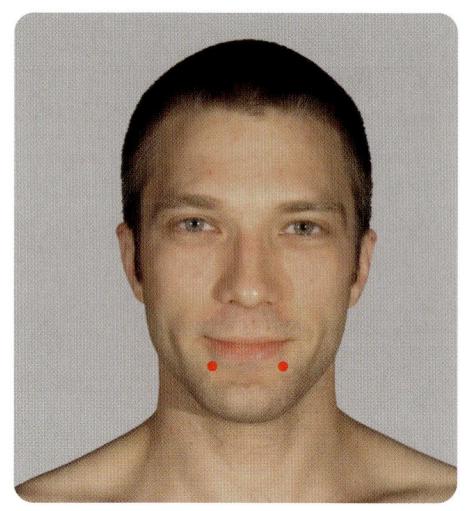

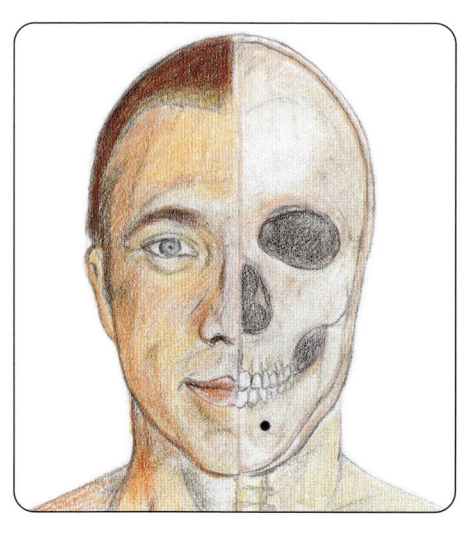

12.2 首・肩

| 肩井 | 肩の泉
けんせい | 胆経 21
Gb 21 |

肩と頸のコリ・痛み

経脈3EおよびMaとの交点、陽維脈上の経穴、胆嚢の緊急穴
位置：僧帽筋の肩傾斜部の稜線上、第7頸椎と肩峰の中間点
その他の症状：風邪、頭痛、高血圧、母乳生産不足、急性喘息
流産の可能性あり、妊娠時には特に注意！
効果：頭と体の間のエネルギーの調整、冷却作用、風を追い払う

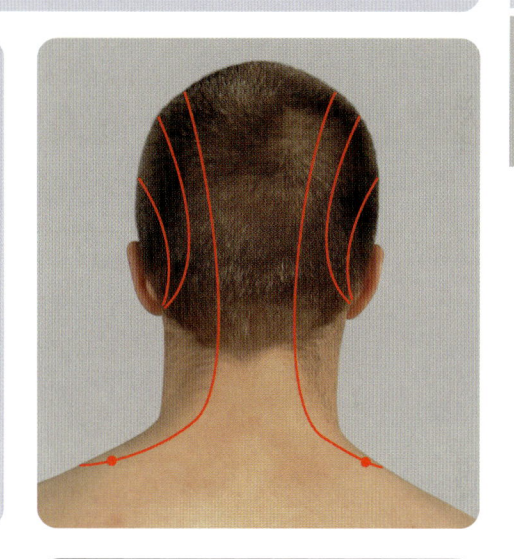

Gb 21、Gb 34およびMa 36：脚力の増強

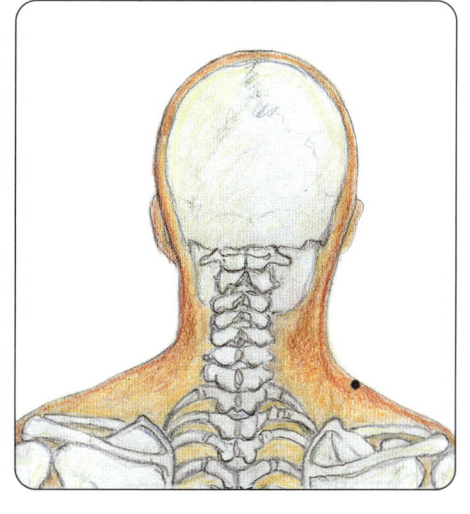

| 首・肩 | # 中府 | 中央の広間
ちゅうふ | 肺経 1
Lu 1 |

呼吸障害、肩の痛み

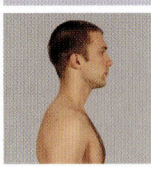

経脈Miとの交点、肺の募穴
位置：鎖骨下第1肋骨間、正中線より6寸の位置(烏口突起の外端下部のやや内側)
その他の症状：(湿った)咳、しゃっくり、風邪
効果：冷却作用、痰の解消

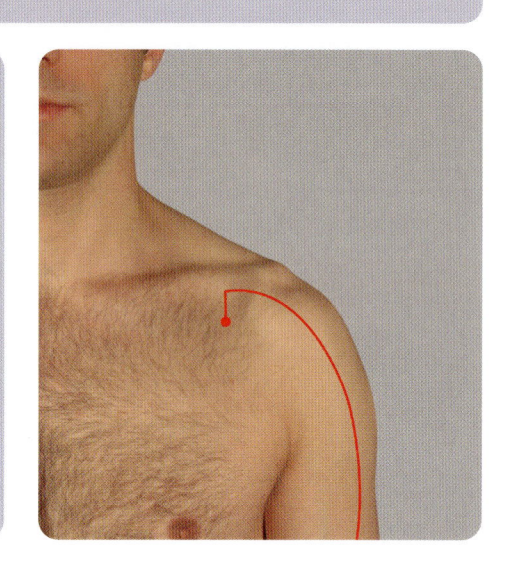

Lu 1とLe 3：抑圧された怒りおよび悲しみの解消

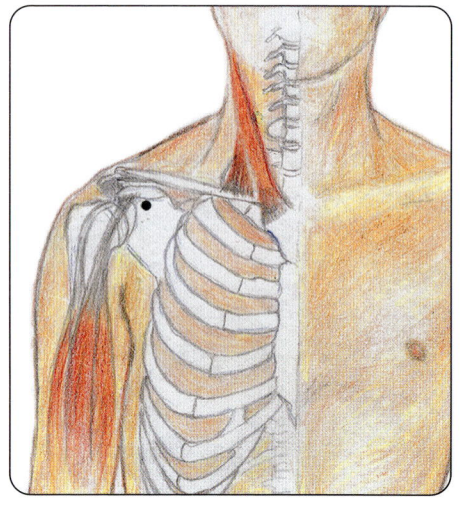

肩髃

肩の骨
けんぐう

大腸経 15
Di 15

肩と腕の痛み

陽蹻脈との接続穴
位置：肩峰の底部、三角筋前方の筋肉の隙間の中
その他の症状：頸のコリと痛み、じんましん
効果：風を追い払う

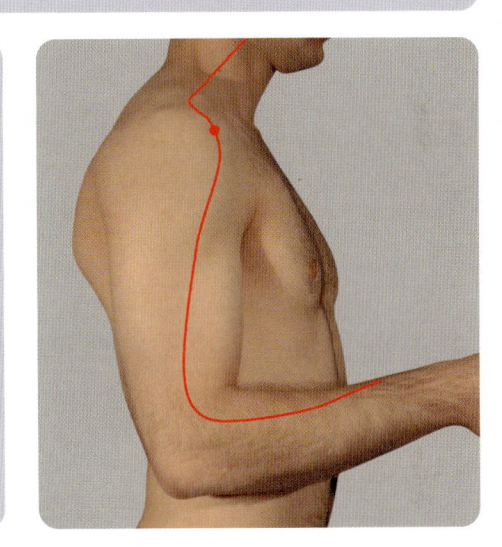

Di 14、Di 15およびDi 16：肩の障害の改善

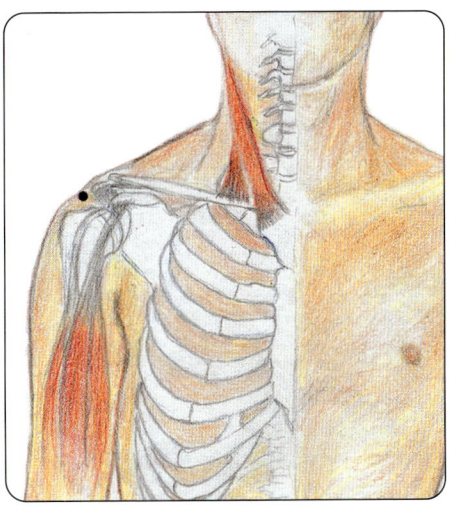

人迎

人を歓迎する
じんげい

胃経 9
Ma 9

喉の痛み、呼吸障害

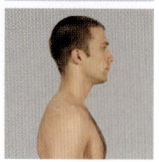

天穴の1つ
位置：胸鎖乳突筋の前端部、喉頭隆起の尖端の高さ（頸動脈に注意！）
その他の症状：声がれ、喘息、高血圧
効果：頸や喉の開放

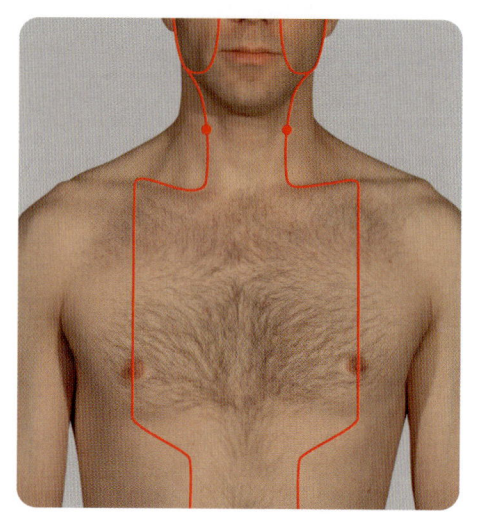

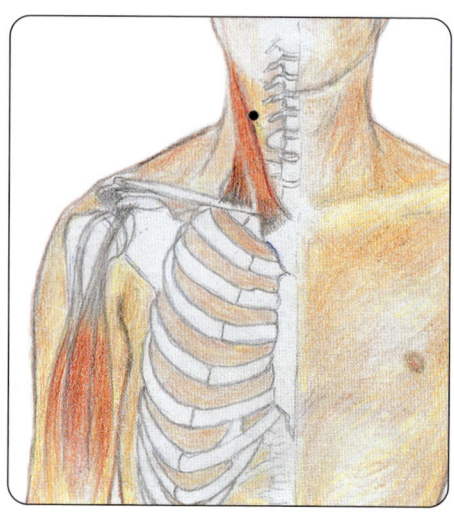

缺盆

| 鎖骨の窪み | 胃経 12 |
| けつぼん | Ma 12 |

首・肩

Ma 12

咳

経脈Luとの交点であり、さらにここから下方に向かってMaおよびMiの2経脈が伸びる（マッサージにとって特に重要な経穴）
位置：乳頭からの垂直線と鎖骨の交差部位で、正中線から4寸の位置
その他の症状：呼吸障害、緊張・懊悩状態、頸のコリ

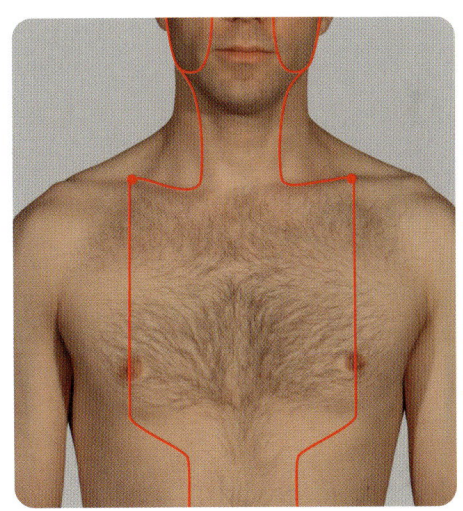

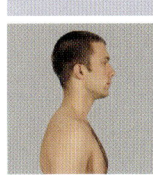

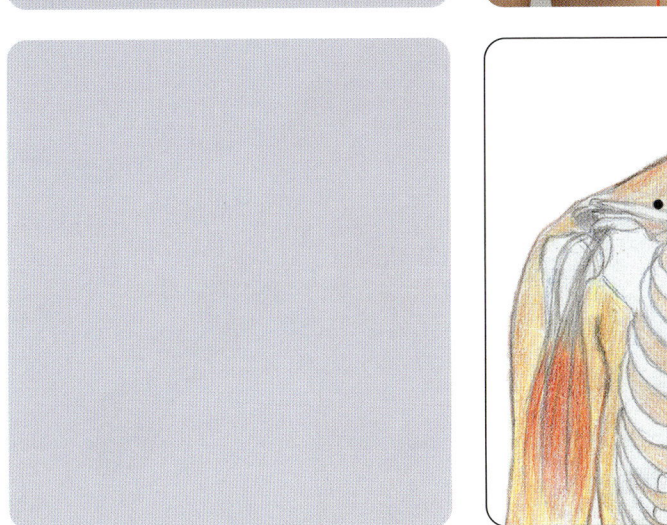

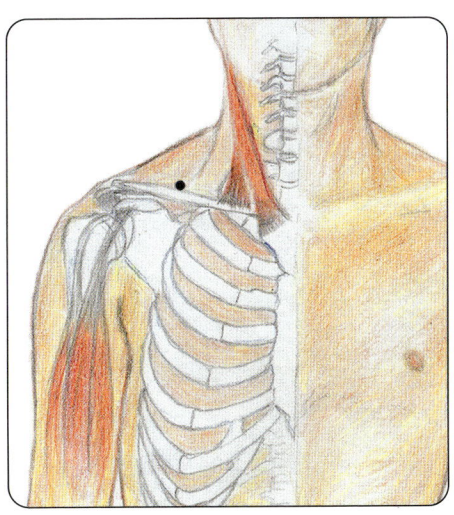

首・肩
Dü 10

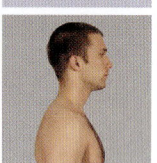

臑兪

腕筋肉の作用点
じゅゆ

小腸経 10
Dü 10

肩と腕の痛み

陽蹻脈および陽維脈との交点
位置：肩甲骨側端下側で、脇の折り目の後端の上方
その他の症状：五十肩、高血圧、肩や頸のコリ

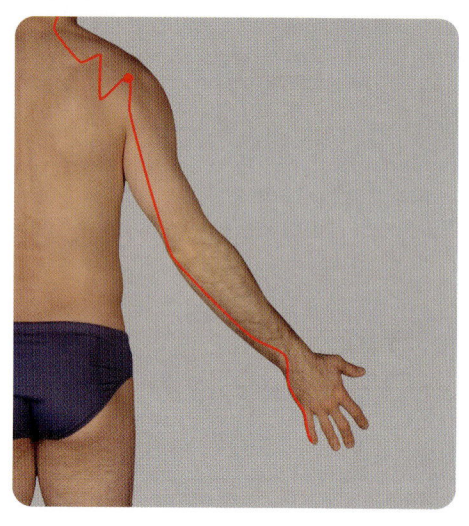

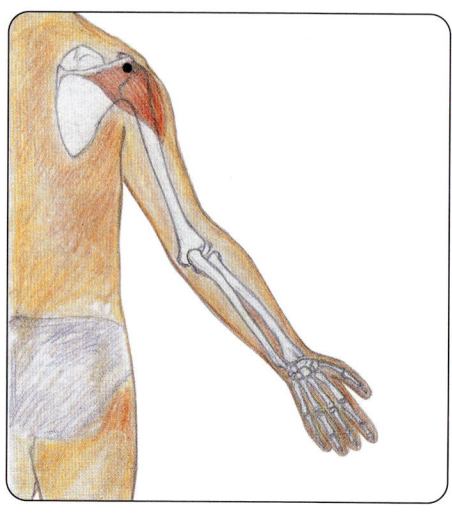

天柱

| | 天の柱
てんちゅう | 膀胱経 10
Bl 10 |

頭痛、頸の痛み

天穴の1つ、経脈Blの内枝と外枝の分岐点
位置：頭とうなじの接続部で、僧帽筋の起始部の横、正中線より1.3寸の所でDu 15と同じ高さ
その他の症状：鼻づまり、回転性のめまい、高血圧、目のぼやけ
効果：経脈流の回復

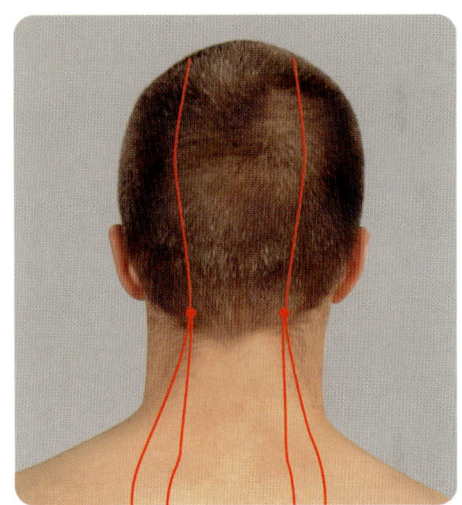

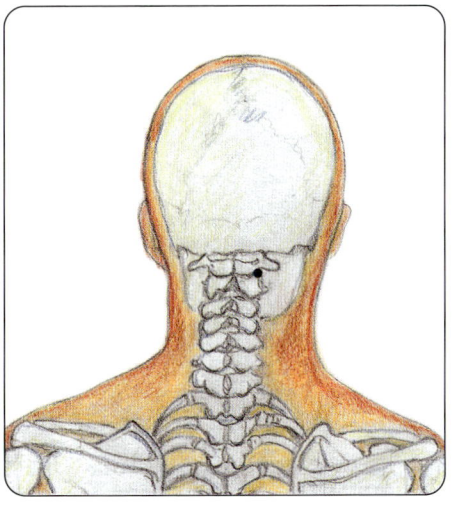

首・肩

Bl 10

| 首・肩 | 大杼 | 大きな織り杼 だいじょ | 膀胱経 11 BI 11 |

BI 11

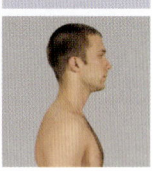

頚肩障害

骨組織の会穴、経脈3EおよびDüとの交点
位置：第1胸椎の棘突起の底面より1寸半側方
その他の症状：風邪、頭痛（後頭部）
効果：呼吸の改善、咳の緩和、冷却作用

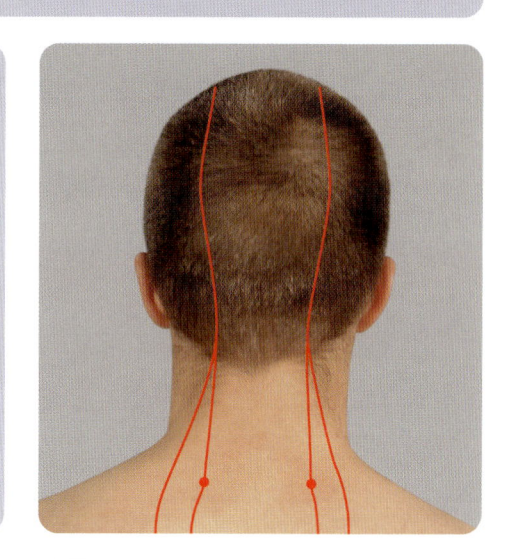

Bl 11とBl 65：骨治癒の促進

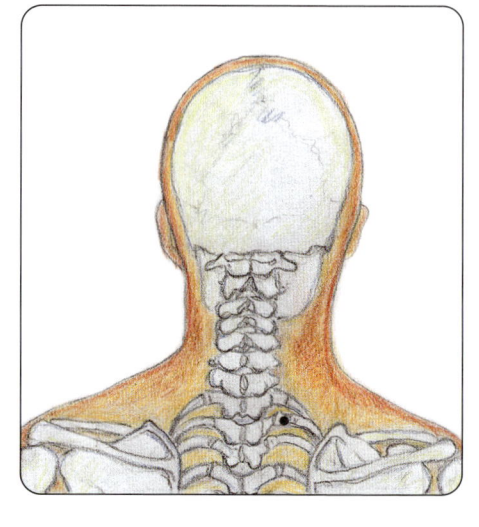

風門

| 風の門 ふうもん | 膀胱経 12 BI 12 |

風邪、呼吸不全

位置：第2胸椎の棘突起の底面より1寸半側方
その他の症状：咳、気管支炎、頭や頸の痛み
効果：感染症後の増強、肺における気の活性化、経脈流の回復

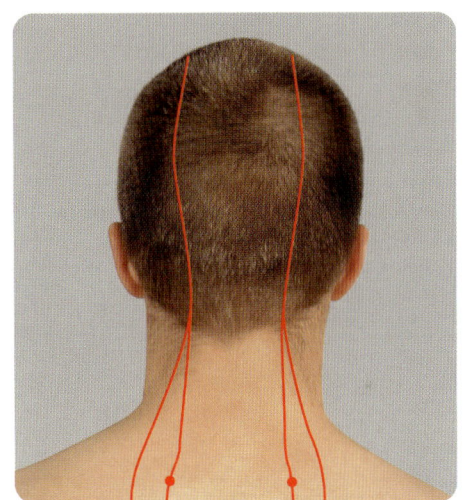

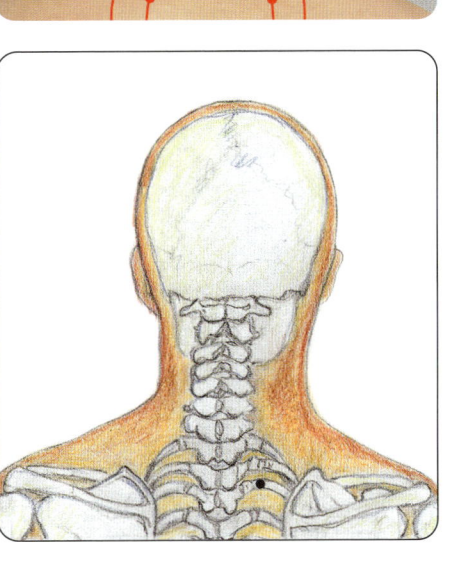

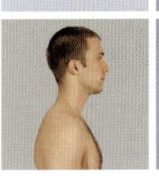

首・肩

BI 12

首・肩

3E 14

肩髃

肩の窪み
けんりょう

三焦経 14
3E 14

肩関節痛

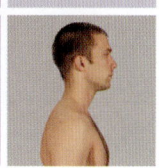

位置：肩峰の直下、三角筋後方の筋肉の隙間
その他の症状：腕を上げたときの痛み、腕萎え
効果：肩帯の緊張緩和、風の解消

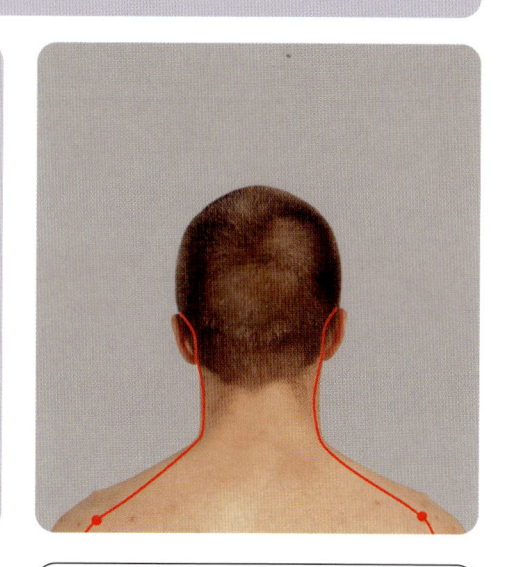

3E 13、3E 14およびBl 41：肩の痛みおよび高血圧に対し有効な組合せ

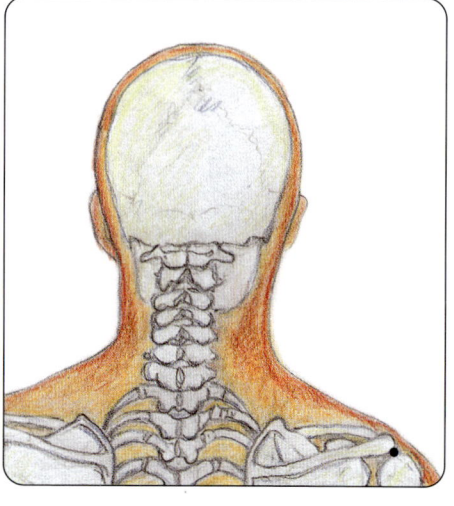

天髎

てんりょう / 天の穴

三焦経 15 / 3E 15

肩と頸の痛み

陽維脈上の経穴、天からの気が流入する所
位置：Gb 21より1寸後方
その他の症状：動悸、頸のコリ、肩こり
効果：風と湿の解消

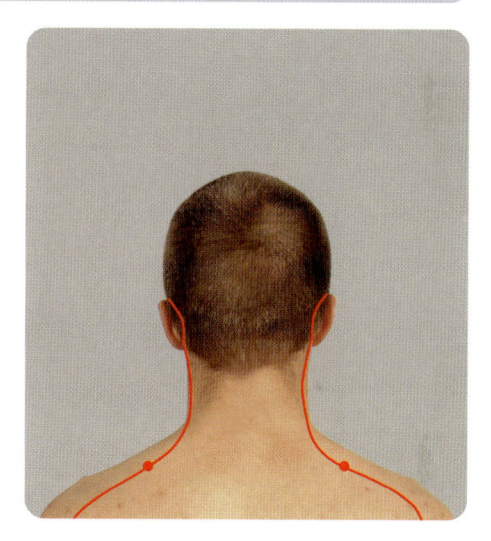

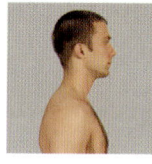

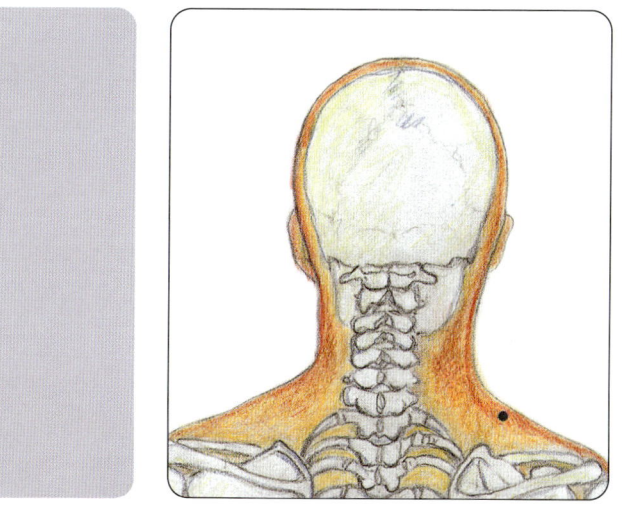

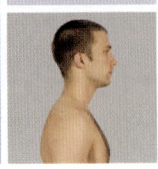

陶道

陶器の道
とうどう

督脈 13
Du 13

抵抗力の低下

位置：第1胸椎の棘突起の直下
その他の症状：肩帯の痛み、発熱、頭痛、頸のコリ、咳・喘息
効果：胸と肩帯を伸ばし、痰を解消し、風を追い払う

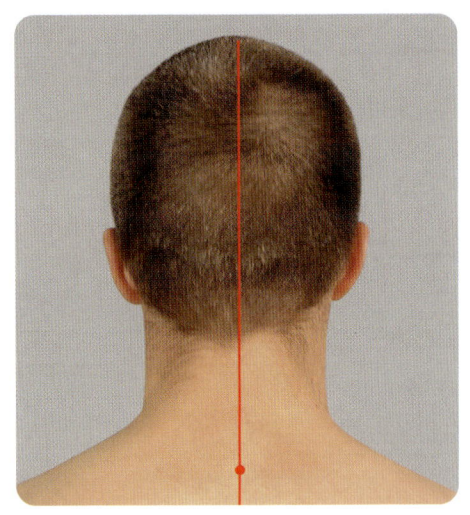

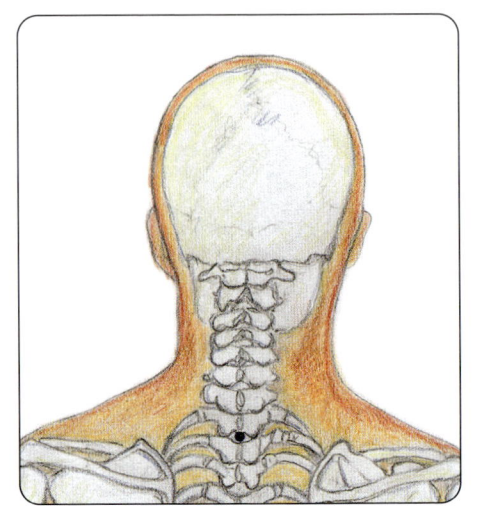

大椎	すべての重圧がかかる場所 だいつい	督脈 14 Du 14

首・肩

Du 14

免疫系の強化

陽の経脈のすべてが交わる経穴、後頭部と頸部の会穴
位置：第7頸椎の棘突起の直下
その他の症状：衰弱、ストレス性疾患、背中の張り、アレルギー、頭痛、けいれん、喘息
効果：けいれんの解消、頸、肩および腕における気の停滞の解消

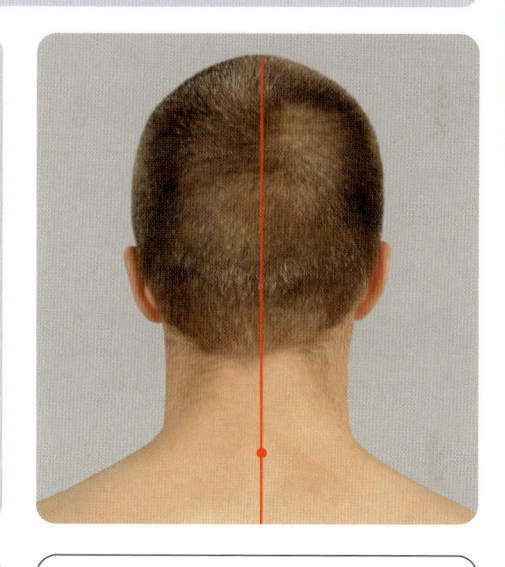

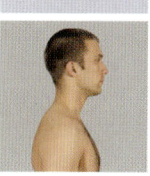

Du 14、Di 11、Mi 6およびRen 6：抵抗力の強化
Du 14、Bl 10、Gb 20：緊張の緩和

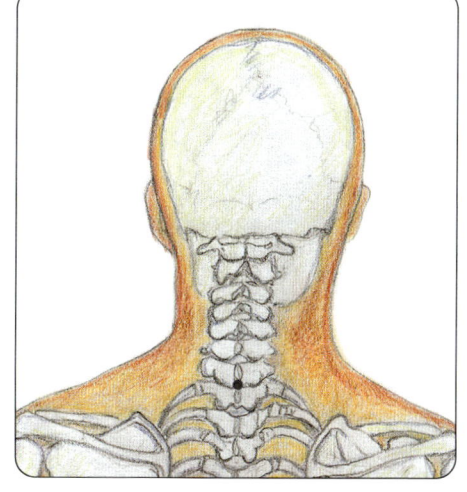

風府

風の宮殿
ふうふ

督脈 16
Du 16

頭痛（後頭部）

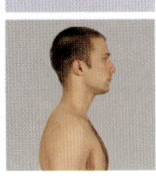

十三鬼穴かつ天穴の1つで陽維脈上の経穴、経脈Blとの交点、ここより督脈の分枝は脳へと至る

位置：頭部正中線上、後頭部隆起の下、左右僧帽筋の起始部の間

その他の症状：頸のコリ、鼻血、めまい、喉の痛み、視覚あるいは聴覚の低下

効果：エネルギーの動員、風の解消、けいれんの緩和、鎮痛作用（風に敏感な経穴）

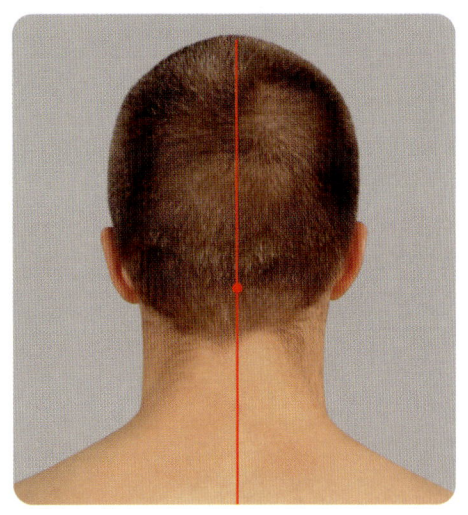

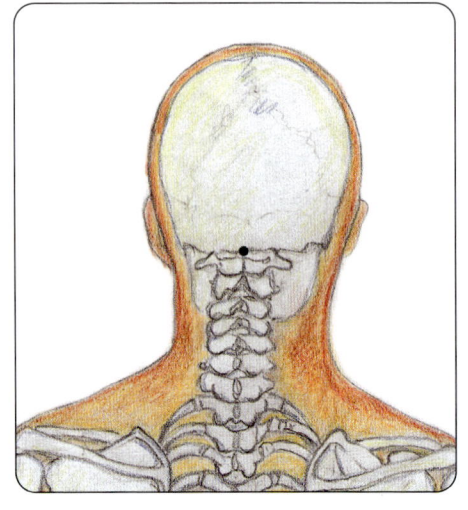

璇璣

翡翠の枢軸
せんき

任脈 21
Ren 21

咳、しゃっくり

位置：胸骨正中線上、Ren 22の1寸下
その他の症状：喉の痛み、呼吸障害、胸の痛み
効果：均衡調節作用、肺内の気の増強

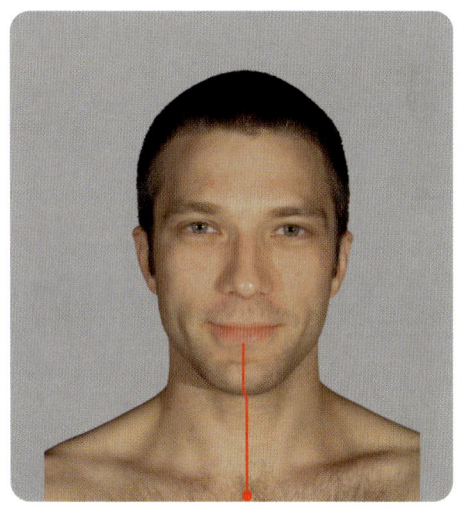

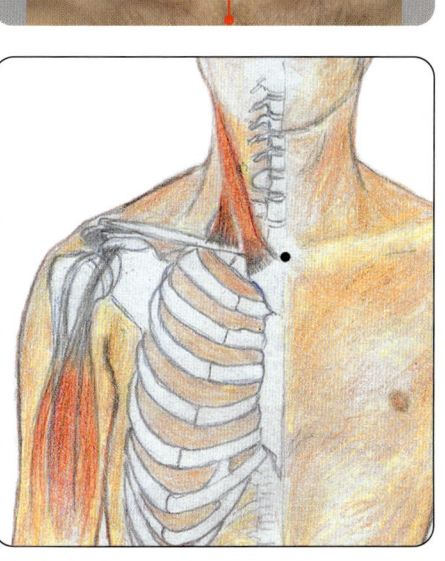

首・肩

Ren 22

天突

天の煙突
てんとつ

任脈 22
Ren 22

咳、咽喉炎

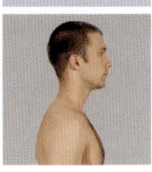

奇穴の1つ、陰維脈上の経穴
位置：頸窩内、胸骨の1寸上
その他の症状：声がれ、呼吸困難、嚥下障害、喘息
効果：喉の開放、肺内の気の増強

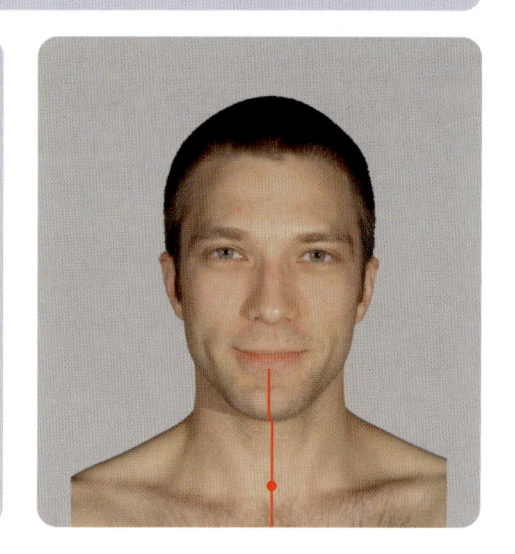

Ren 22、Ren 19、Di 17およびDi 20：ニコチン過剰摂取時の手当て

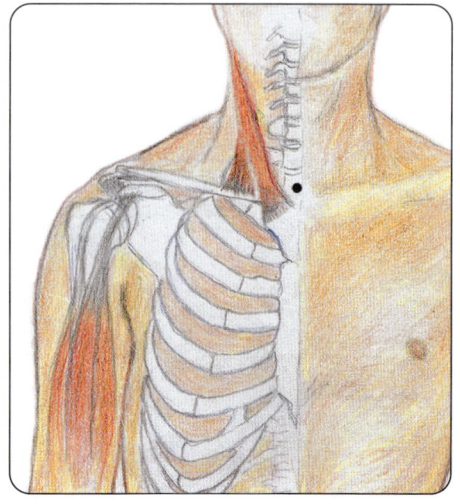

肩内陵

肩の点
けんないりょう

奇穴 16
ExP 16（WHO国際
標準：Ex-UE）

首・肩

ExP 16

肩の痛み

位置：脇の折り目の前端とDi 15の中間
その他の症状：肩関節の運動障害
効果：風を追い払う

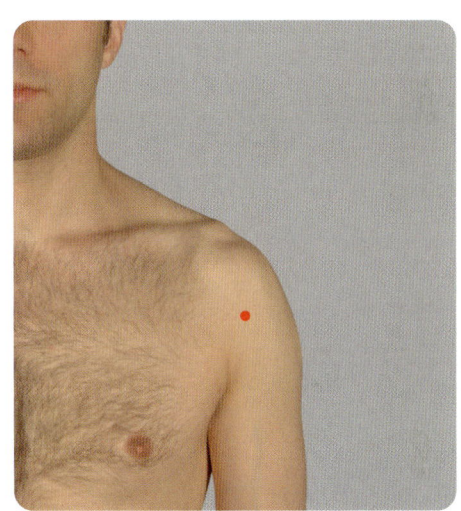

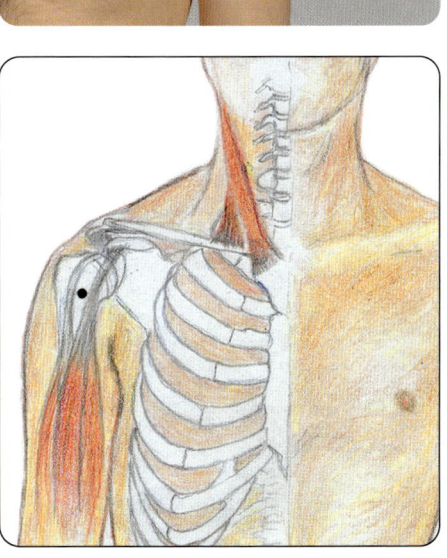

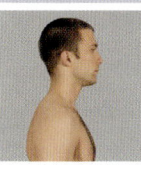

12.3 腕・手

| 尺沢 | 尺骨の池
しゃくたく | 肺経 5
Lu 5 |

咳

五行穴：水
十三鬼穴の1つ、鎮静穴、解消穴
位置：肘関節内側、上腕二頭筋腱の橈側
その他の症状：呼吸困難、肘の痛み
効果：肺内の気の低下、冷却作用

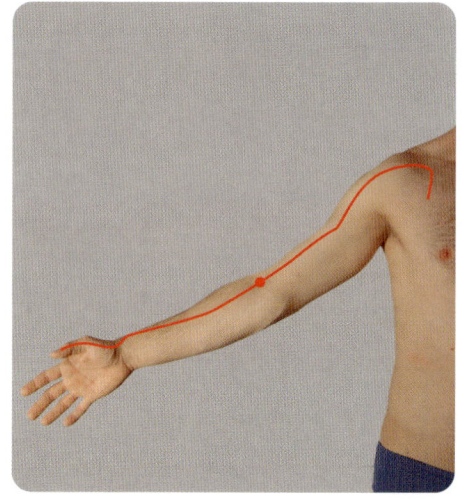

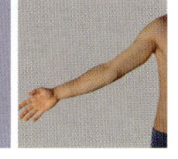

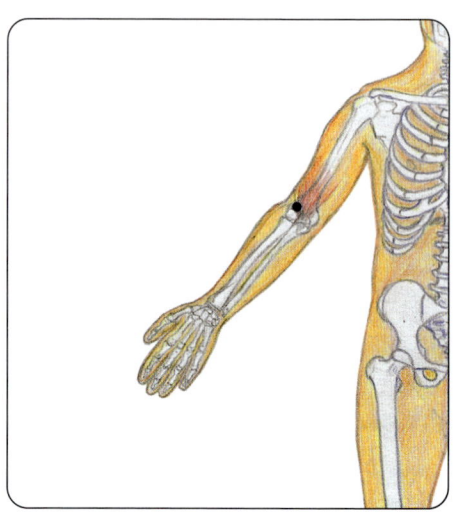

孔最

明らかな空洞
こうさい

肺経 6
Lu 6

咳

郄穴の1つ
位置：前腕内側橈側、手首のしわから約7寸の位置の窪み
その他の症状：発声障害、肘の痛み、喉の腫れ
効果：肺内の気の低下、冷却作用、止血作用

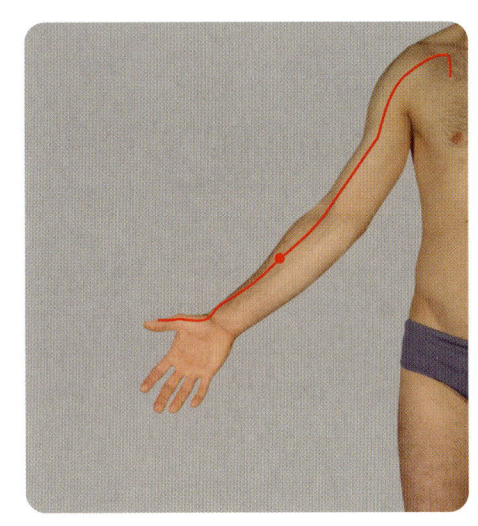

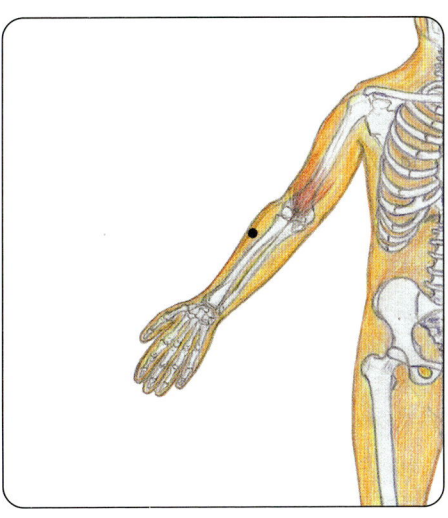

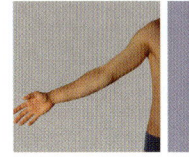

列缺

秩序の欠如
れっけつ

肺経 7
Lu 7

腕・手

Lu 7

咳、後頭部・頸部の痛み

Di 4への絡穴（接続穴）、後頭部と頸部の会穴、任脈の会穴
位置：橈骨茎状突起近位部、2本の腱の間
その他の症状：慢性気管支炎、呼吸障害、偏頭痛
効果：風を追い払い、抵抗力を高め、肺内の気を鎮める

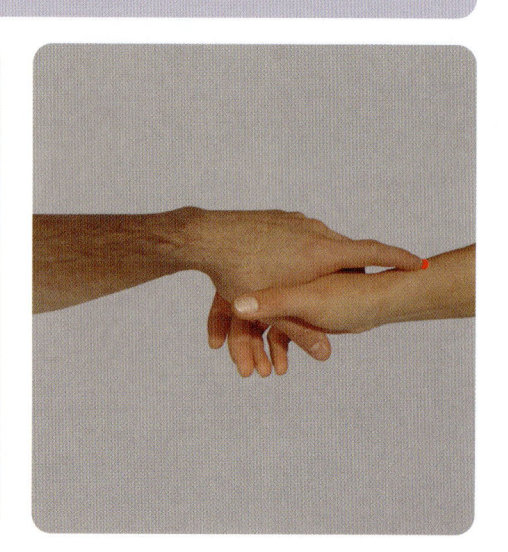

Ni 6とLu 7：陰蹻脈の開放
Lu 7とDi 4：鼻炎あるいは後頭部・頸部の痛みの緩和
Lu 7、Di 4、Bl 10およびBl 11：肩の痛みの改善
Lu 7、Di 4、Di 20およびBl 2：前頭痛の解消
Lu 7とNi 6：呼吸障害の改善

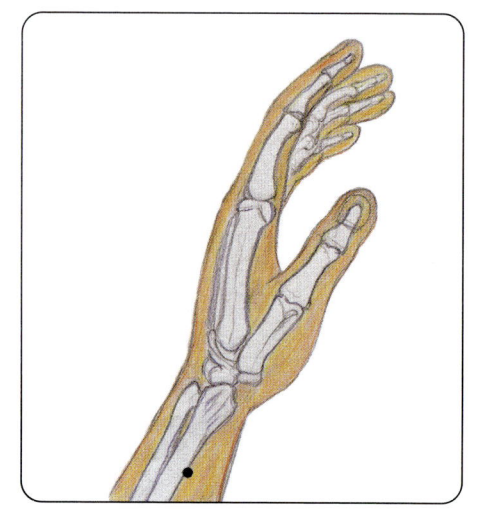

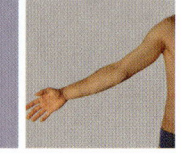

太淵

極めて深い水
たいえん

肺経 9
Lu 9

咳、手首関節痛

五行穴：土
血管の会穴、強壮穴、原穴（原気の経穴）の1つ、十三鬼穴の1つ
位置：手首関節のしわの橈側末端の窪み
その他の症状：呼吸困難、神経過敏、落ち着きのなさ
効果：咳の抑制、乾燥の緩和、痰の解消

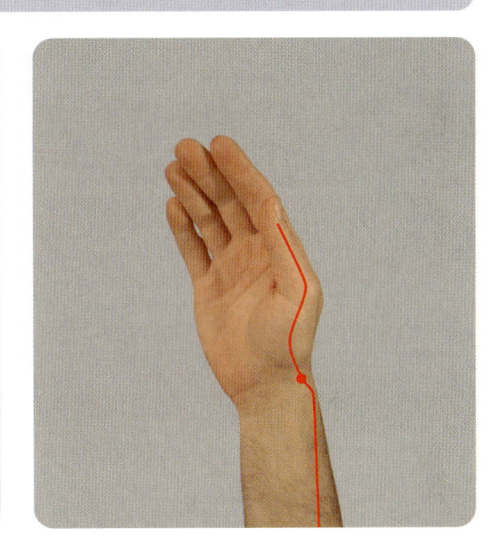

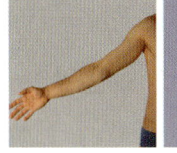

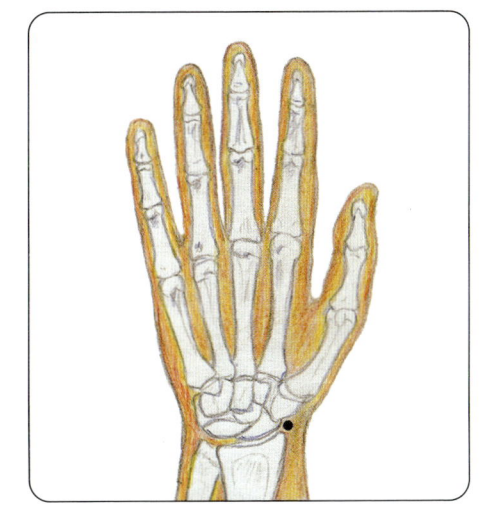

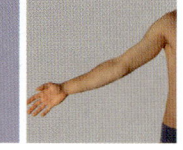

| 魚際 | 魚の脇腹
ぎょさい | 肺経 10
Lu 10 |

咳

五行穴：火
位置：親指の付け根、第1中手骨の中央、皮膚の色が白から赤に変わる境目
その他の症状：胸苦しさ、喉の痛み
効果：冷却作用、痰の解消、喉の開放

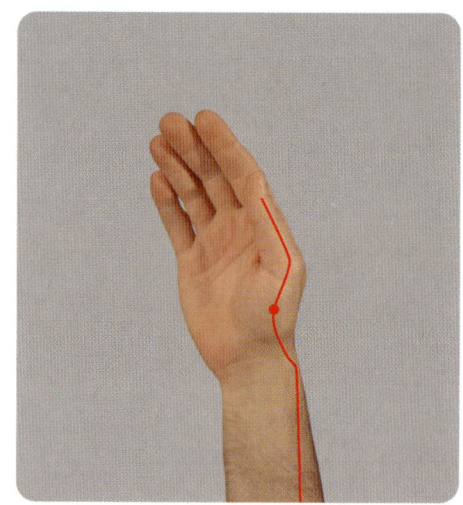

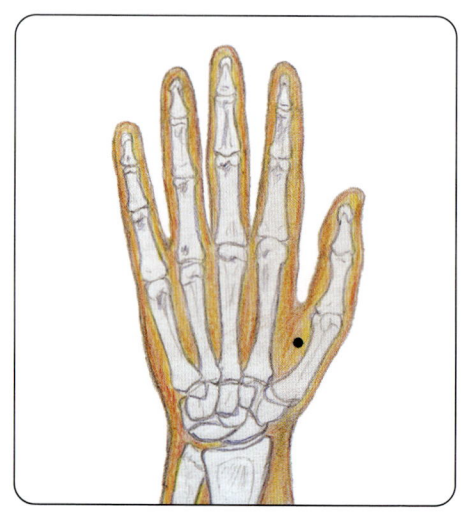

少商

若い商人
しょうしょう

肺経 11
Lu 11

救急穴

五行穴：木
十三鬼穴の1つ、肺循環系の帯熱に対する鎮静穴
位置：親指橈側爪溝
その他の症状：意識不明、循環系障害、喘息、ショック症状、衰弱、発熱、咳、呼吸器疾患
効果：熱の排出、冷却作用

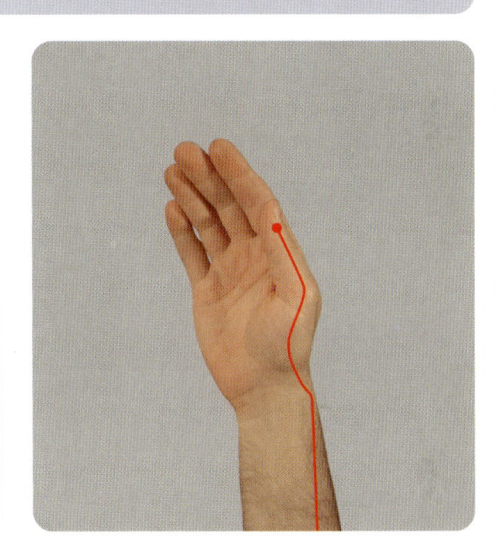

腕・手

Lu 11

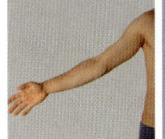

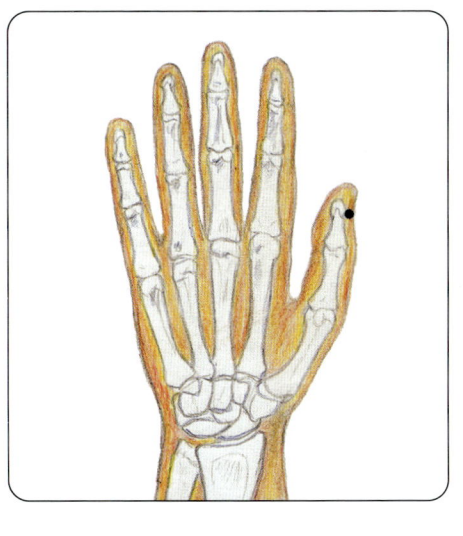

商陽

陽の商人
しょうよう

大腸経 1
Di 1

腕・手

Di 1

救急穴

五行穴：金
位置：人差し指橈側爪溝
その他の症状：循環系障害、歯痛、意識不明、急性の痛み、ショック症状、衰弱、鼻づまり
効果：感覚器官の開放

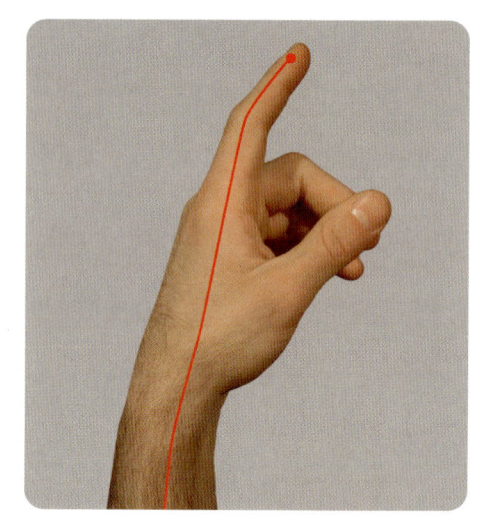

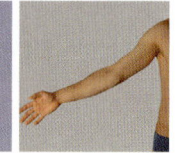

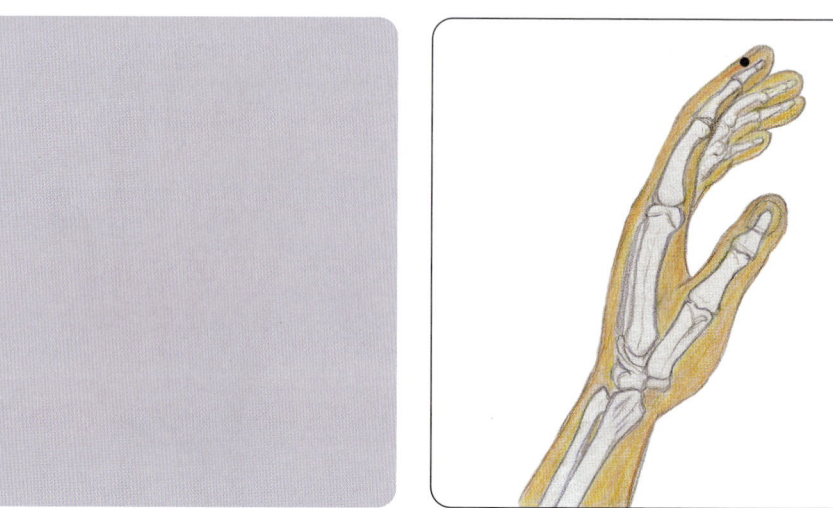

三間

第3の合間
さんかん

大腸経 3
Di 3

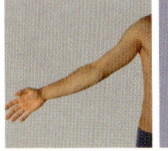

喉の痛み、歯痛

五行穴：木
大腸機能に対する鎮静穴
位置：第2中手骨橈側末梢部、骨頭と骨体の接合部
その他の症状：目の炎症、下痢
効果：集中力の増加、緊張の緩和

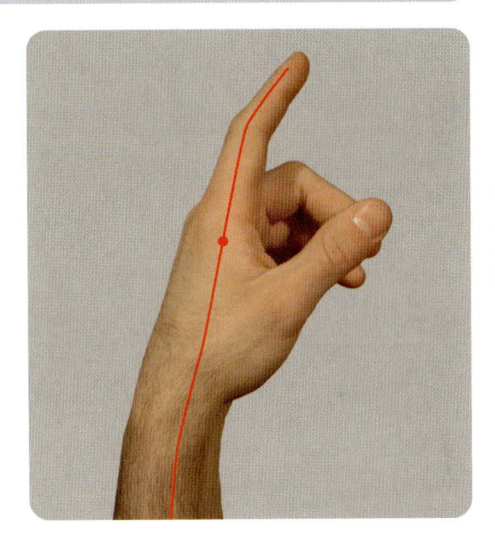

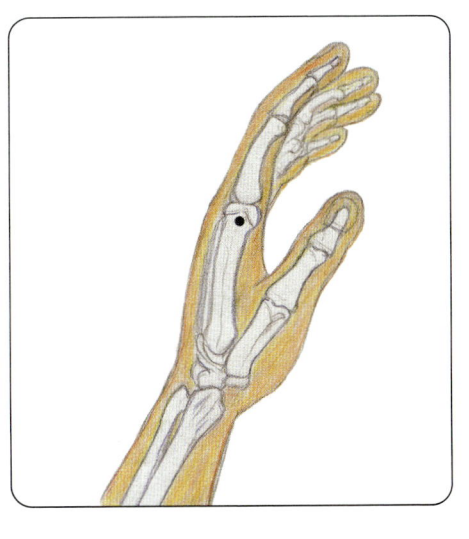

腕・手

Di 4

| 合谷 | 谷の集まり
ごうこく | 大腸経 4
Di 4 |

痛み

Lu 7に対する原穴（原気の経穴）、強壮穴、痛みの会穴、頭部と顔の会穴
位置：第2中手骨橈側中央部の窪み
その他の症状：妊娠時の施術厳禁！ 疲労、頭痛、偏頭痛、喉の痛み、歯痛、肩・腕の痛み
効果：風を追い払い、経脈流を整え、抵抗力を高める

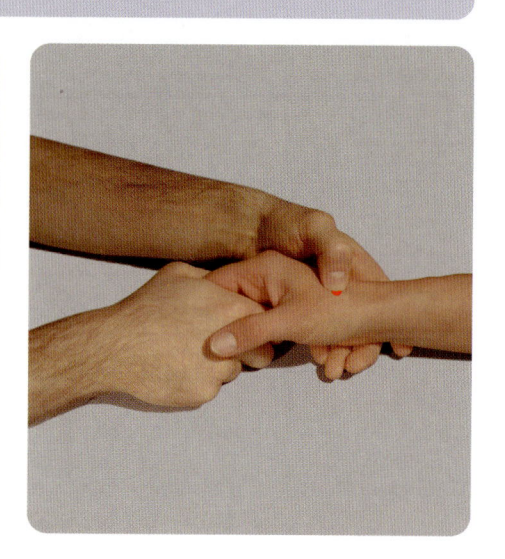

Di 4とMa 44：歯痛の緩和
Di 4とLe 3：高血圧、めまいの抑制。この2穴の組合せは四関穴と呼ばれ過度の陽を鎮静化する働きを持つ
Di 4とDi 20：鼻づまりの解消
Di 4とGb 20：頭痛の緩和
Di 4、Di 10およびDi 11：便秘の解消
Di 4とMi 6：気の活性化

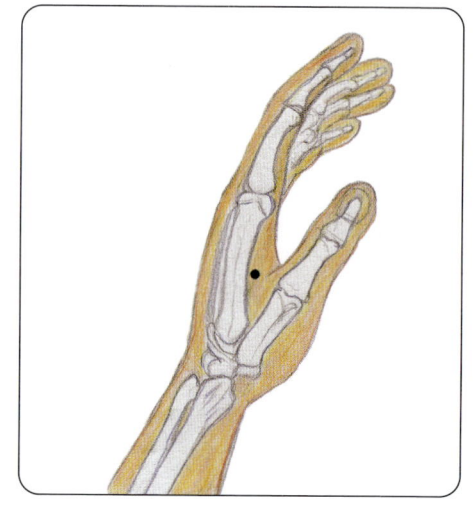

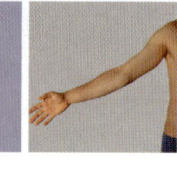

手三里

手の三里目
てさんり

大腸経 10
Di 10

下痢、歯痛

位置：Di 11より2寸末梢側
その他の症状：吐き気、肘の痛み、肩・腕の痛み、高血圧、呼吸障害、頭痛
効果：風を追い払う

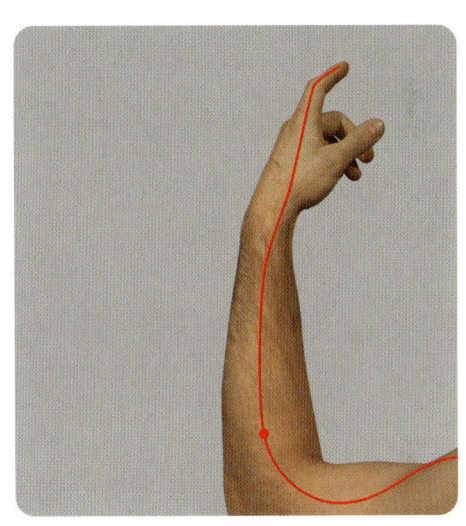

腕・手

Di 10

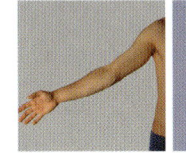

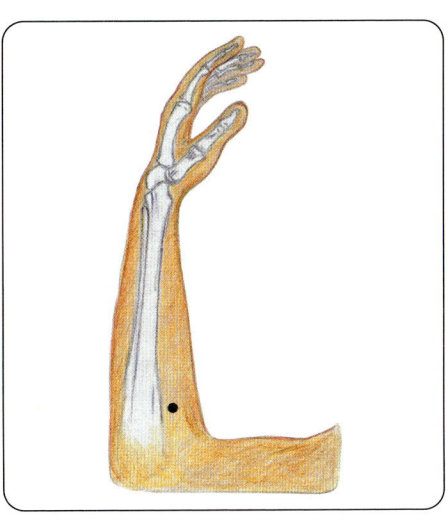

曲池

| 曲池 | 曲がり角にある池
きょくち | 大腸経 11
Di 11 |

腕・手

Di 11

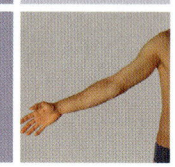

免疫系の強化

五行穴：土
十三鬼穴の1つ、強壮穴
位置：前腕を90度曲げた際に生じる肘関節のしわの外側末端部
その他の症状：肘の痛み、痛痒感
効果：活性化、調和および冷却作用、風および湿の解消

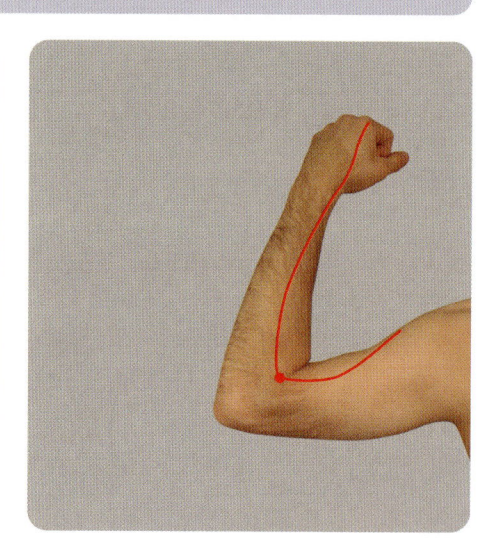

Di 11とDi 4：血液の熱を冷ます

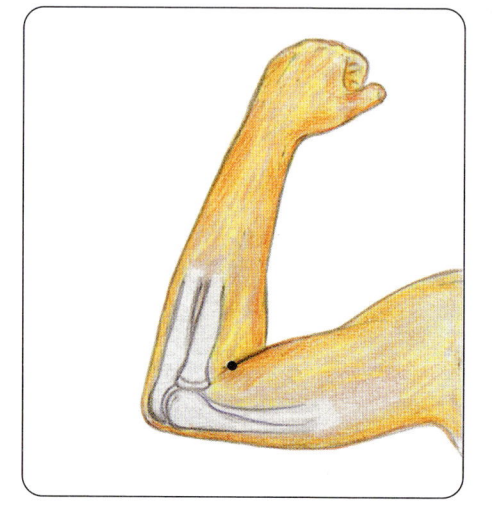

臂臑

上腕の筋肉	大腸経 14
ひじゅ	Di 14

肩・腕の痛み

陽維脈上の経穴
位置：上腕二頭筋側の三角筋の起始部、Di 11より7寸近位
その他の症状：眼部障害
効果：経脈流の回復

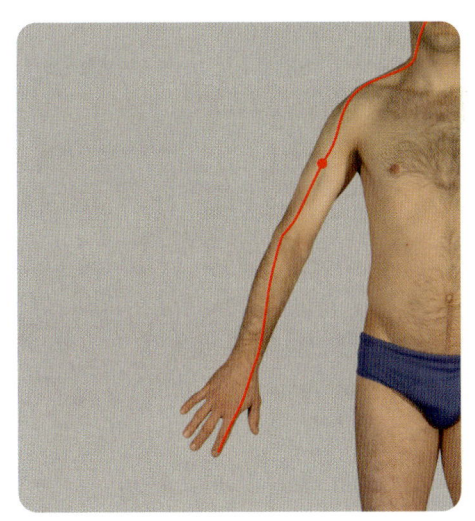

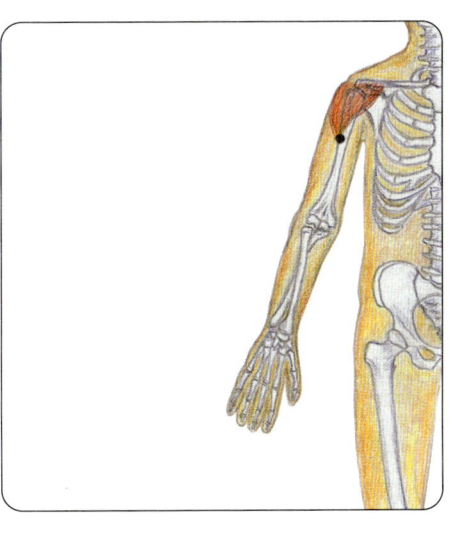

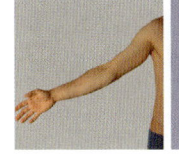

神門

明朗さの通り
しんもん

心経 7
He 7

心臓障害

Dü 7に対する原穴（原気の経穴）
五行穴：土
鎮静穴
位置：手首関節のしわの上、豆状骨の近位かつわずかに内側、橈側手根屈筋腱の橈側
その他の症状：記憶力低下、不安症、手首の痛み、テスト不安、イライラ、不眠症
効果：鎮静緩和、心臓の気の促進

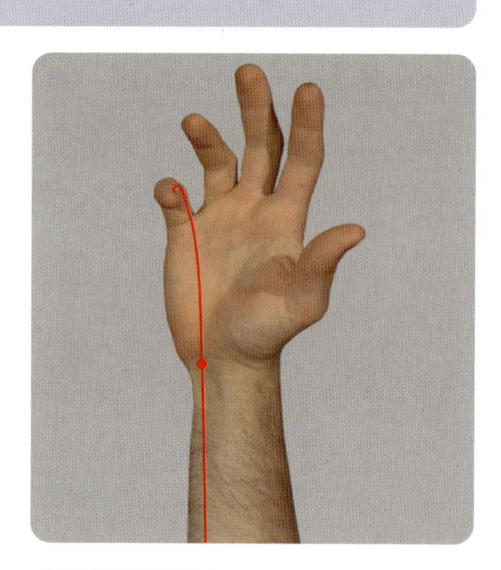

He 7とNi 3：精神の安定
He 7、Du 20、Ren 15、Bl 62およびPe 6：中毒性障害の緩和

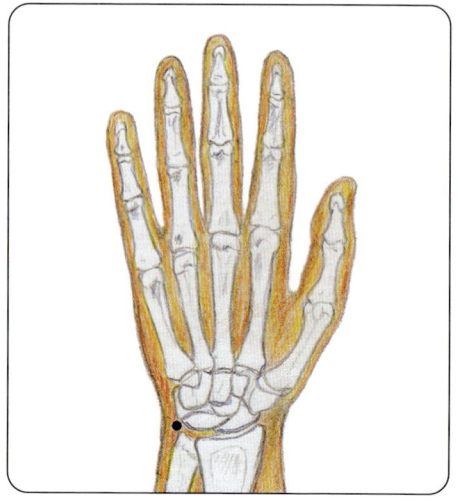

12.3 腕・手

| 少衝 | 小さな通り
しょうしょう | 心経 9
He 9 |

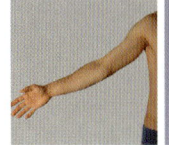

腕・手

He 9

救急穴

五行穴：木
強壮穴
位置：小指橈側爪溝
その他の症状：意識不明、ショック症状、循環系障害、心悸亢進
効果：陽の抑制

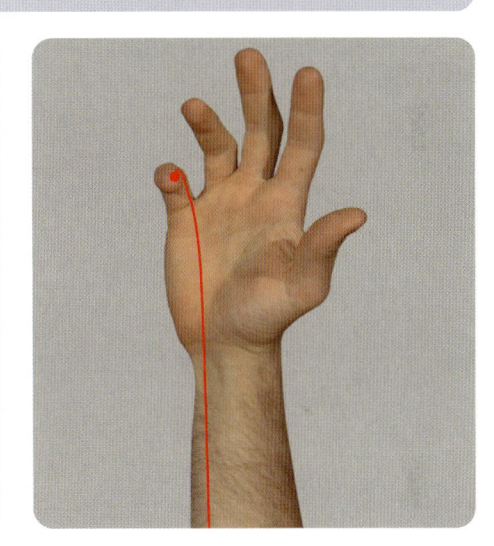

He 9とDu 26：ショック症状の安静化

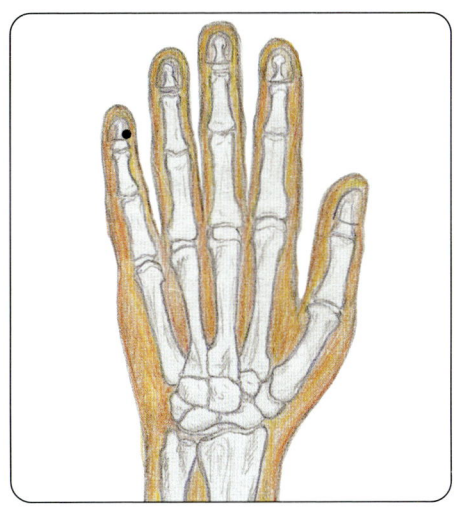

後谿

後ろの水流
こうけい

小腸経 3
DÜ 3

腕・手

DÜ 3

体力と活力

五行穴：木
強壮穴、督脈の会穴
位置：拳を軽く握りしめた際にできるしわの第5中手骨側末梢（手刀部分）
その他の症状：頸肩腕痛、首の筋違い、神経過敏、背中の痛み、手の痛み
効果：運動器官の動きの改善

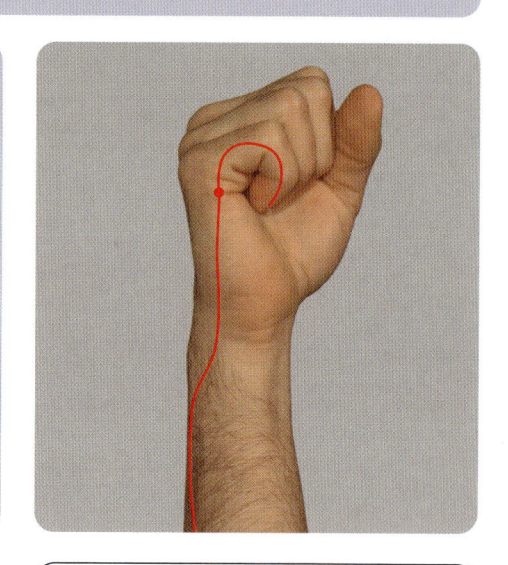

Dü 3とBl 62：督脈の開放
Bl 62とDü 3：陽蹻脈の開放

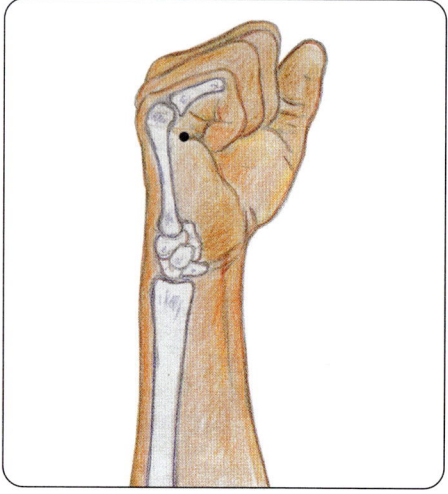

腕骨

手首の骨
わんこつ

小腸経 4
DÜ 4

呼吸障害、落ち着きのなさ、不安症

He 5に対する原穴（原気の経穴）
位置：第5中手骨の尺側近位端、中手骨と手根部の有鉤骨の間の窪み
その他の症状：頸のコリ、手首の痛みや疲労、目のかすみ
効果：痰の解消、熱の冷却

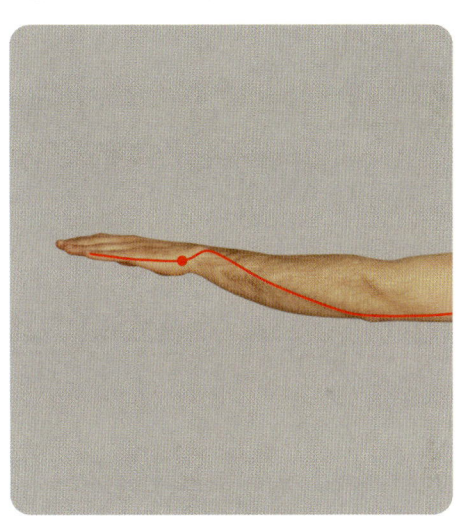

腕・手

DÜ 4

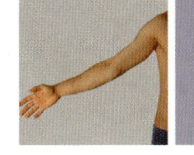

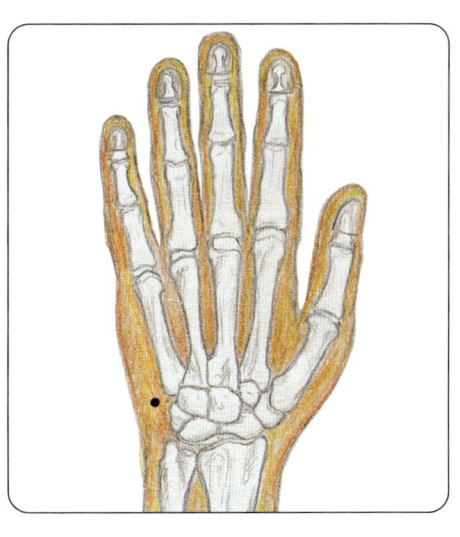

| 陽谷 | 陽の谷
ようこく | 小腸経 5
DÜ 5 |

手首の痛み

五行穴：火
位置：手首の尺側、尺骨茎状突起の窪み近位側
その他の症状：聴覚障害、視覚障害
効果：抵抗力の活性化

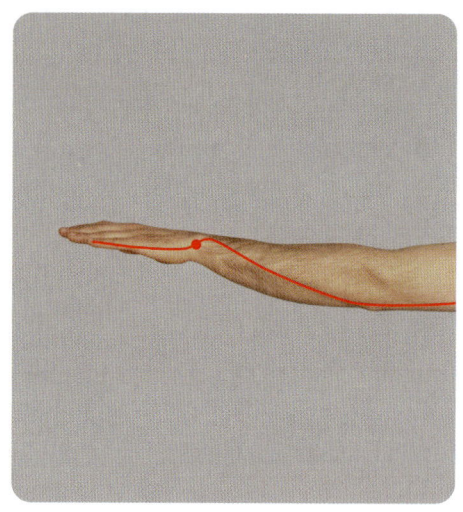

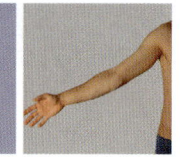

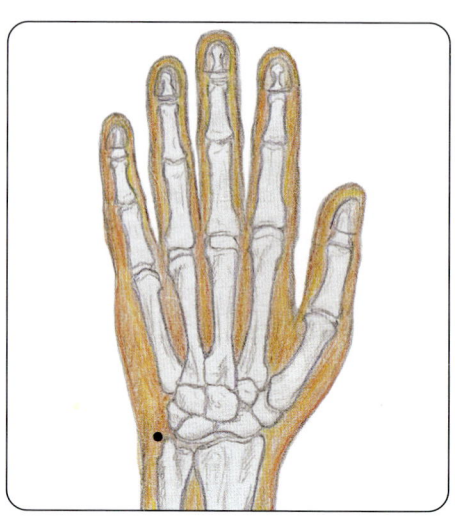

間使

仲介者
かんし

心包経 5
Pe 5

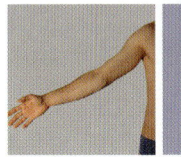

調整の経穴

五行穴：金
手の陰の3経脈の絡穴（接続穴）、十三鬼穴の1つ、心包機能に対する鎮静穴
位置：前腕内側、手首関節より3寸の所、長掌筋腱と橈側手根屈筋腱の間
その他の症状：高血圧、心臓の痛み、胃痛、悲しみ、月経痛
効果：心臓と心包の気の増強、痰の解消

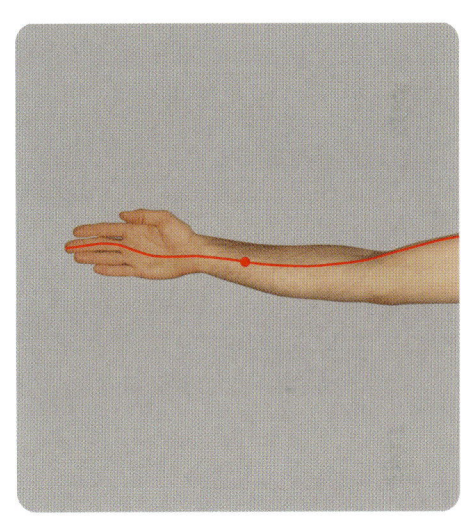

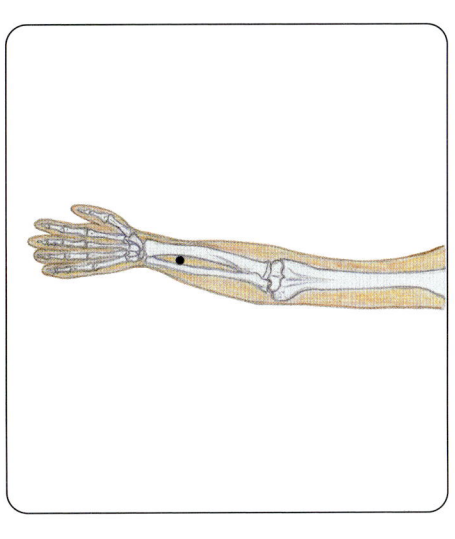

| 内関 | 内なる関所
ないかん | 心包経 6
Pe 6 |

不眠症

3E 4に対する絡穴（接続穴）、陰維脈の会穴、上腹部の会穴、胸部の会穴
位置：前腕内側、手首関節より2寸の所、長掌筋腱と橈側手根屈筋腱の間
その他の症状：意識朦朧状態、高血圧、つわり
効果：満と空の調節、けいれんの軽減、鎮静作用、気の調整、心臓の気の増強、精神の安定化、胸部の開放

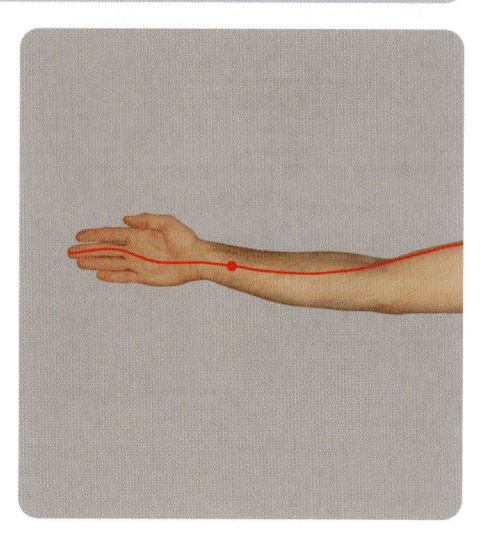

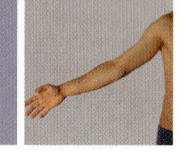

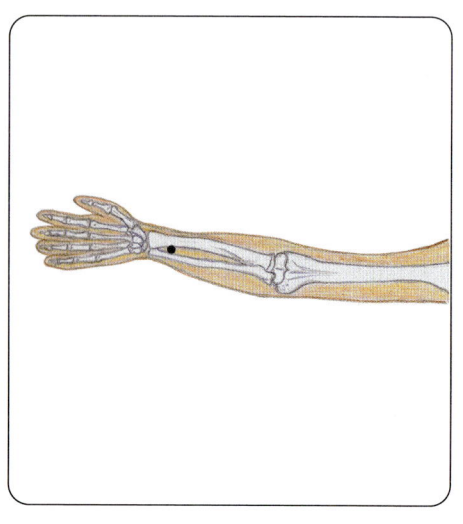

大陵

大きな丘陵
だいりょう

心包経 7
Pe 7

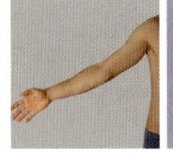

手首関節の痛み

五行穴：土
3E 5に対する原穴（原気の経穴）、鎮静穴
位置：手首関節のしわの部分、長掌筋腱と橈側手根屈筋腱の間
その他の症状：書痙、目の充血、落ち着きのなさ、不安症、不眠症、頭痛
効果：風を追い払う、冷却および鎮静作用

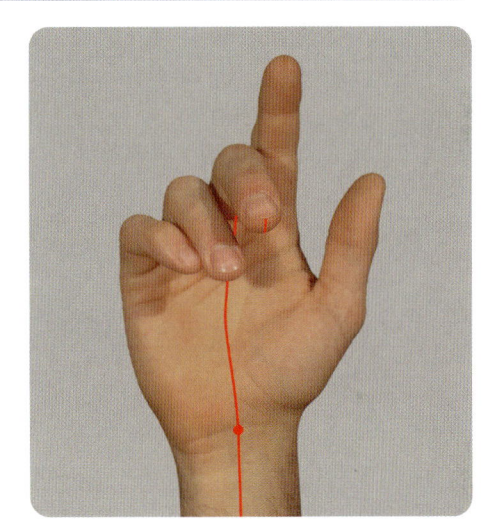

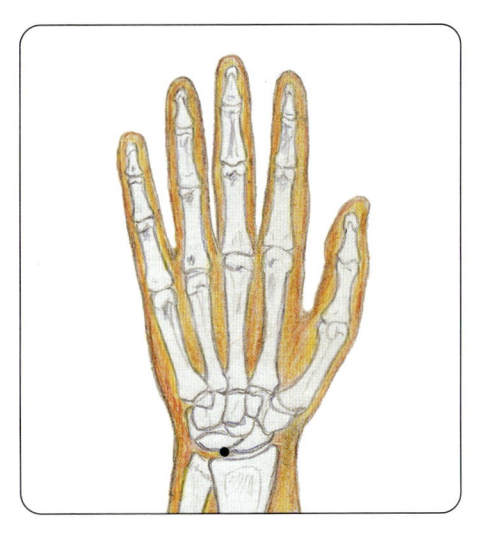

腕・手

Pe 7

中衝

中ぐらいの大きさの道
ちゅうしょう

心包経 9
Pe 9

腕・手

Pe 9

救急穴

五行穴：木
強壮穴
位置：中指、指先の中心
その他の症状：心臓障害、意識不明、昏睡、発熱、動悸、耳鳴り、疲労・衰弱
効果：代謝促進、心臓と心包の気の増強

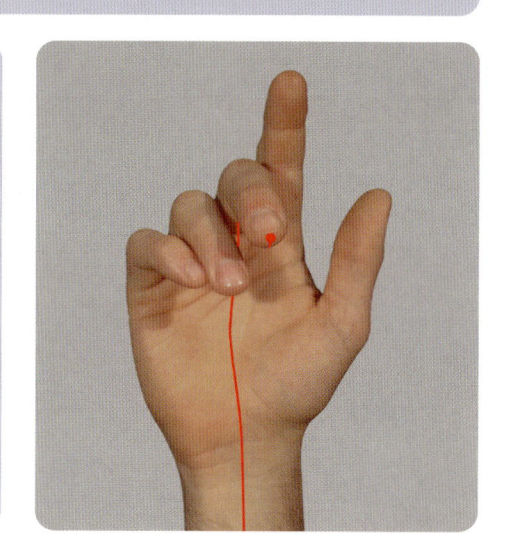

Pe 9とLe 9：自信と希望の励起
Pe 9とLe 3：活力の増強
Pe 9と3E 1：活力の分散

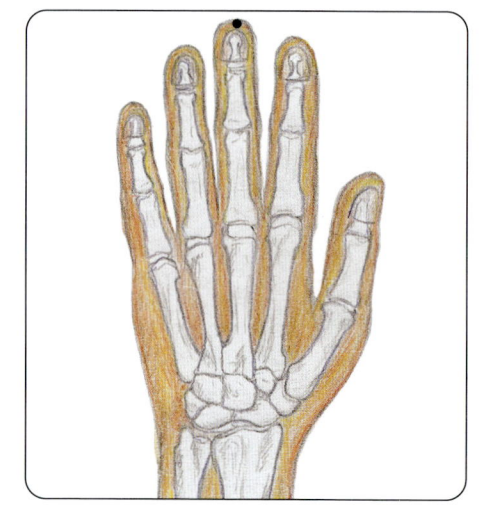

中渚

中央の島
ちゅうしょ

三焦経 3
3E 3

頭痛

五行穴：木
強壮穴
位置：手の甲、第4および第5中手骨の間の窪み、中手指節関節の近位
その他の症状：耳鳴り、目のかすみ
効果：三焦間における温度の差異の調整、感覚器官の活性化

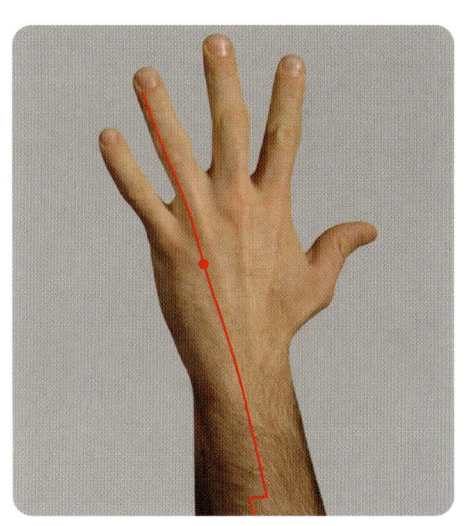

腕・手

3E 3

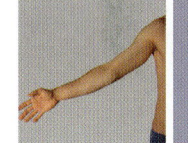

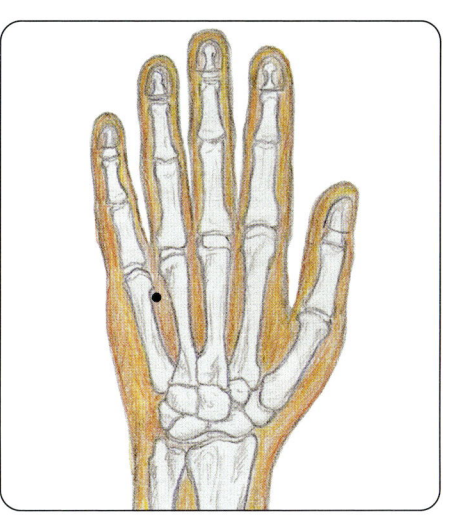

陽池

陽の池
ようち

三焦経 4
3E 4

腕・手

3E 4

手首関節の痛み

Pe 6に対する原穴（原気の経穴）
位置：手首関節の背面、指伸筋腱の尺側
その他の症状：聴覚の衰え、頭痛
効果：活力増強、温熱作用、経脈流の回復

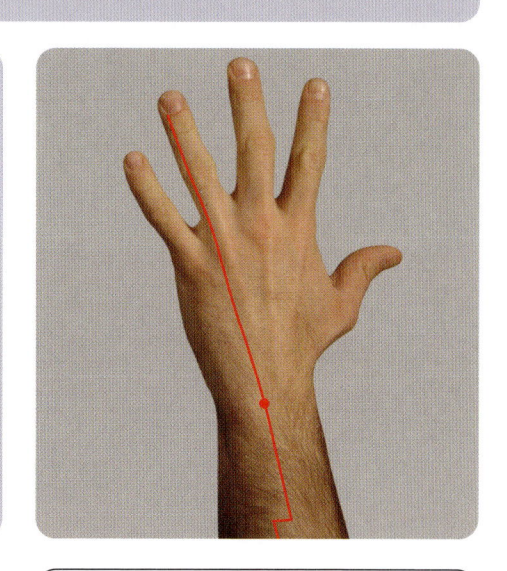

3E 4、3E 5およびDü 5：体内の気の保護層の強化

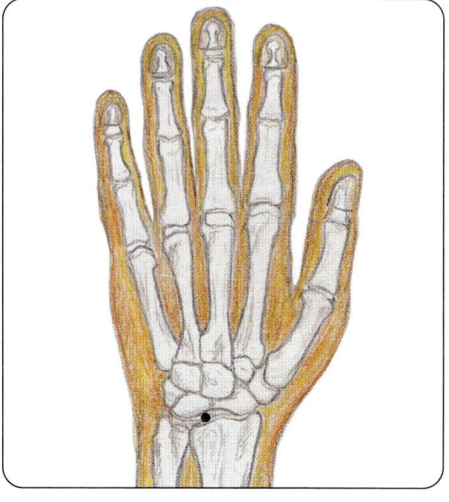

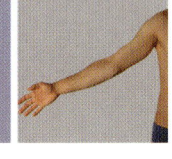

外関

外側の関所
がいかん

三焦経 5
3E 5

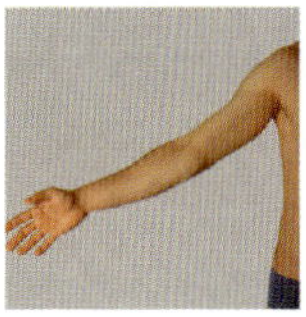

頭痛（こめかみ）

Pe 7に対する絡穴（接続穴）、陽維脈の会穴
位置：前腕外側、手首関節より2寸の所、橈骨と尺骨の間
その他の症状：頸の痛み、手首関節の痛み、目の充血
効果：抵抗力の強化、経絡網の回復、気の停滞の解消

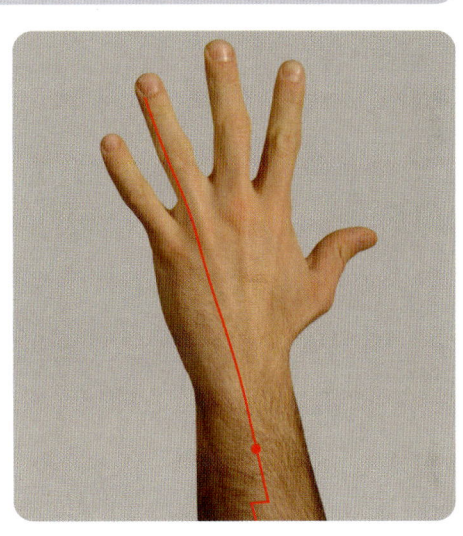

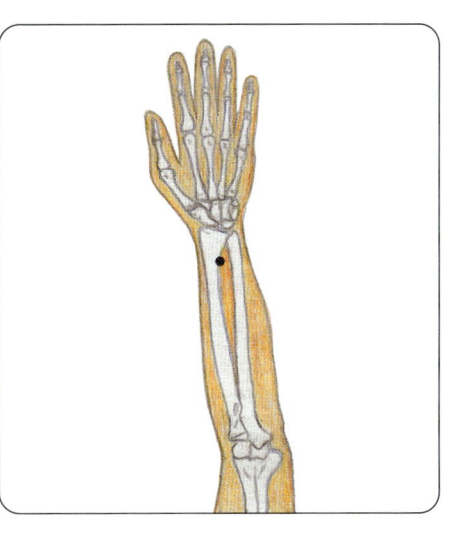

支溝

横の排水路
しこう

三焦経 6
3E 6

腕・手

3E 6

耳鳴り

五行穴：火
位置：前腕外側、手首関節より3寸の所、橈骨と尺骨の間
その他の症状：腕の痛み、聴覚障害
効果：鬱血の解消、気の活性化

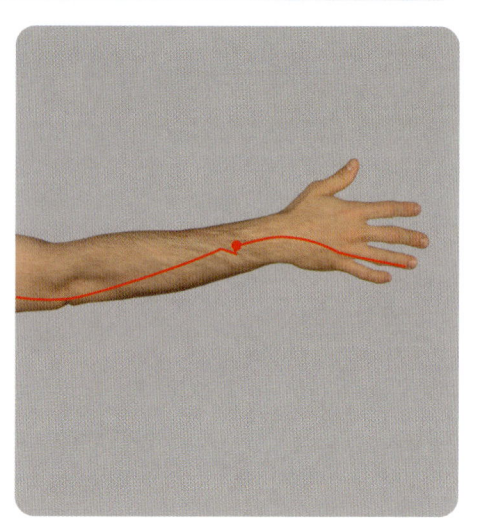

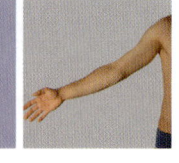

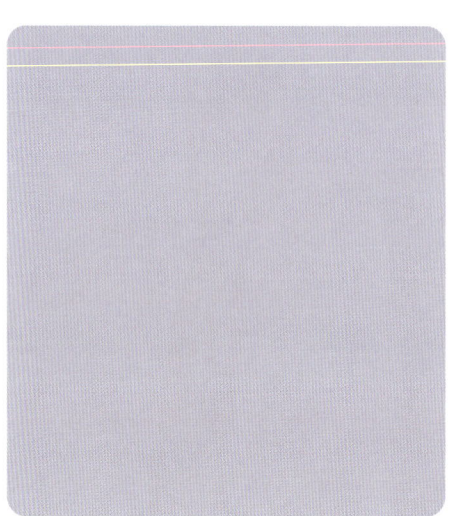

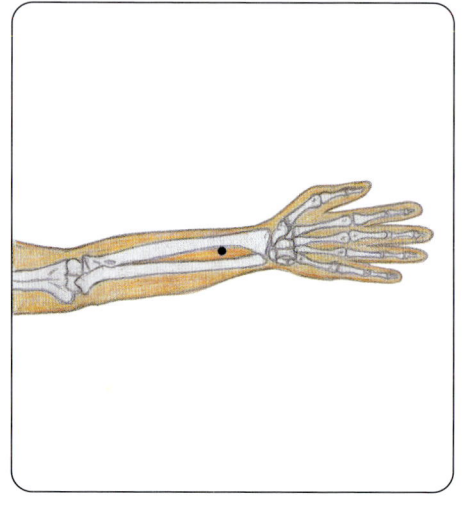

三陽絡

3つの陽のつながり
さんようらく

三焦経 8
3E 8

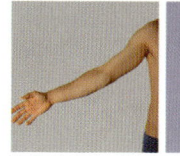

衰弱

手の陽の3経脈の絡穴（接続穴）
位置：前腕外側、手首関節より4寸の所、橈骨と尺骨の間
その他の症状：疲労、肩・腕の痛み、頭痛、腕の痺証

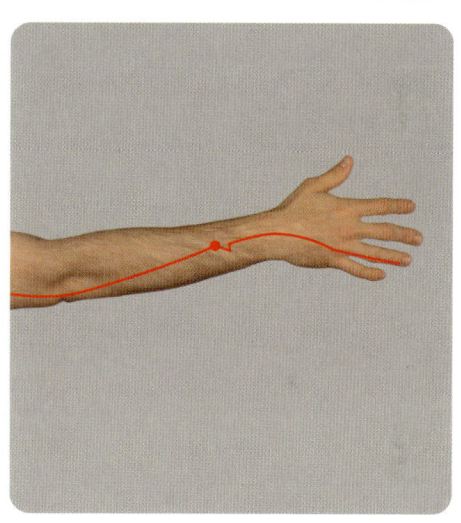

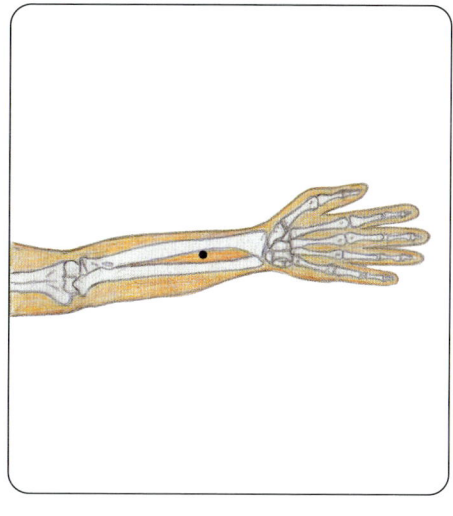

腕・手

3E 8

腕・手
ExP 14

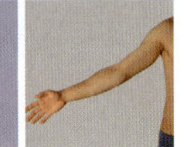

八邪

8つのよこしまな心
はちじゃ

奇穴 14
ExP 14（WHO国際標準：Ex-UE 9）

指の障害

位置：指の間の水かき部分の中央、全8経穴
その他の症状：発熱、歯痛、頭痛
効果：筋肉と腱の緊張緩和

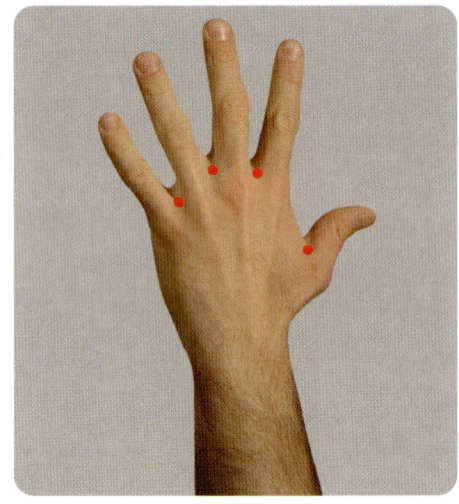

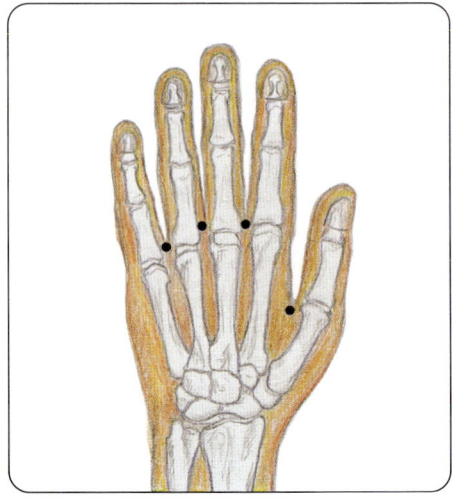

12.3 腕・手

外労宮

作業部屋の外
がいろうきゅう

奇穴 17
ExP 17（WHO国際
標準：Ex-UE 8）

腕・手

ExP 17

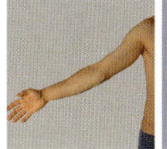

頸の硬直

位置：第2および第3中手骨の間、中手指節関節より半寸近位
その他の症状：肩・腕の障害
効果：風を追い払う

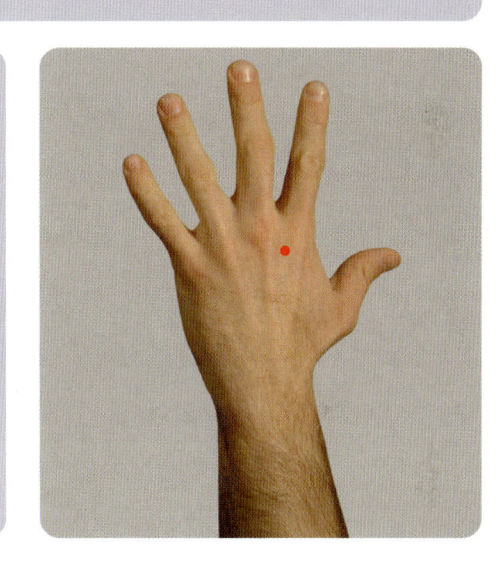

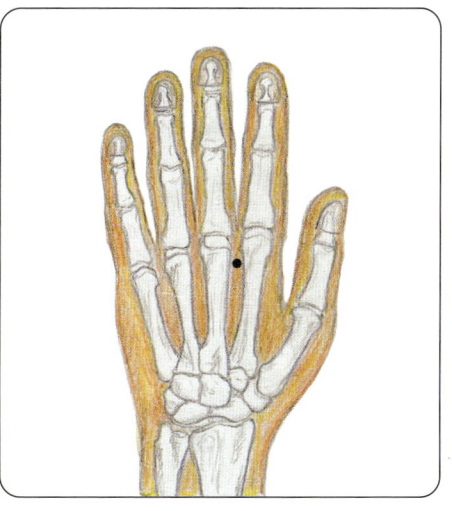

12.4 胸部・腹部

| 輒筋 | わきの下の前庭 ちょうきん | 胆経 23 Gb 23 |

咳、胸やけ

腎臓の募穴（緊急穴）
位置：第4肋間、Gb 22の1寸前
その他の症状：動悸、吐き気、憂鬱
効果：中焦の気の増強

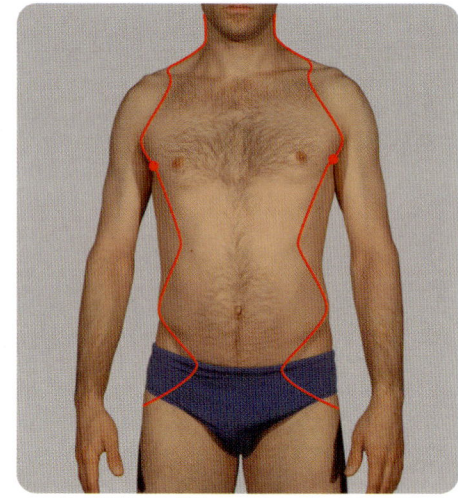

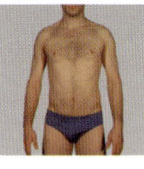

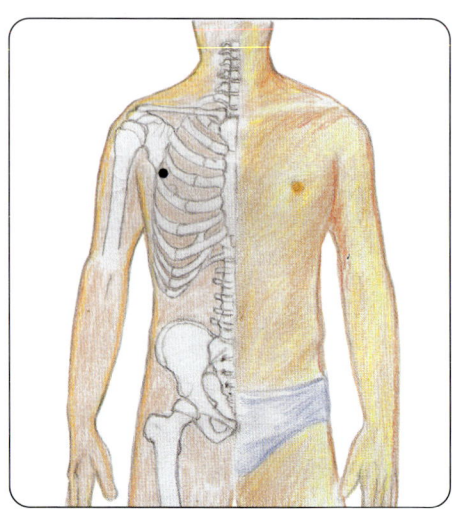

12.4 胸部・腹部

| 日月 | 月と太陽
じつげつ | 胆経 24
Gb 24 |

調節の経穴

胆嚢の緊急穴（娩出作用に注意！）、上下左右の平衡化
位置：Le 14の1寸半下、第7肋間の乳頭からの垂直線上
その他の症状：腹痛、酸性のげっぷ、胆嚢障害
効果：中焦の気の増強

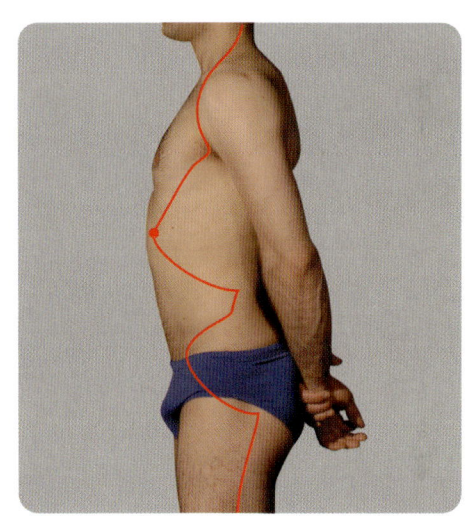

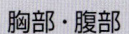

胸部・腹部

Gb 24

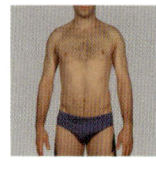

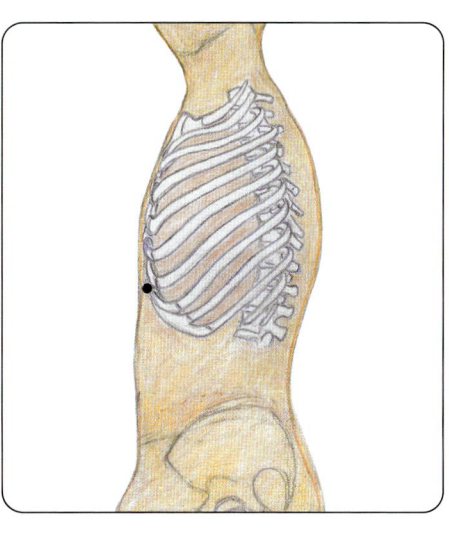

天枢

天の中枢
てんすう

胃経 25
Ma 25

下痢、便秘

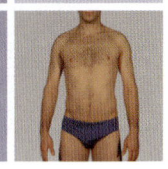

大腸の募穴（緊急穴）
位置：臍の2寸脇
その他の症状：腹痛、生理不順
効果：腹部における気と血の調節および調和、停滞の解消

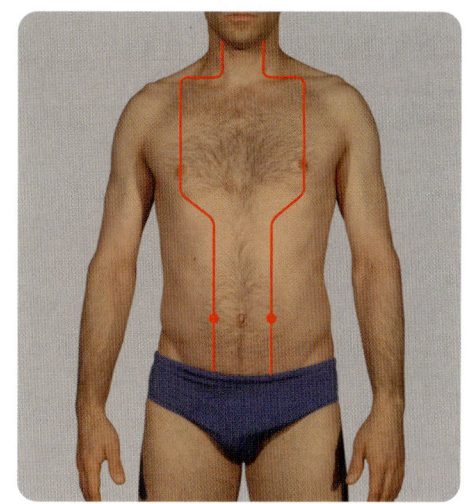

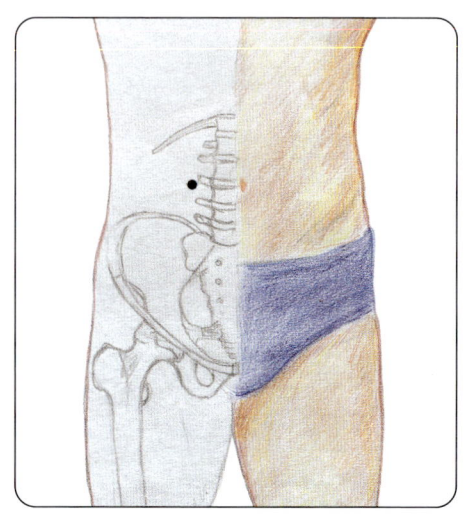

胸部・腹部

Ma 25

大巨

大きく強力
だいこ

胃経 27
Ma 27

疲労衰弱

位置：臍の下2寸、正中線より2寸側方
その他の症状：不眠症、ストレス、四肢の衰弱
効果：下焦の気の増強

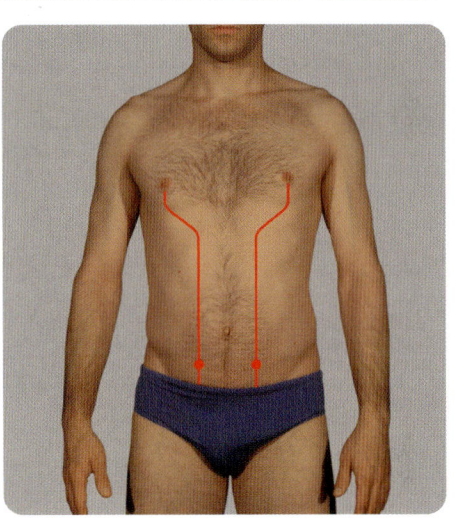

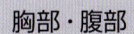

胸部・腹部

Ma 27

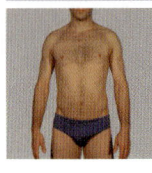

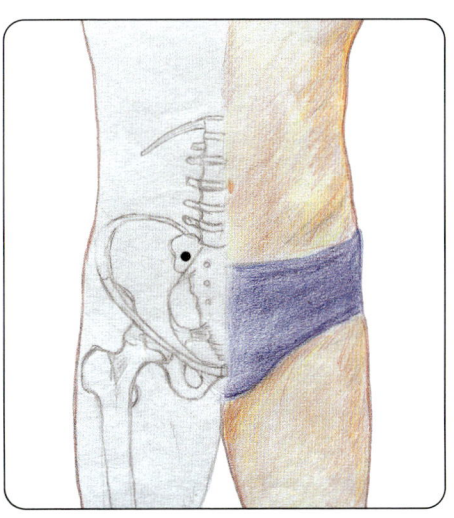

大横

大いなる水平線
だいおう

脾経15
Mi 15

下痢、便秘

胸部・腹部

Mi 15

陰維脈上の接続穴
位置：臍より4寸側方、乳頭からの垂直線上（Mi 15、Ma 25、Ni 16およびRen 8の直線上）
その他の症状：寒さや衰弱による下痢、空による便秘、手足の重さ、腹部膨満感
効果：経脈MiおよびLuからの熱の解消

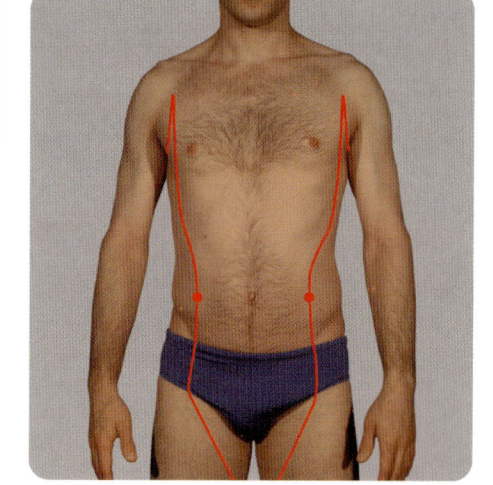

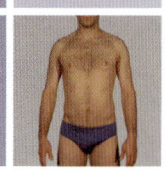

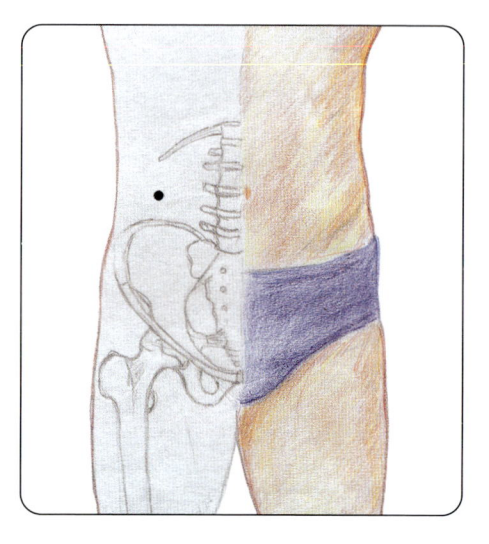

腹通谷

| | 開けた谷
はらつうこく | 腎経 20
Ni 20 |

腹痛

衝脈との交点
位置：臍の上5寸かつRen 13より半寸側方
その他の症状：げっぷ、吐き気
効果：中焦の気の活性化、痰の解消

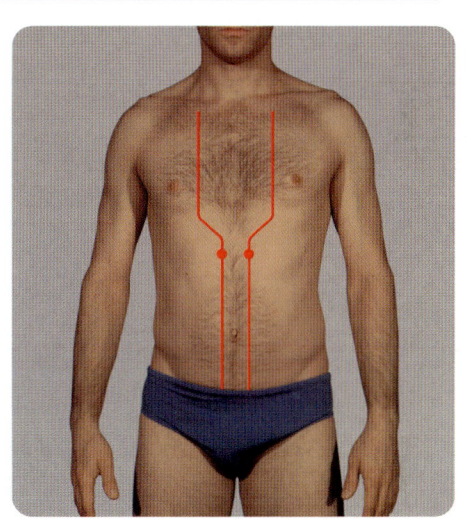

胸部・腹部

Ni 20

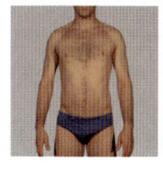

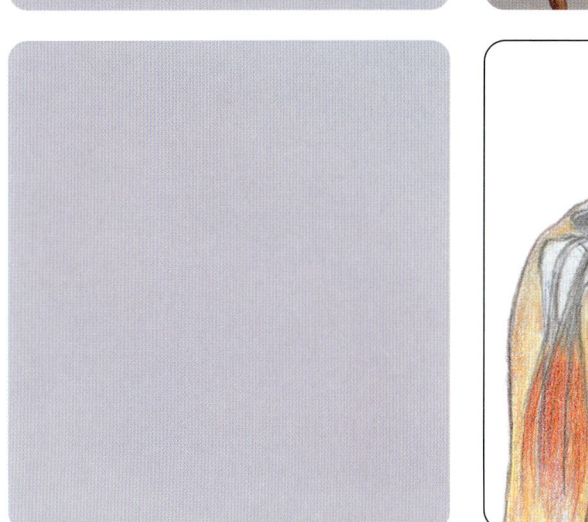

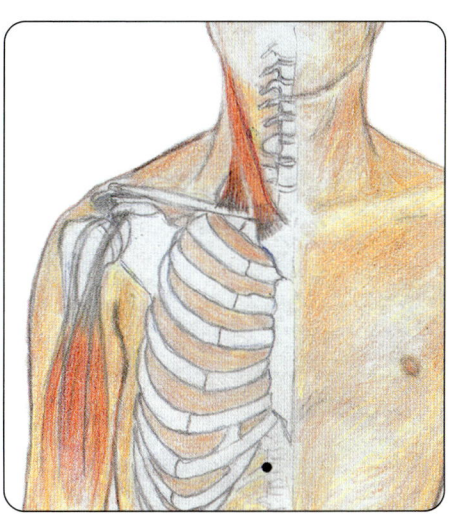

幽門

見捨てられた門
ゆうもん

腎 21
Ni 21

下痢

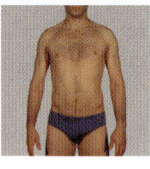

胸部・腹部

Ni 21

衝脈との交点
位置：臍の上6寸かつRen 14より半寸側方
その他の症状：胃痛、吐き気、腹痛、胸やけ、落ち着きのなさ、心臓の痛み
効果：湿の解消

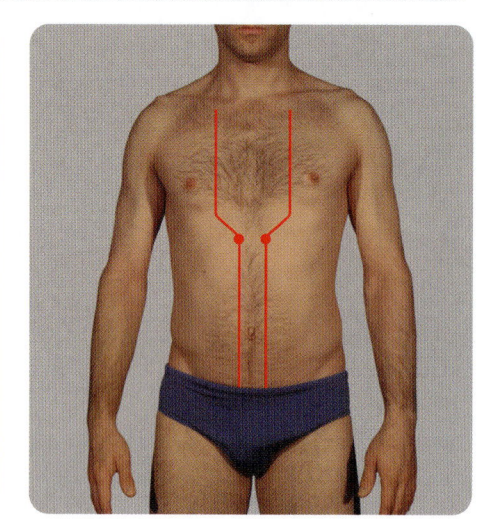

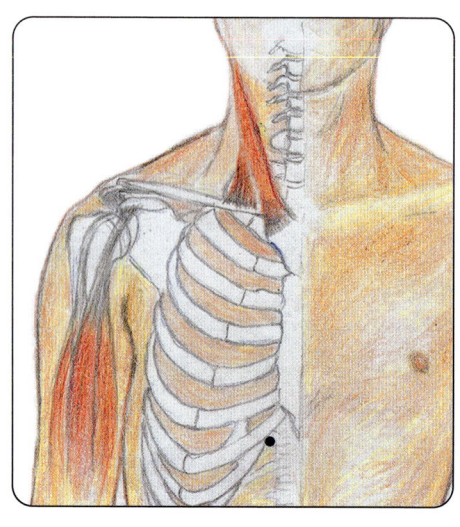

神蔵

| 神の住まい | 腎 25 |
| しんぞう | Ni 25 |

咳

位置：第2肋間部、正中線より2寸側方
その他の症状：喘息、呼吸障害、吐き気
効果：腎臓の気の増強

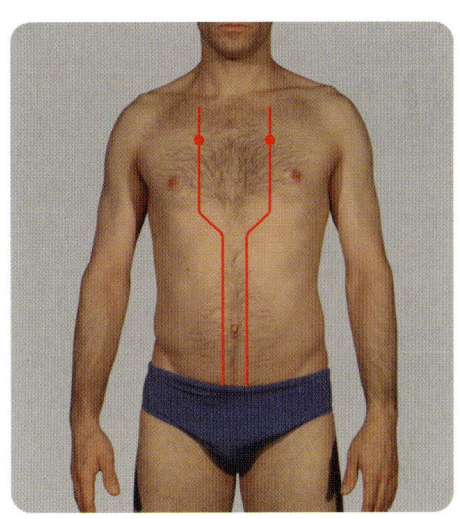

胸部・腹部

Ni 25

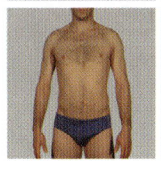

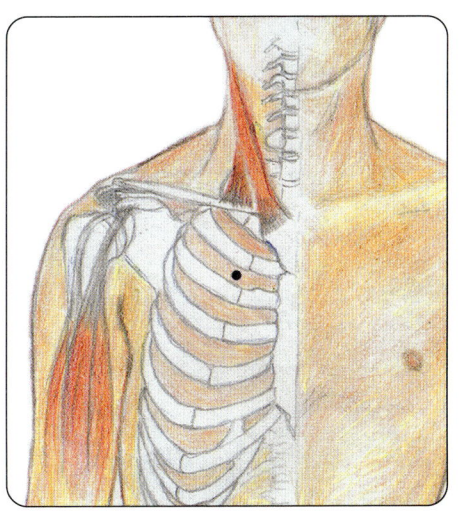

兪府

宮殿への気の誘導
ゆふ

腎経 27
Ni 27

咳

胸部・腹部

Ni 27

位置：第1肋骨と鎖骨の間、正中線より2寸側方
その他の症状：喘息、呼吸障害、胸部および腹部の張り
効果：呼吸の改善による免疫系の強化、不安や抑鬱の緩和、痰の解消、呼吸の鎮静化

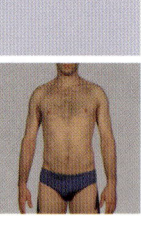

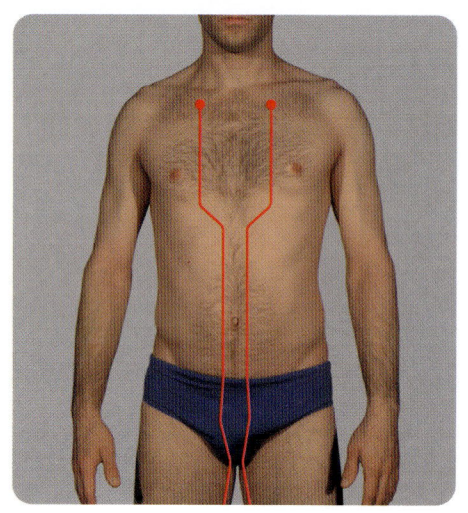

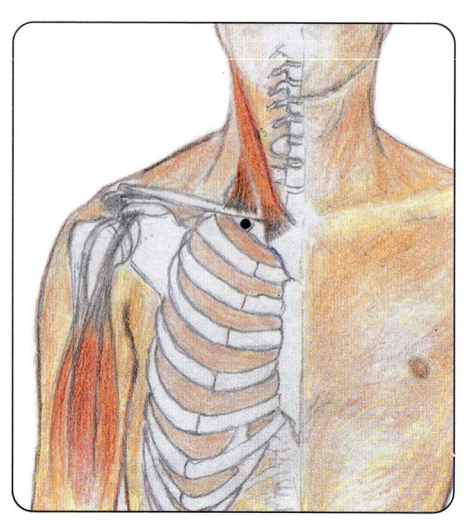

気海

気の海
きかい

任脈 6
Ren 6

虚弱・衰弱

位置：下腹部正中線上、臍より1寸半下
その他の症状：免疫不全、疲労、衰弱、腹痛、下痢、便秘、寒け、下腹部の痛み
効果：腎臓の気の増強、調和作用

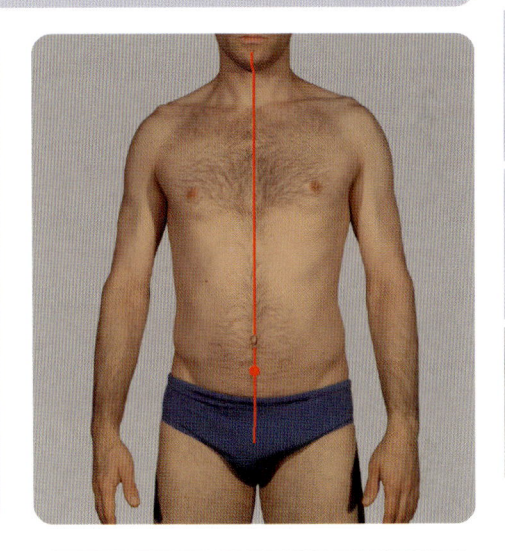

胸部・腹部

Ren 6

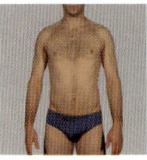

Ren 6とBl 24：活力不足の解消

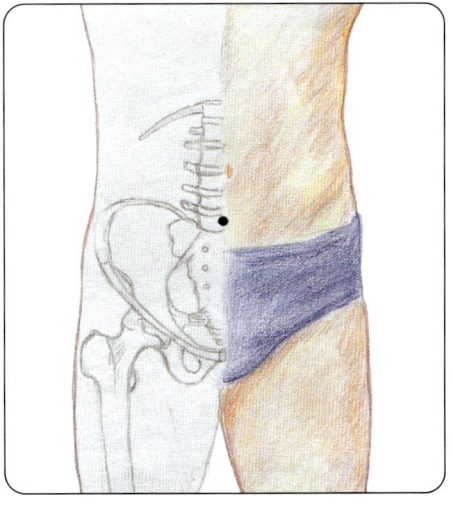

| 水分 | 水の分かれ
すいぶん | 任脈 9
Ren 9 |

水腫

位置：上腹部正中線上、臍より1寸上
その他の症状：下痢、腹部膨満感、吐き気、腹痛
効果：体内水分の調整

胸部・腹部

Ren 9

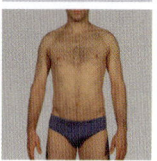

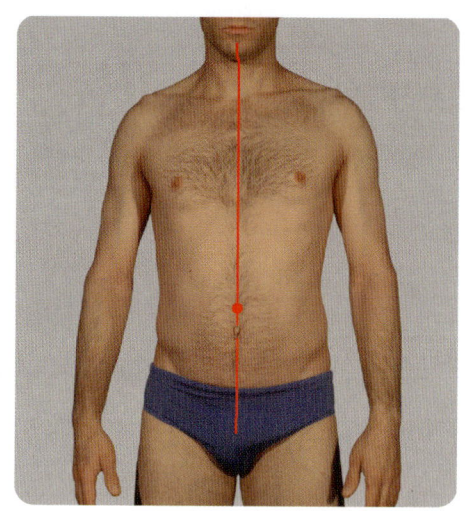

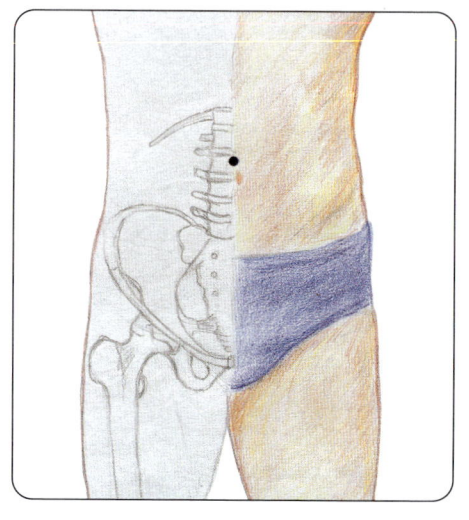

中脘

胃の中央
ちゅうかん

任脈 12
Ren 12

胃痛

胃の緊急穴、中焦の緊急穴、経脈DüおよびЗEとの接続穴、管腔器官の会穴、腹部の会穴
位置：上腹部正中線上、臍より4寸上
その他の症状：胸やけ、胃のもたれ
効果：胃の気の調和化および減弱化

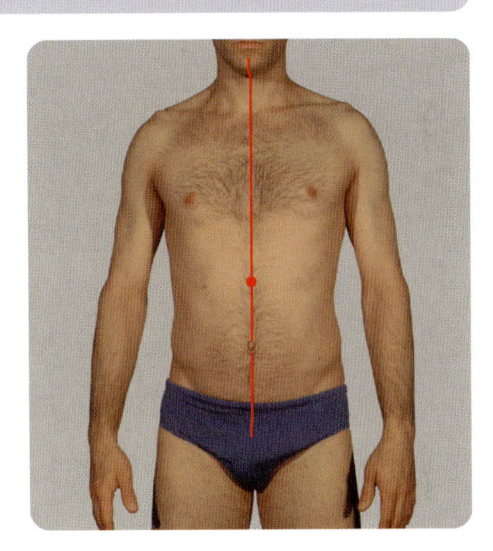

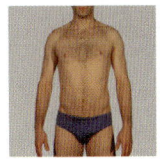

Ren 12とMa 36：増強作用

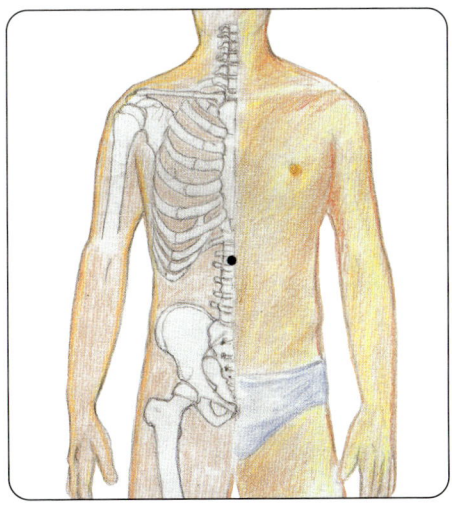

上脘

胃の入口
じょうかん

任脈 13
Ren 13

胃痛

経脈Maとの交点
位置：上腹部正中線上、臍より5寸上
その他の症状：吐き気、腹部膨満感、下痢、けいれん
効果：中焦の強化

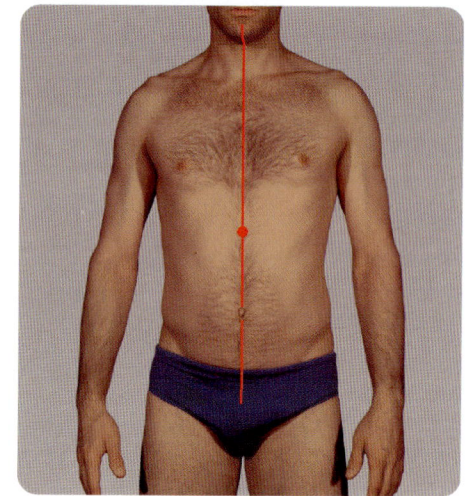

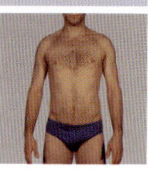

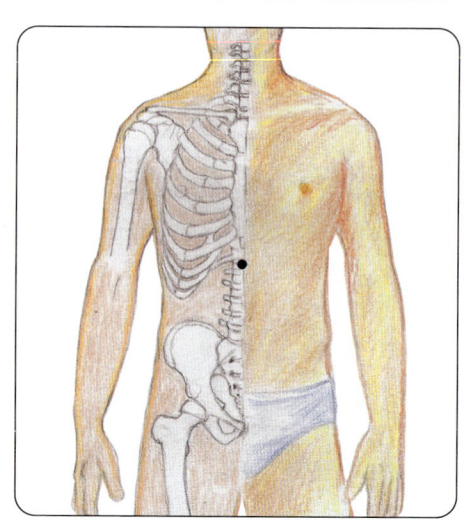

胸部・腹部

Ren 13

巨闕

| 巨闕 | 巨大な王宮 こけつ | 任脈 14 Ren 14 |

吐き気

心臓の緊急穴
位置：上腹部正中線上、臍より6寸上
その他の症状：胸やけ、神経過敏、落ち着きのなさ、胸の痛み、狭心症、吐き気、胃のもたれ、胃痛
効果：肺と心臓および腎臓における気の増強、胃の気の調和化および鎮静化

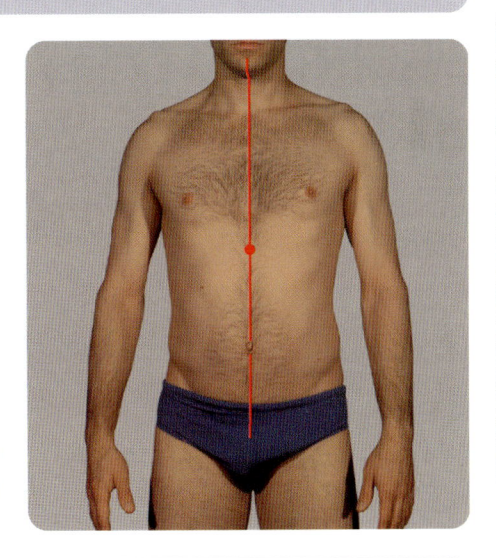

Ren 14とPe 6：乗り物酔いの改善

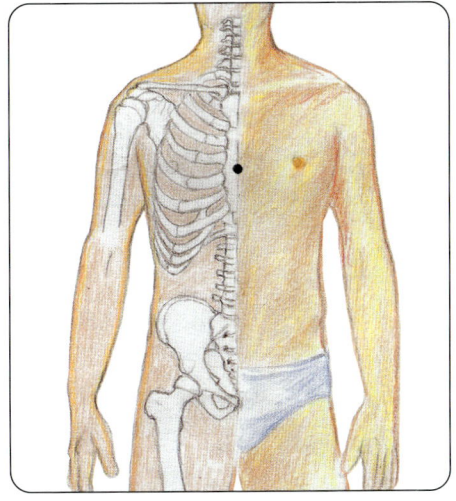

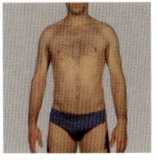

胸部・腹部

Ren 14

| 鳩尾 | きじばと
雉鳩の尾
きゅうび | 任脈 15
Ren 15 |

落ち着きのなさ、不安症

胸部・腹部

Ren 15

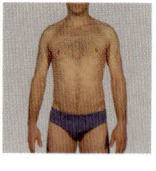

督脈に対する絡穴、胸部の会穴、上腹部の会穴
位置：胸骨下端より1寸下の窪みの内部
その他の症状：胸の痛み、胃痛、吐き気、しゃっくり、不眠症
効果：中焦の気の増強

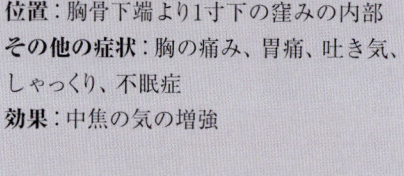

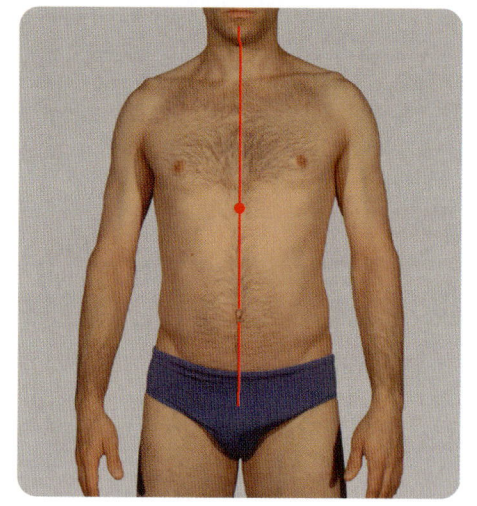

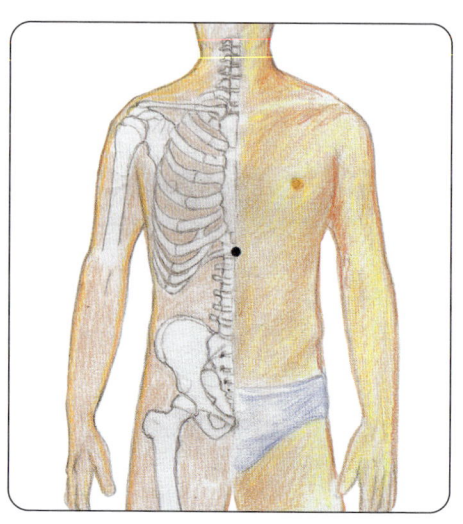

膻中

| 胸の中心
だんちゅう | 任脈 17
Ren 17 |

呼吸困難

呼吸器官の会穴、胸部の会穴、心包の緊急穴、上焦の緊急穴
位置：胸骨正中線上、乳頭の高さ（第4肋間）
その他の症状：咳、胸苦しさ、喘息、高血圧
効果：心臓と肺の気の増強、胸部の解放、停滞の解消

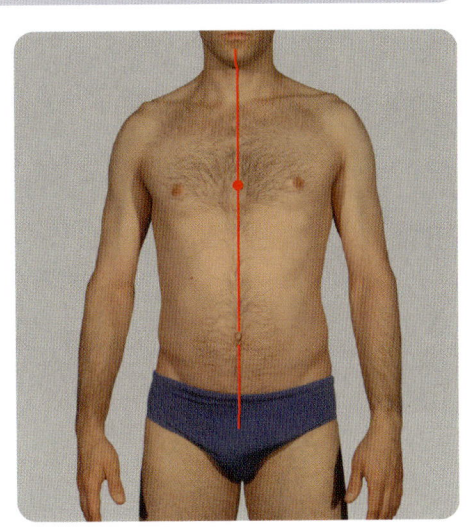

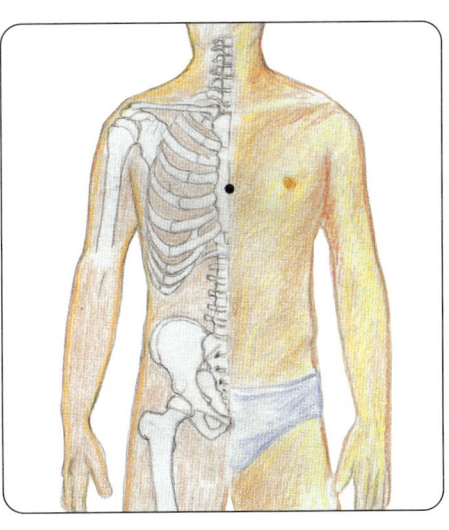

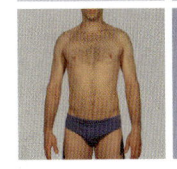

12.5 背中

| 肺兪 | 肺への気の誘導
はいゆ | 膀胱経 13
Bl 13 |

背中の痛み

肺の兪穴（輸送穴）
位置：第3胸椎の棘突起下端より1寸半側方
その他の症状：呼吸困難、咳、衰弱、喘息、風邪、頸の痛み
効果：肺の気の増強、抵抗力の強化

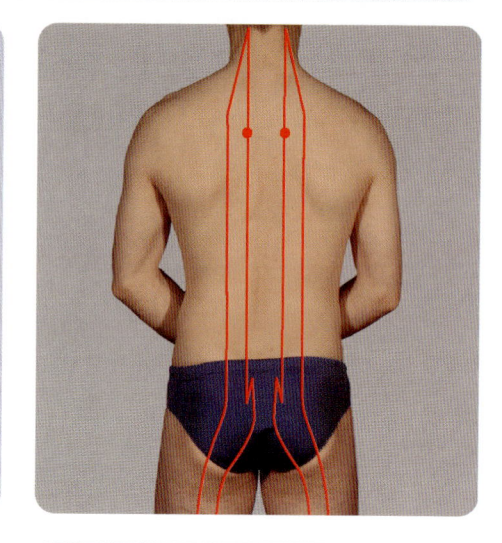

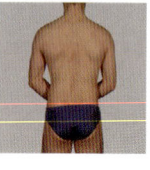

Bl 13、Bl 43およびDu 12：慢性疾患時の増強作用

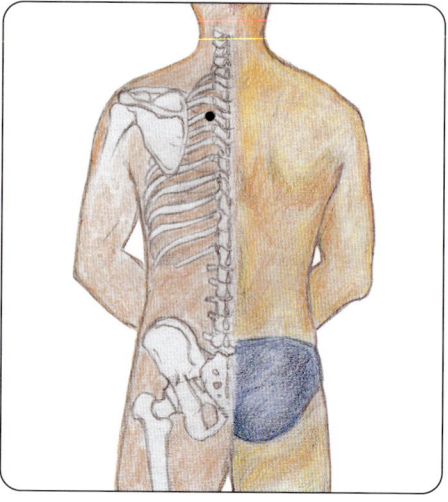

厥陰兪

消えゆく陰への作用点
けついんゆ

膀胱経 14
Bl 14

慢性の咳

心包の兪穴（輸送穴）
位置：第4胸椎の棘突起下端より1寸半側方
その他の症状：動悸、心臓の痛み、肩甲骨間の痛み
効果：心包の気の調和化

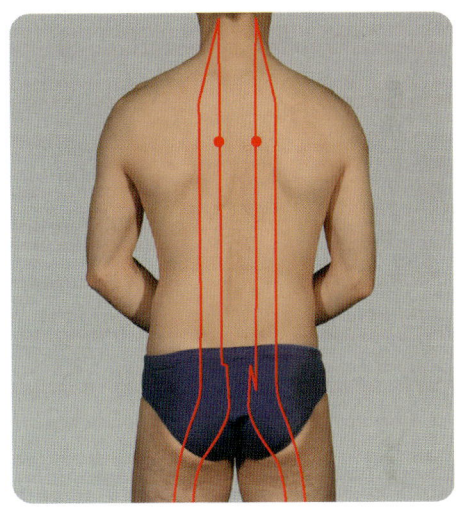

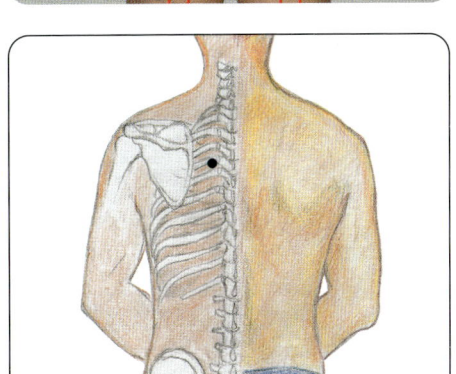

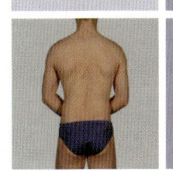

背中

Bl 14

心俞

心臓への気の誘導
しんゆ

膀胱経 15
Bl 15

胸苦しさ、心臓の痛み

心臓の俞穴（輸送穴）
位置：第5胸椎の棘突起下端より1寸半側方
その他の症状：健忘症、不眠症、テスト不安、イライラ
効果：心臓の気の増強、調和作用、精神安定化

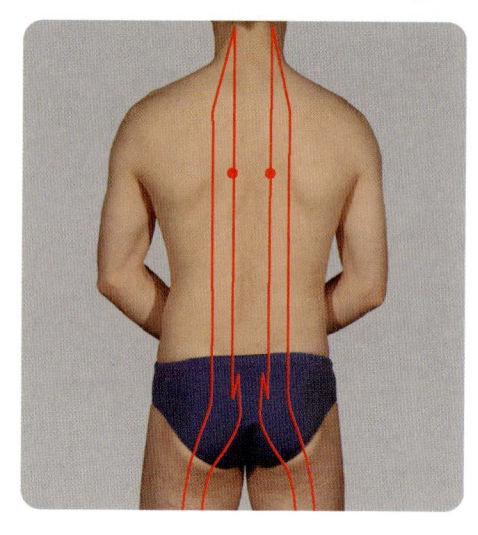

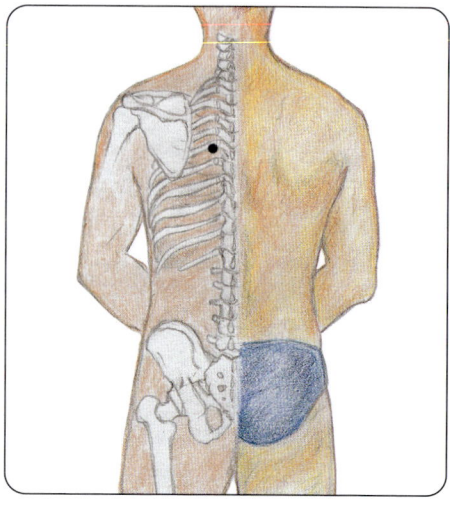

背中

Bl 15

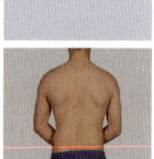

膈兪

| | 横隔膜への気の誘導 かくゆ | 膀胱経 17 Bl 17 |

呼吸障害

血液の会穴、横隔膜の兪穴（輸送穴）
位置：第7胸椎の棘突起下端より1寸半側方
その他の症状：咳、心臓の痛み
効果：中焦の張りの解消、増強強化

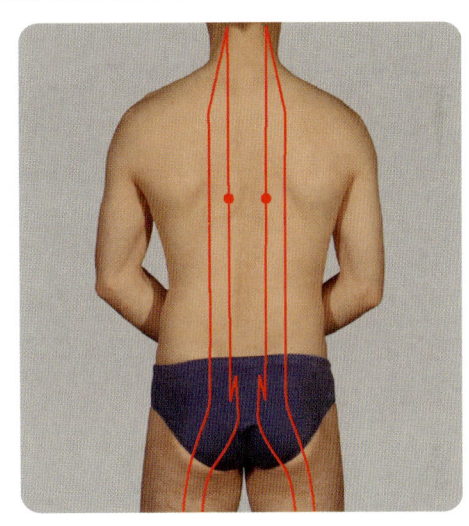

Bl 17とLe 5：じんましんの改善

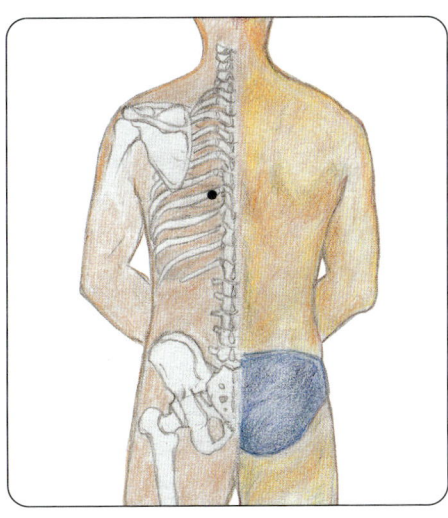

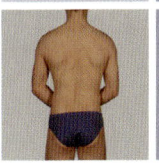

背中

Bl 17

肝兪

| 肝臓への気の誘導 かんゆ | 膀胱経 18 Bl 18 |

背中の痛み

肝臓の兪穴（輸送穴）
位置：第9胸椎の棘突起下端より1寸半側方
その他の症状：めまい、神経過敏、不眠症、慢性疲労
効果：肝臓および胆嚢の気の増強、肝臓不調の解消

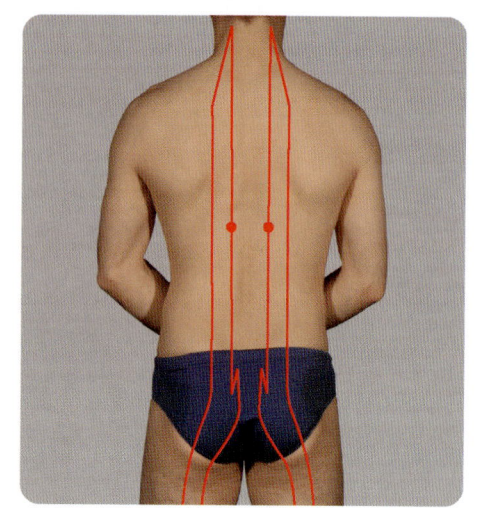

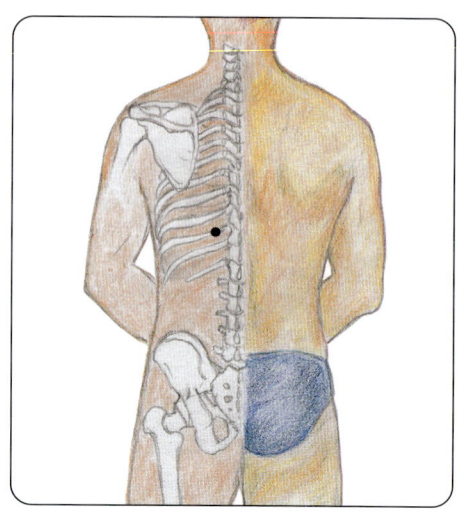

背中

Bl 18

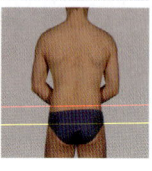

脾兪

脾臓への気の誘導
ひゆ

膀胱経 20
Bl 20

消化不良

脾臓・膵臓の兪穴（輸送穴）
位置：第11胸椎の棘突起下端より1寸半側方
その他の症状：慢性脾臓障害、腹部膨満感、背中の痛み
効果：脾臓への気の誘導、栄養吸収の促進、湿の解消

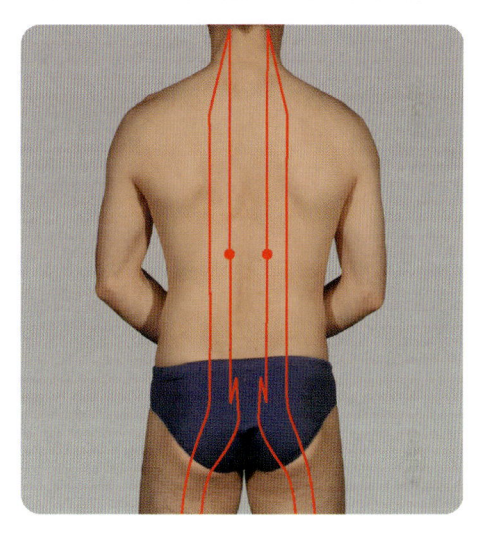

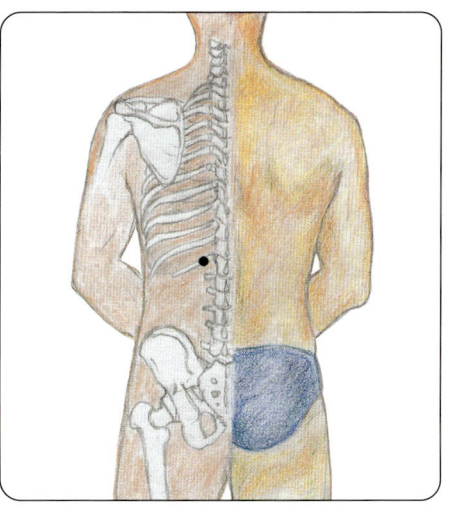

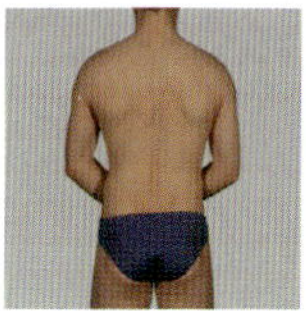

腎兪

腎臓への気の誘導
じんゆ

膀胱経 23
Bl 23

慢性疾患

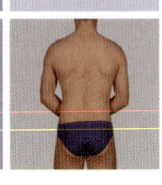

腎臓の兪穴（輸送穴）
位置：第2腰椎の棘突起下端より1寸半側方
その他の症状：あらゆる慢性腎障害、腰痛、排尿障害、不安症、疲労、困憊、月経不順
効果：腎臓の気の増強、意志の強化、精神の活性化

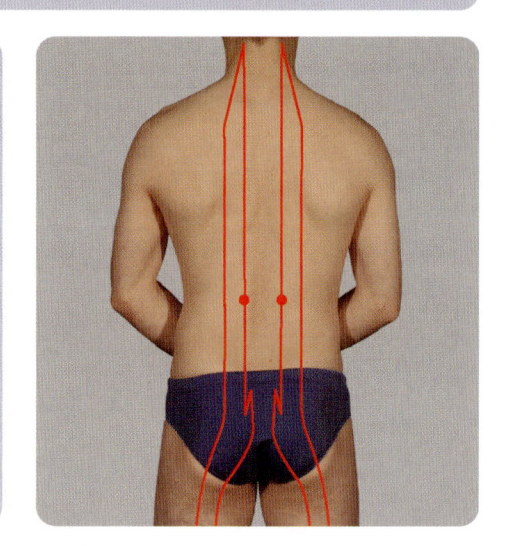

Bl 23、Bl 11およびBl 40：重度エネルギー障害時の気の増強
Bl 23とBl 52：内臓器官の再活性化

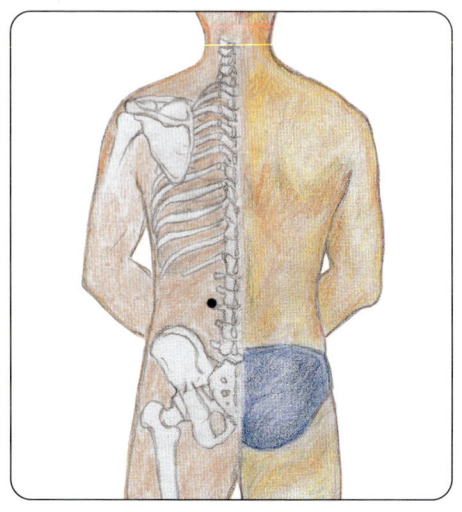

背中

Bl 23

大腸兪

大腸への気の誘導
だいちょうゆ

膀胱経 25
Bl 25

下痢、便秘

大腸の兪穴（輸送穴）
位置：第4腰椎の棘突起下端より1寸半側方
その他の症状：腹部膨満感、腰痛
効果：腰の緊張緩和および強化、栄養吸収の促進

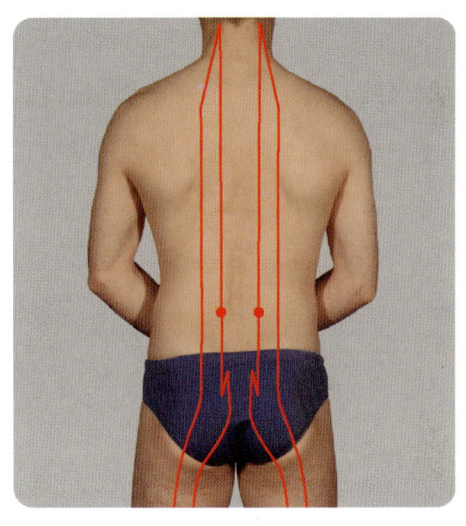

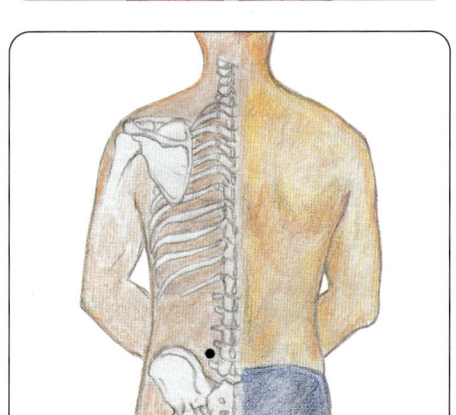

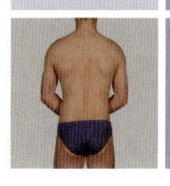

背中

Bl 25

魄戸

魂の扉
はっこ・はくこ

膀胱経 42
Bl 42

頸・肩の障害

位置：第3胸椎の棘突起下端より3寸側方
その他の症状：呼吸障害、中毒症状（タバコ）、咳、気管支炎
効果：肺への気の誘導、抵抗力の強化

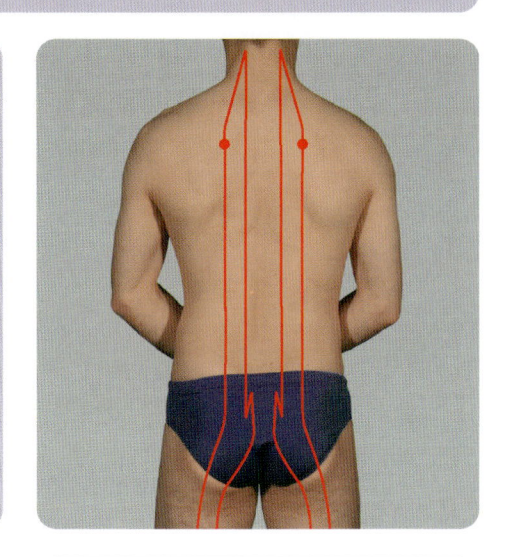

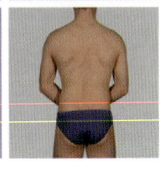

Bl 41とBl 42：免疫系の強化

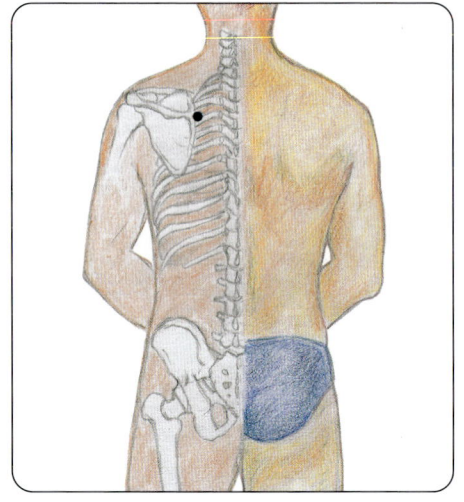

背中

Bl 42

| 膏肓 | 内面
こうこう | 膀胱経 43
Bl 43 |

慢性疾患

陽蹻脈との交点
位置：第4胸椎の棘突起下端より3寸側方
その他の症状：衰弱、咳、喘息、背中の痛み、不眠症、緊張、慢性心疾患
効果：肩甲骨間の張りの緩和、増強作用

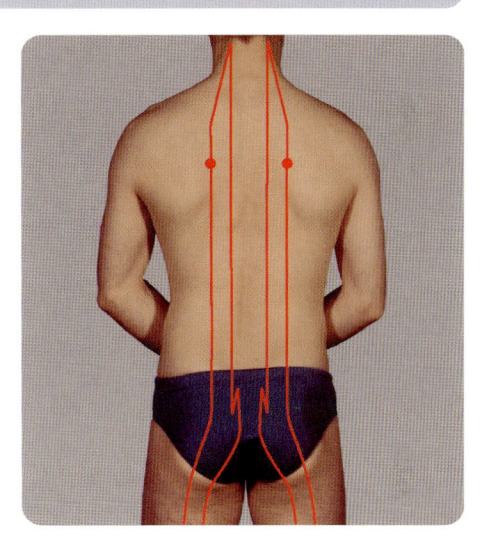

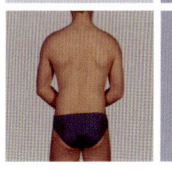

Bl 43、Bl 17およびGb 39：抵抗力の強化

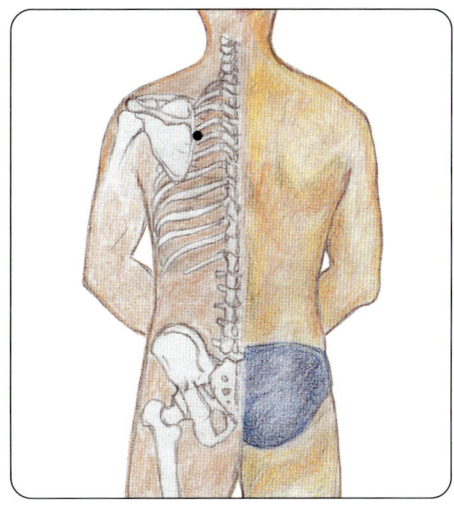

背中

Bl 43

神堂

| 神の広間 しんどう | 膀胱経 44 Bl 44 |

背中の痛み、咳

位置：第5胸椎の棘突起下端より3寸側方
その他の症状：高血圧、筋肉の張り、心臓の痛み、神経過敏、肩甲骨間の痛み
効果：風を追い払う

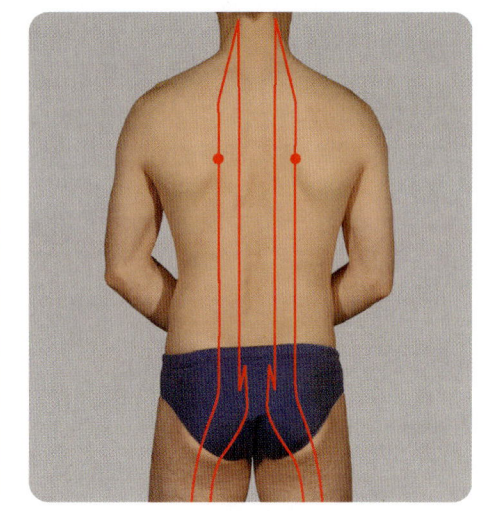

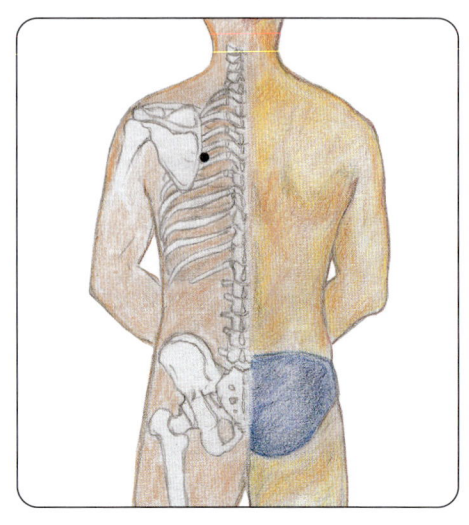

背中

Bl 44

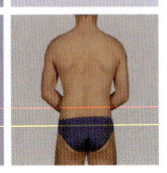

膈関

| 横隔膜への小路 かくかん | 膀胱経 46 Bl 46 |

背中の痛み、しゃっくり

横隔膜の外側作用穴
位置：第7胸椎の棘突起下端より3寸側方
その他の症状：背中筋肉の張り、吐き気、下痢
効果：脾臓の気の増強、風を追い払う

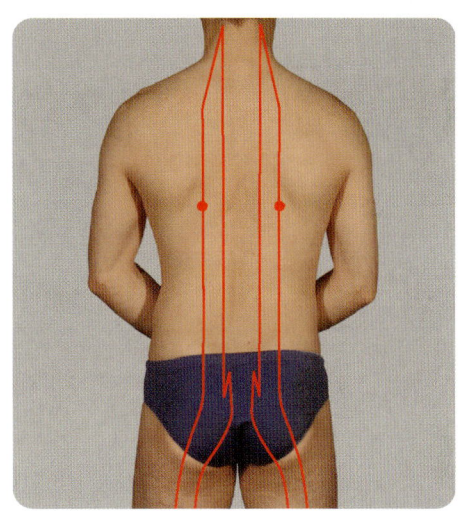

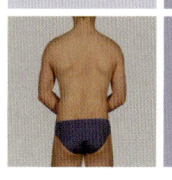

Bl 46とBl 17：造血の促進

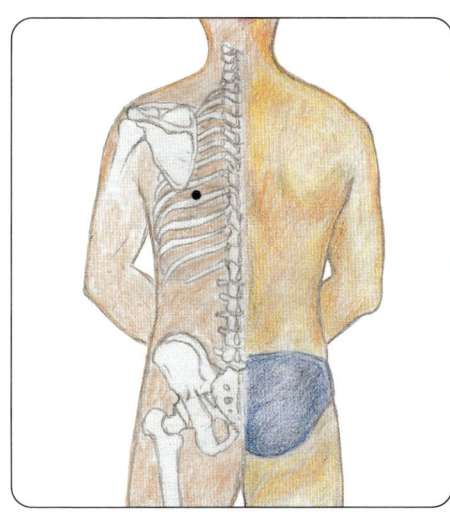

背中

Bl 46

魂門

魂の門
こんもん

膀胱経 47
Bl 47

消化

陽蹻脈との交点
位置：第9胸椎の棘突起下端より3寸側方
その他の症状：吐き気、下痢、便秘、心臓障害、背中の障害、不眠症
効果：肝臓の気の増強

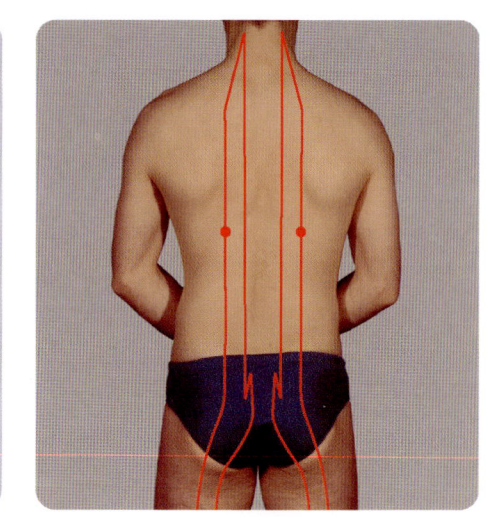

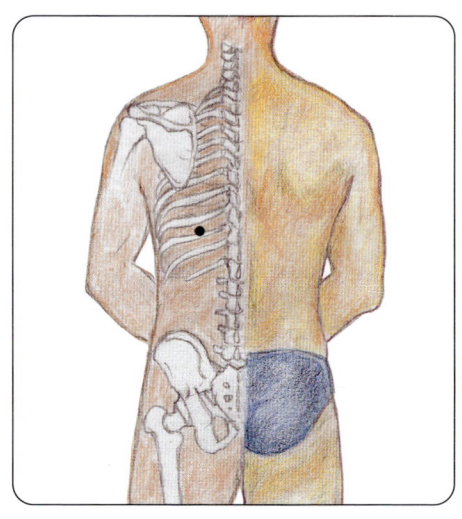

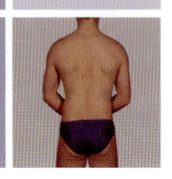

背中

Bl 47

12.5 背中　141

意舎

想像の屋敷
いしゃ

膀胱経 49
Bl 49

消化不良

位置：第11胸椎の棘突起下端より3寸側方
その他の症状：背中の痛み、下痢、吐き気
効果：脾臓の気の増強

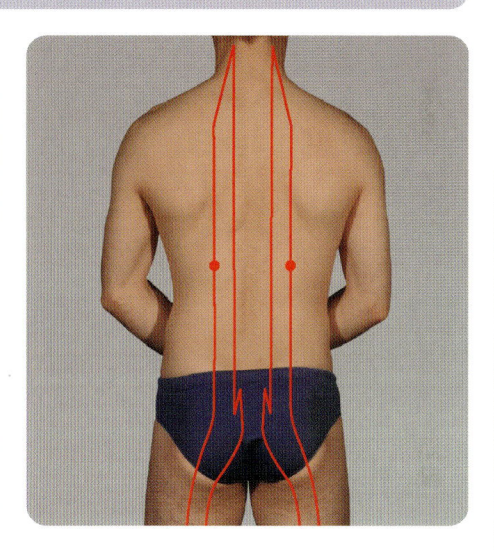

Bl 49、Bl 20およびDu 6：頭脳活動の平静化

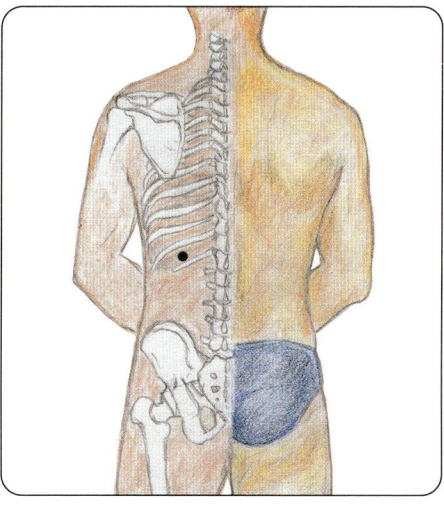

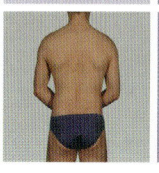

背中

Bl 49

志室

意志のある場所	膀胱経 52
ししつ	Bl 52

腰痛、排尿障害

陽蹻脈との交点
位置：第2腰椎の棘突起下端より3寸側方
その他の症状：優柔不断、衰弱
効果：腎臓の気の増強

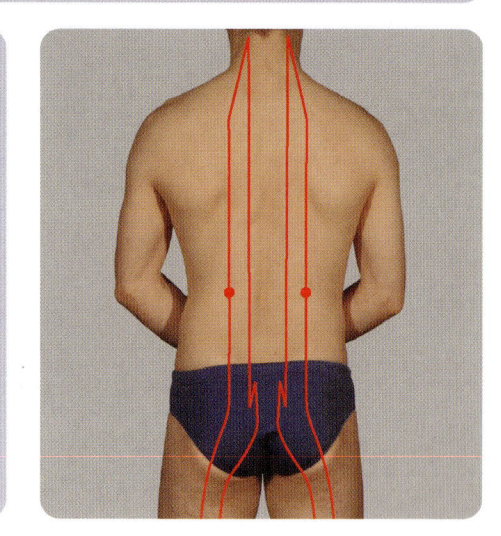

背中

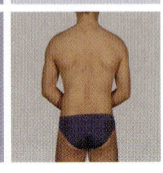

Bl 52

Bl 52とBl 23：内臓器官の強化
Bl 52、Bl 11、Bl 23およびBl 40：あらゆる重度疾患に対する気の増強

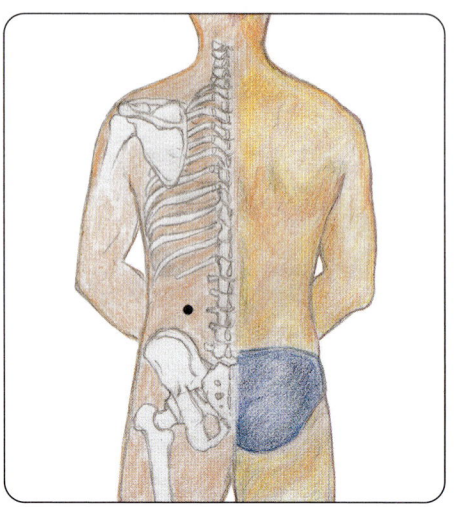

神道

精神の道
しんどう

督脈 11
Du 11

背中の痛み

背中の会穴
位置：第5胸椎の棘突起下端
その他の症状：記憶障害、背中上部の張り、不安症、不眠症
効果：肩と腕のコリをほぐす、心臓の気の増強

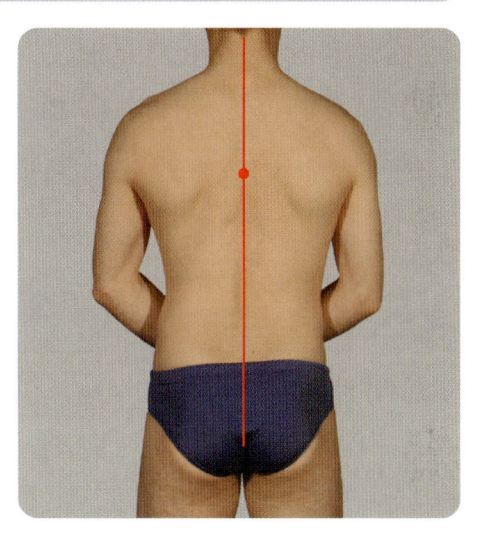

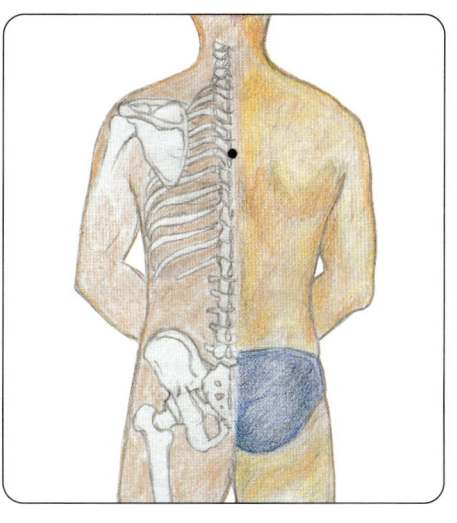

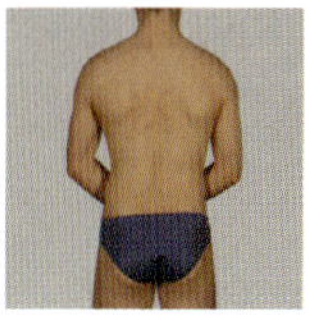

背中

Du 11

身柱

人格の支え
しんちゅう

督脈 12
Du 12

背中の痛み（胸椎）

位置：第3胸椎の棘突起下端
その他の症状：筋肉の張り、けいれん、咳、臆病、呼吸障害
効果：肺、肝臓および心臓の気の増強、風を追い払う

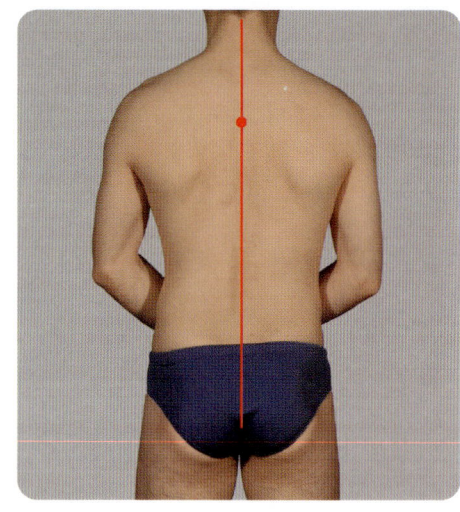

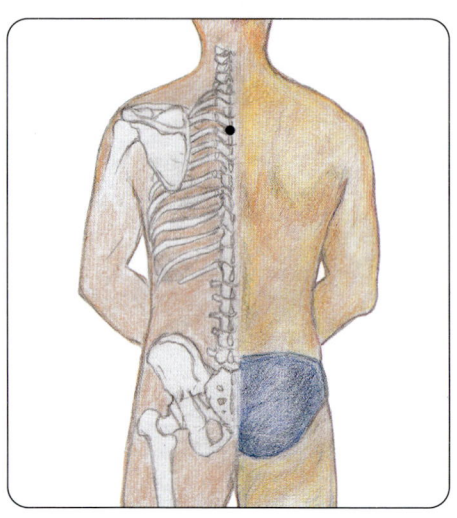

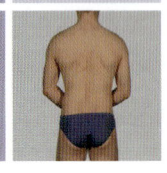

背中

Du 12

12.6 腰・骨盤

| 環跳 | 大腿の中心点
かんちょう | 胆経 30
Gb 30 |

背中（下部）および腰の痛み

経脈Blとの交点
位置：大腿骨大転子と仙骨裂孔を結ぶ線上の大腿骨側から3分の1の所
その他の症状：坐骨神経痛、脚部の筋萎縮
効果：下焦における経脈流の回復

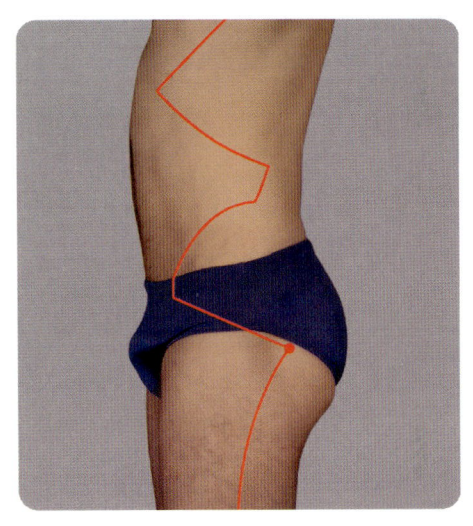

Gb 29とGb 30：腰関節の動きの改善

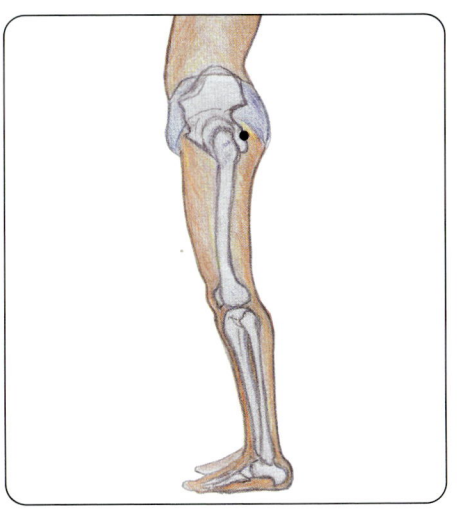

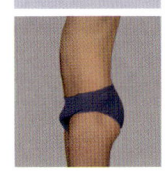

腰・骨盤

Gb 30

水道

水の道
すいどう

胃経 28
Ma 28

背中下部および腰の痛み

位置：臍の下3寸、正中線より2寸側方
その他の症状：骨盤部のコリ、体の硬さ、下腹部の痛み、便秘、月経不順、腹部膨満感、排尿障害
効果：冷却作用

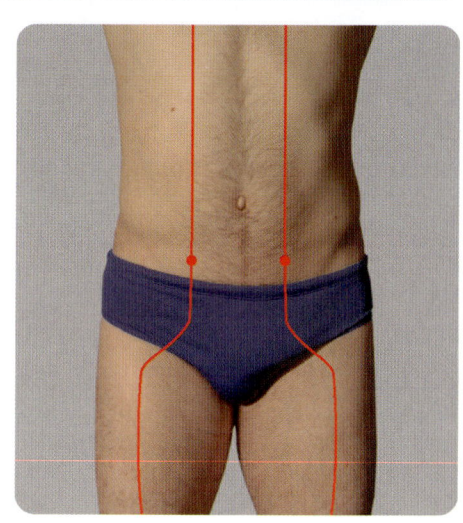

腰・骨盤

Ma 28

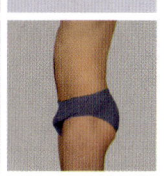

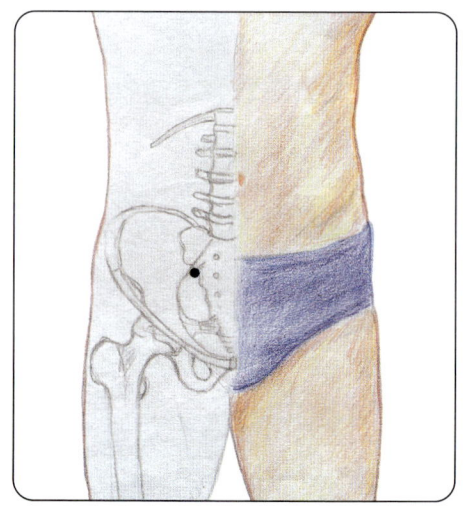

帰来

| 再来 | 胃経 29 |
| きらい | Ma 29 |

下腹部の痛み

位置：臍の下4寸、正中線より2寸側方、Ren 3と同じ高さ
その他の症状：月経不順、生理痛
効果：腎臓の陰の強化

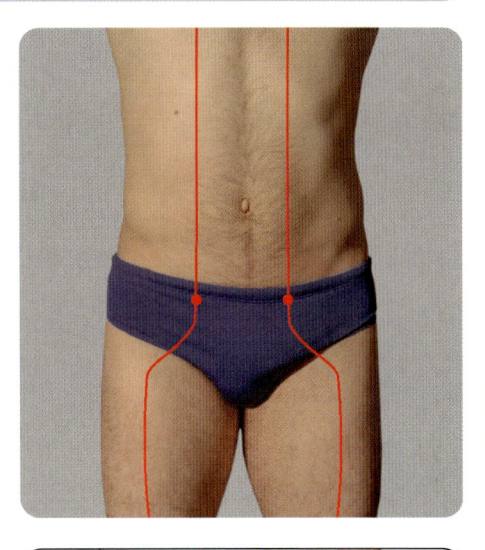

腰・骨盤

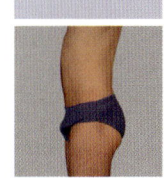

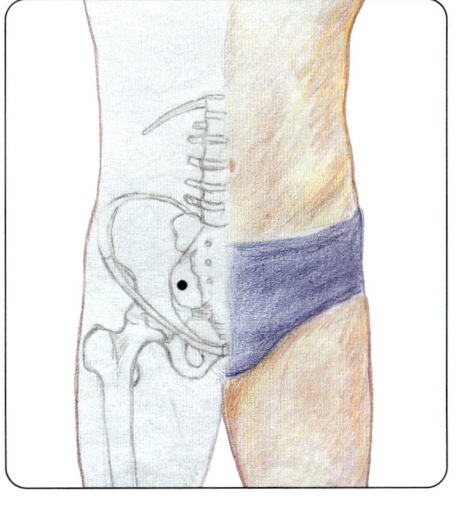

Ma 29

腹結

腹の中の結び目
ふっけつ、ふくけつ

脾経 14
Mi 14

便秘、下痢

位置：Mi 15より1.3寸下、正中線より4寸側方
その他の症状：臍の周辺の腹痛、腹部膨満感
効果：湿った熱の放出

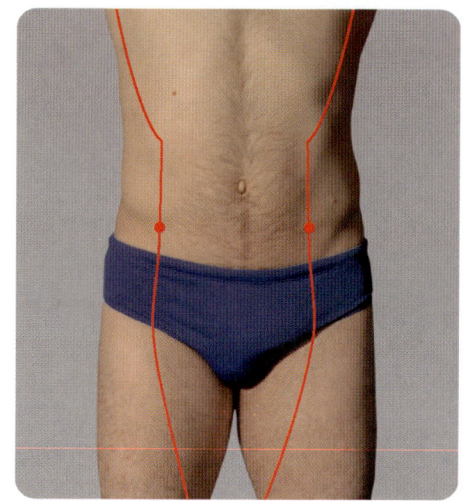

腰・骨盤

Mi 14

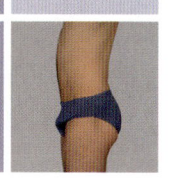

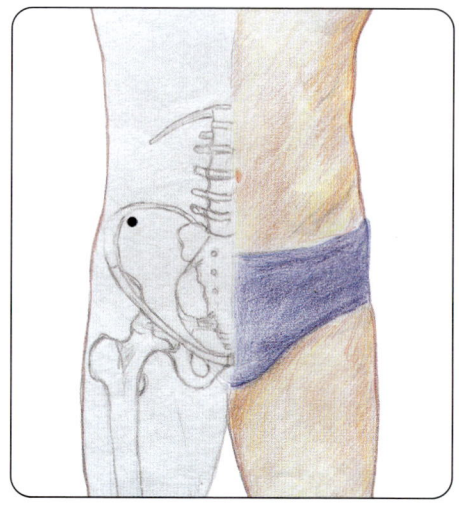

関元兪

起源の門の賛同点
かんげんゆ

膀胱経 26
Bl 26

下痢、腰痛

位置：第5腰椎の棘突起下端より1寸半側方
その他の症状：排尿障害、生理痛
効果：下焦の強化、湿の解消

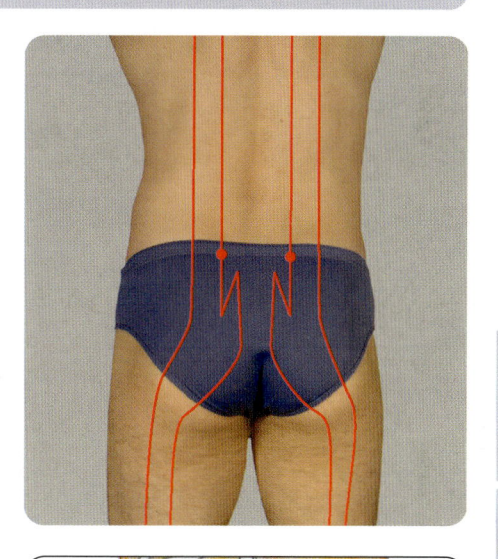

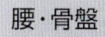

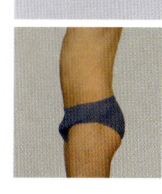

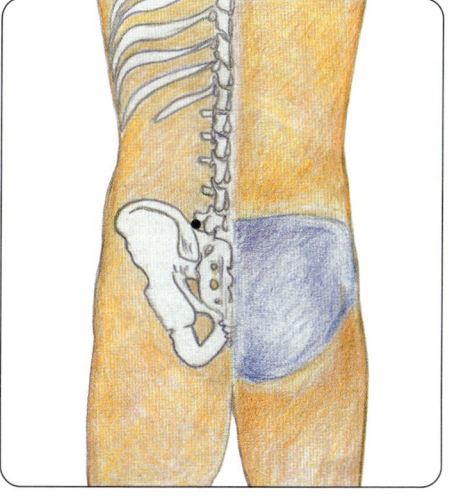

ns

次髎

次の地下穴
じりょう

膀胱経 32
Bl 32

排尿障害、腰痛

位置：第2仙骨孔
その他の症状：月経不順、便秘
効果：気の停滞の解消

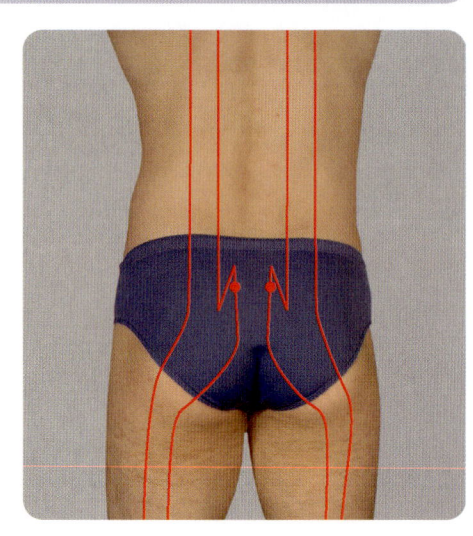

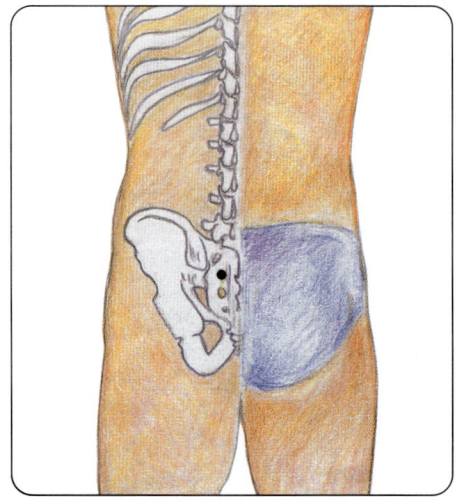

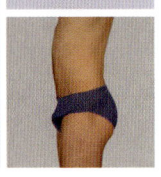

腰・骨盤

Bl 32

腰陽関

腰にある陽の関所
こしようかん

督脈 3
Du 3

背中下部および腰の痛み

位置：第4腰椎の棘突起先端の直下
その他の症状：月経不順、脚部の衰弱、背中下部・腰の硬さ
効果：下焦におけるエネルギーの枯渇の解消

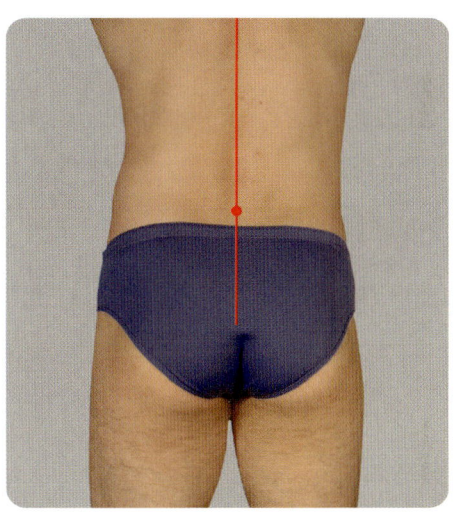

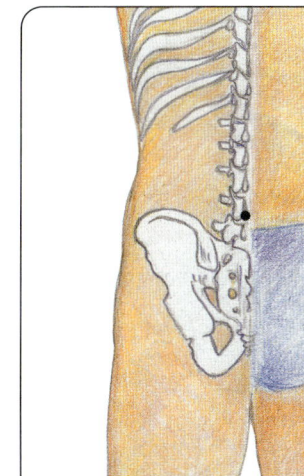

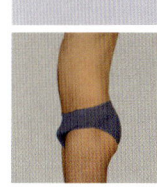

| 命門 | 命の門
めいもん | 督脈 4
Du 4 |

活力の経穴

腰部と臀部の会穴
位置：第2腰椎の棘突起先端の直下
その他の症状：背中下部・腰の痛み、月経不順、下痢、寒け、疲労、衰弱、耳鳴り
効果：腎臓の気の増強、精の増強、背中下部・腰の強化

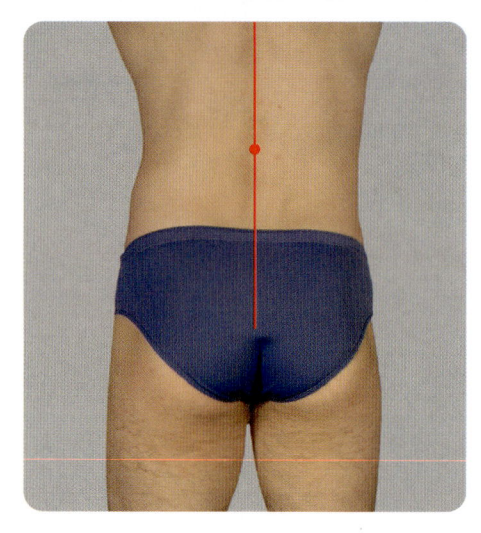

腰・骨盤

Du 4

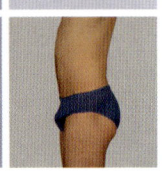

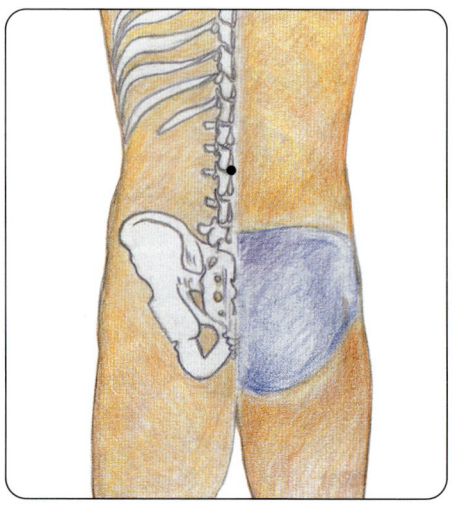

12.6 腰・骨盤

関元

| 源の門 | 任脈 4 |
| かんげん | Ren 4 |

活力の経穴

小腸の緊急穴、経脈Ni、LeおよびMiとの交点、骨盤および下腹部の会穴
位置：下腹部正中線上、臍より3寸下
その他の症状：膀胱障害、月経不順、下腹部のけいれん、下痢、体力の衰え
効果：陽の増強、鎮静作用

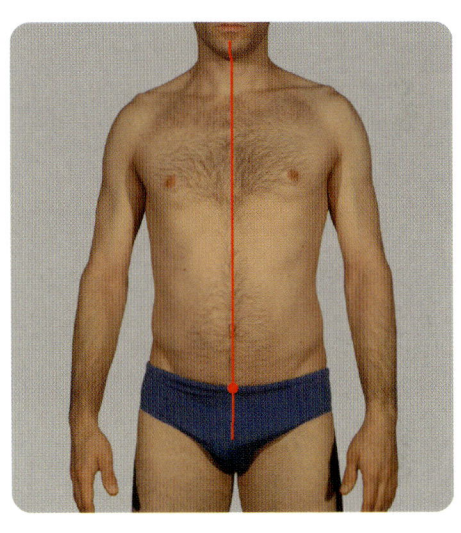

腰・骨盤

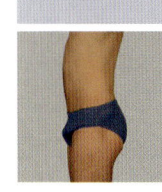

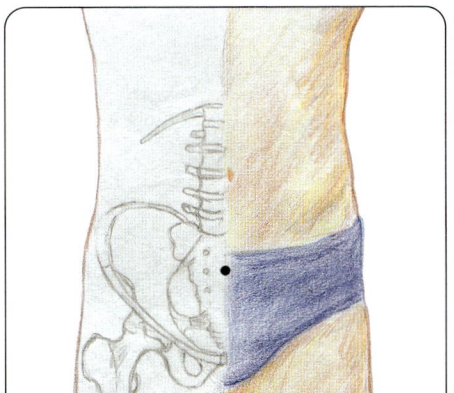

Ren 4

12.7 もも・足

中瀆

太ももの轍の中
ちゅうとく

胆経 32
Gb 32

脚部の痛み

太ももの外側、膝窩横紋外側より5寸上方
その他の症状：脚部の衰弱、膝関節の硬さ、優柔不断
効果：風を追い払う

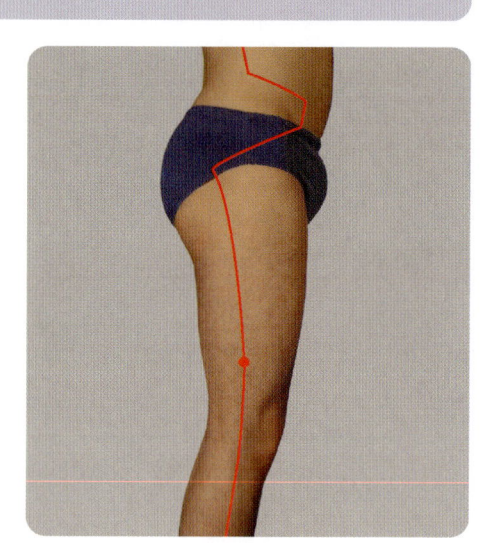

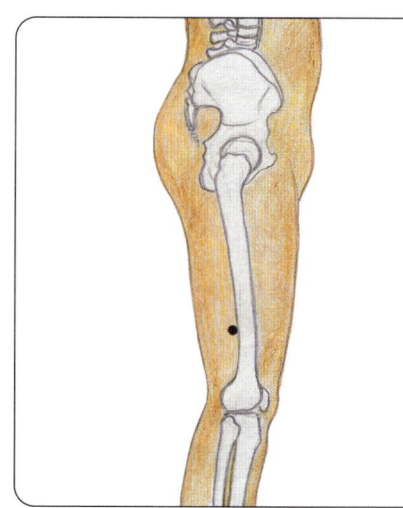

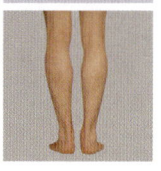

膝陽関

膝の陽の関所
ひざようかん

胆経 33
Gb 33

脚部および膝の痛み

位置：膝の外側、大腿骨顆部と大腿二頭筋腱の間の窪み
その他の症状：膝の腫れ、脚部の衰弱
効果：風を追い払う

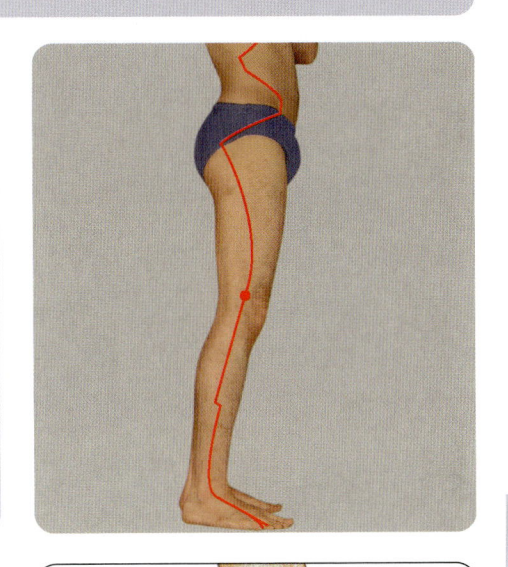

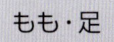

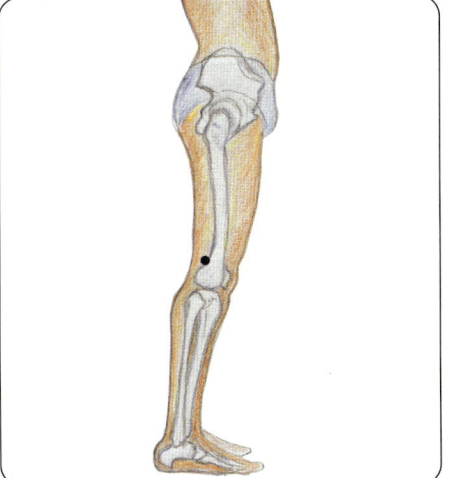

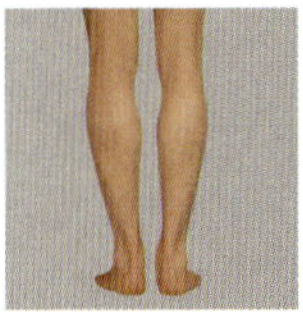

陽陵泉

陽の丘陵の泉
ようりょうせん

胆経 34
Gb 34

痛み、偏頭痛、けいれん

五行穴：土
筋肉と腱の会穴、鎮静穴
位置：腓骨の骨頭下部の窪み
その他の症状：運動器官における痛み、高血圧、神経過敏、膝の痛み
効果：腱の弛緩、中焦および下焦の気の増強

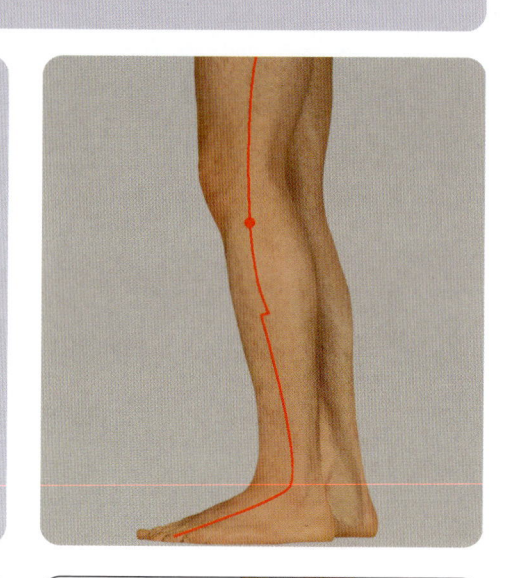

もも・足

Gb 34

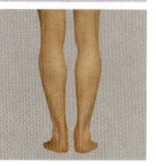

Gb 34とMa 8：けいれんの解消
ExP 24（胆嚢点、Gb 34の1寸下）とGb 34：胆石の有無の確認（注意：胆石の排出作用あり！）

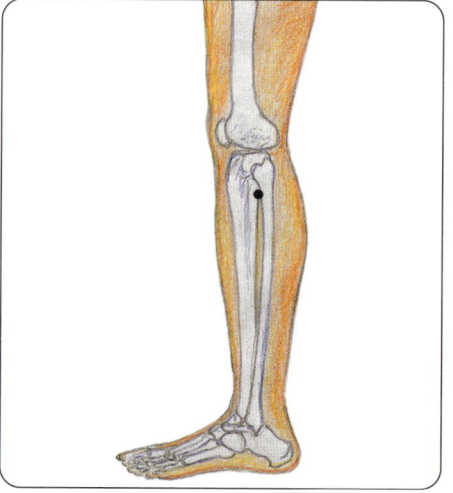

光明

光と輝き
こうめい

胆経 37
Gb 37

脚部の痛み、けいれんおよび衰弱

Le 3に対する絡穴
位置：外くるぶしの頂端より5寸上方、腓骨の前縁
その他の症状：偏頭痛、目の痛み、集中力散漫
効果：風を追い払う、肝臓、脚および骨盤の気の増強

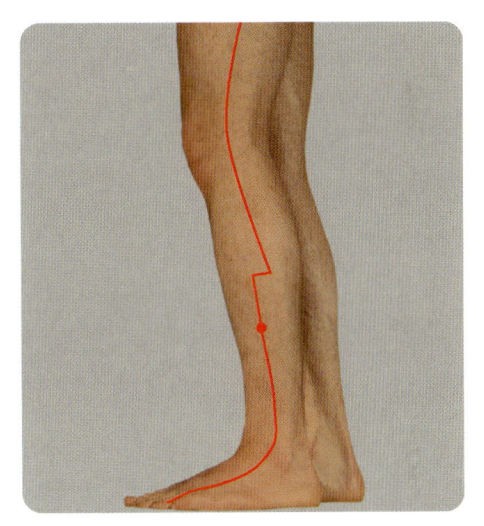

Gb 37に加えてGb 1、Gb 16あるいはGb 14：目の強化

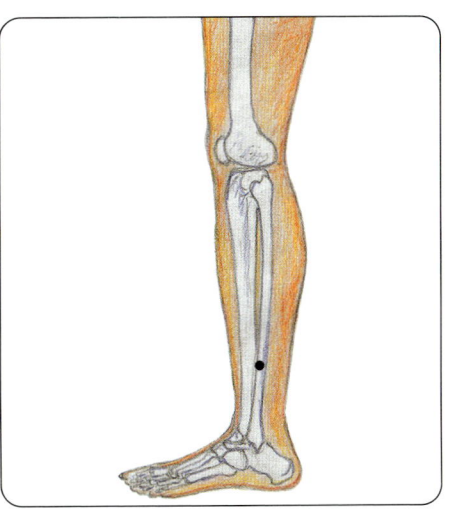

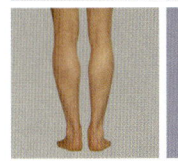

懸鍾

釣り鐘
けんしょう
別名：絶骨(ぜっこつ)

胆経　39
Gb 39

脚部の衰弱および痛み

骨髄の会穴、脚の陽の3経脈の絡穴
位置：外くるぶしの頂端より3寸上方、腓骨の前縁
その他の症状：頭痛、頸のコリ
効果：気の増強、風を追い払い、陽を抑制する

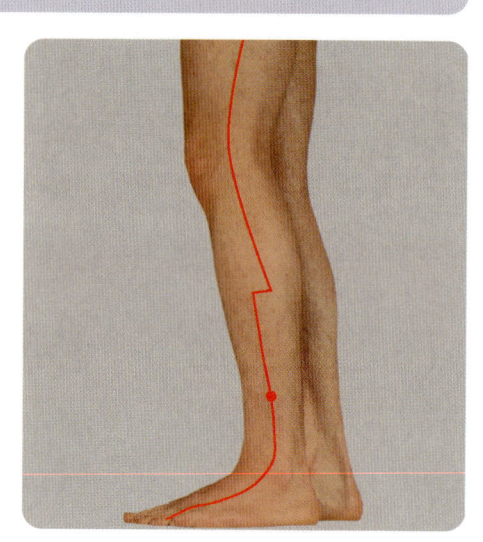

もも・足

Gb 39

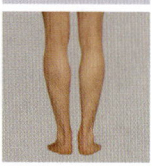

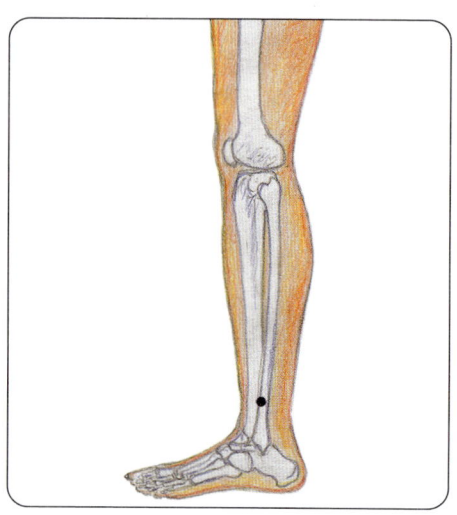

丘墟

丘の原野
きゅうきょ

胆経 40
Gb 40

足首の痛み

Le 5に対する原穴、原気の経穴
位置：外くるぶしの前下方、長趾伸筋腱前の窪み
その他の症状：頭痛、頸の痛み
効果：経脈流の回復

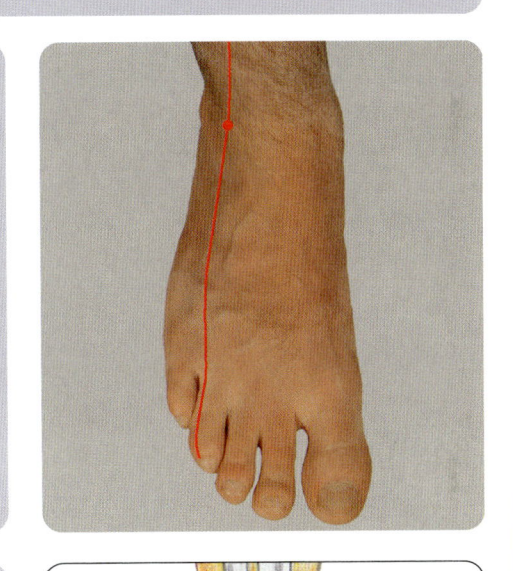

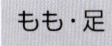

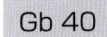

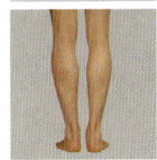

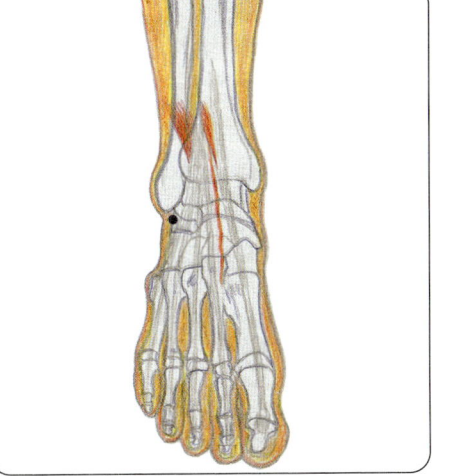

もも・足

Gb 40

足臨泣

足の号泣
あしりんきゅう

胆経 41
Gb 41

眼部障害、足の痛み

五行穴：木
帯脈の起始穴
位置：第4および第5中足骨の間の窪み、長趾伸筋腱の側方
その他の症状：頭痛、月経不順、耳鳴り
効果：経脈LeおよびGbの停滞の解消

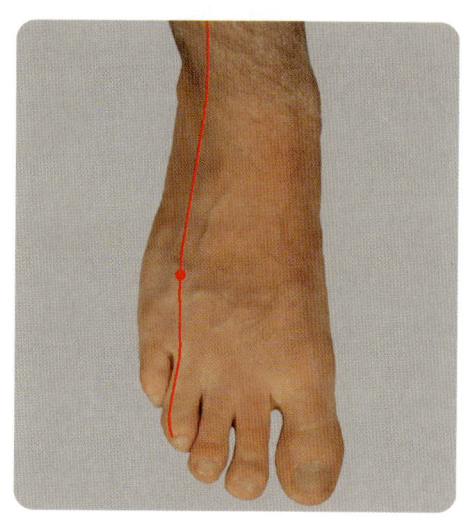

もも・足

Gb 41

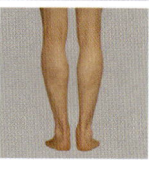

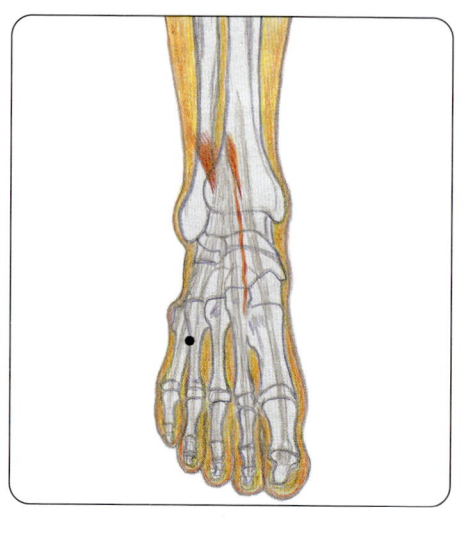

Gb 41とGb 15：調和作用

侠谿

狭い水の流れ
きょうけい

胆経 43
Gb 43

頭痛、耳鳴り

五行穴：水
強壮穴
位置：第4趾と第5趾の間、中足指節関節の末梢側
その他の症状：回転性めまい、眼部障害、視力の衰え
効果：中焦の気の増強、風・熱・湿の解消

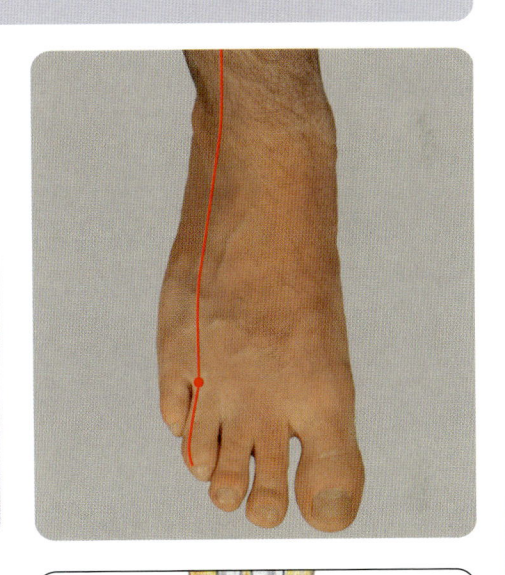

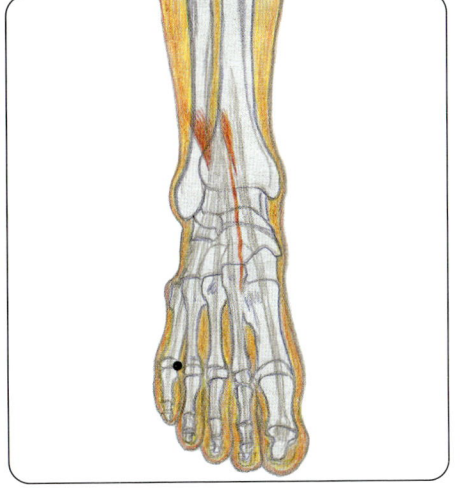

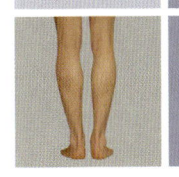

足竅陰

足の陰の空洞
あしきょういん

胆経 44
Gb 44

頭痛（こめかみ）、救急穴

五行穴：金
位置：第4趾の先端、爪溝の0.1寸横
その他の症状：目の痛み、耳の痛み、落ち着きのなさ、神経過敏、難聴、めまい、足の腫れ
効果：風を追い払う

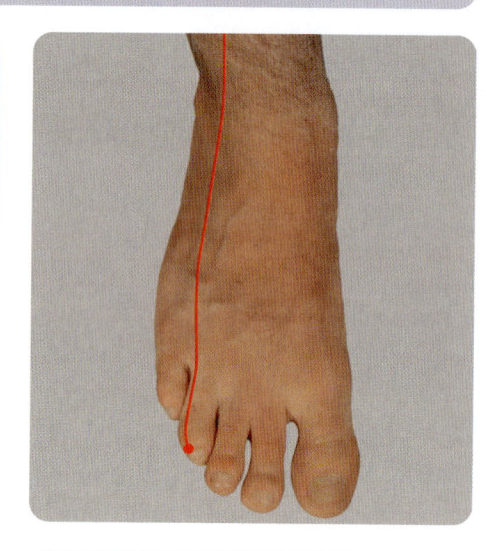

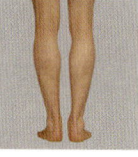

Gb 44とGb 11：感覚の強化

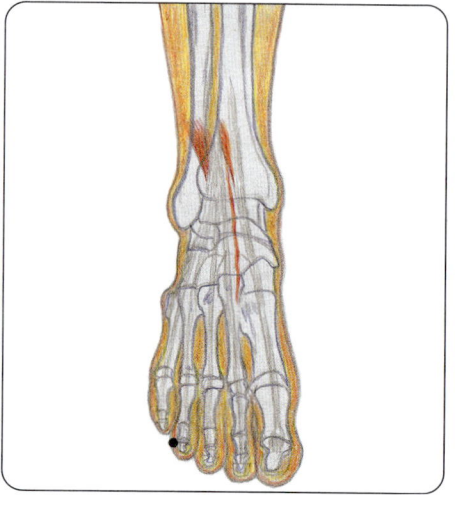

大敦

大いなる自尊心
だいとん

肝経 1
Le 1

救急穴

五行穴：木
位置：第1趾の腓骨側、爪溝の0.1寸横
その他の症状：低血圧、腹部膨満感、痛み、激しい出血、月経けいれん、めまい
効果：肝臓の気の増強、風を追い払う

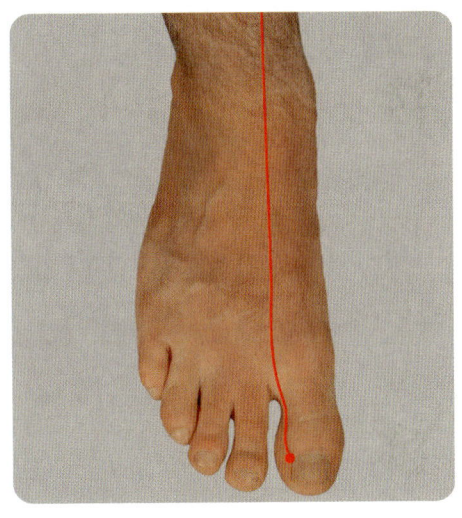

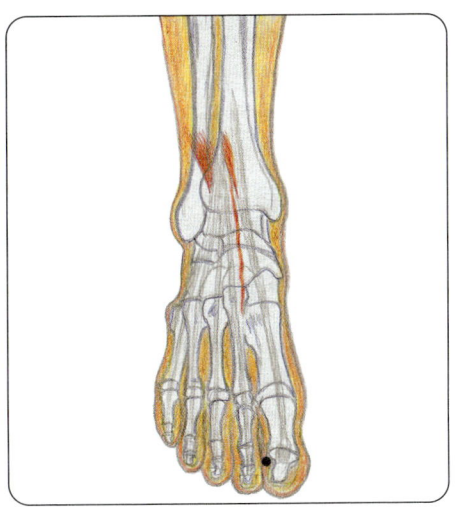

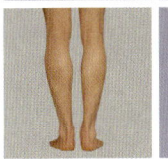

| 行間 | 歩みの間隔
こうかん | 肝経 2
Le 2 |

頭痛

五行穴：火
鎮静穴
位置：第1趾と第2趾の間、水かき部の中央
その他の症状：排尿障害、けいれん、背中のコリ、眼部障害、視覚障害、不眠症、鼻血、高血圧、月経過多（強壮作用に注意！）
効果：肝臓の気の増強、熱の解消

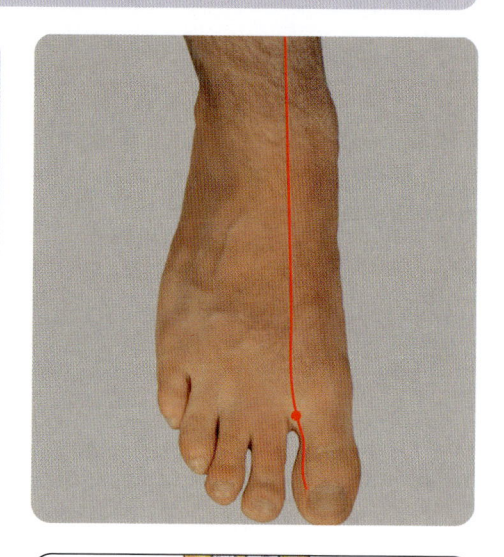

もも・足

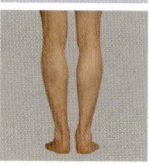

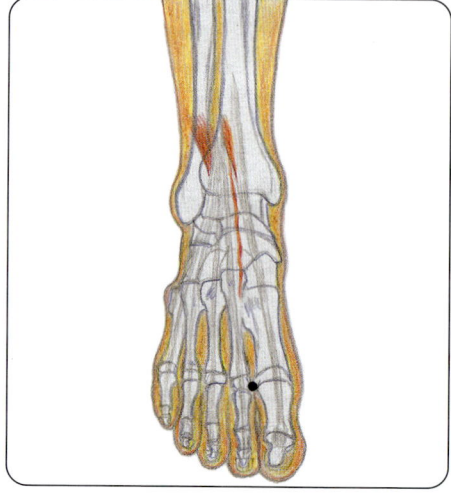

Le 2

太衝	広大な大通り たいしょう	肝経 3 Le 3

頭痛

五行穴：土
Gb 37に対する原穴（原気の経穴）、肝機能に対する鎮静穴
位置：第1趾および第2趾の中足骨の間、母趾の付け根より1寸半近位側
その他の症状：めまい、不眠症、けいれん、高血圧、月経障害、吐き気
効果：肝臓の気の増強、調和および鎮静作用

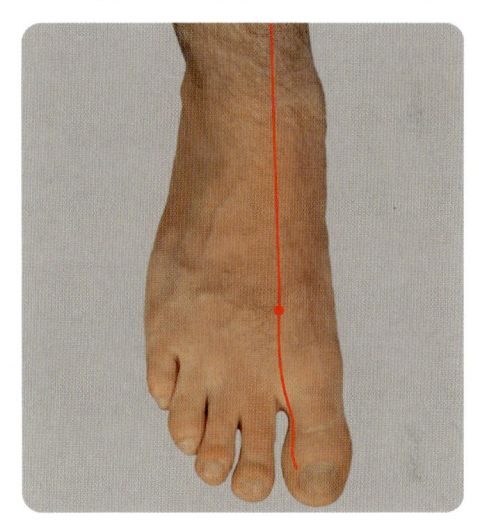

Le 3とDi 4：過剰な陽の減弱
Le 3とPe 9：一般的増強作用

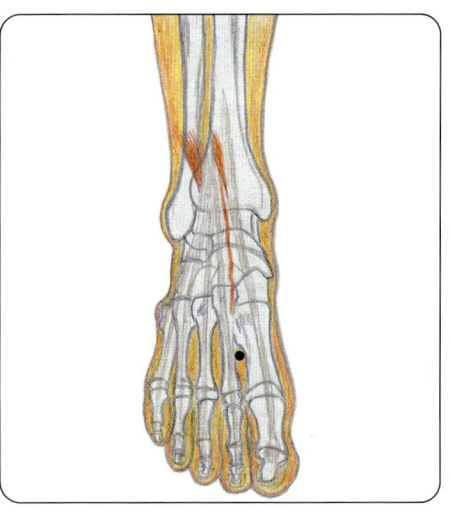

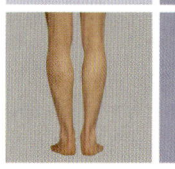

膝関

| 膝の関門 | 肝経 7 |
| しつかん | Le 7 |

膝の腫れと痛み

位置：Mi 9の1寸後方
その他の症状：ふくらはぎの痛み
効果：風を追い払う

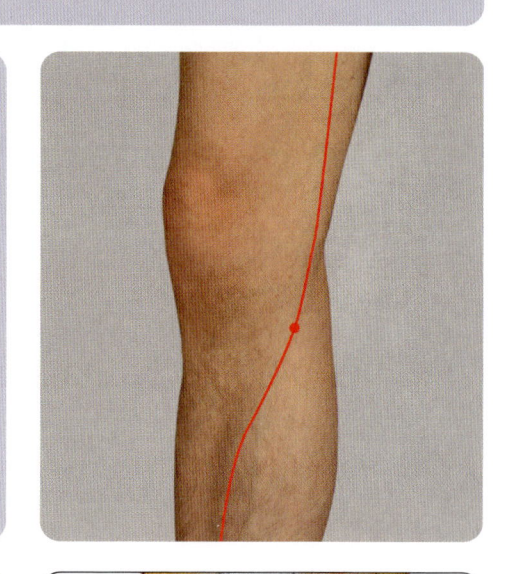

もも・足

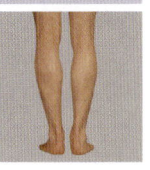

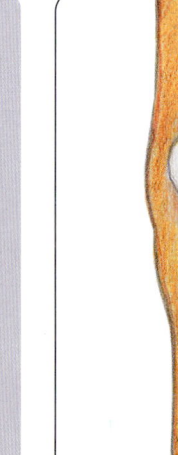

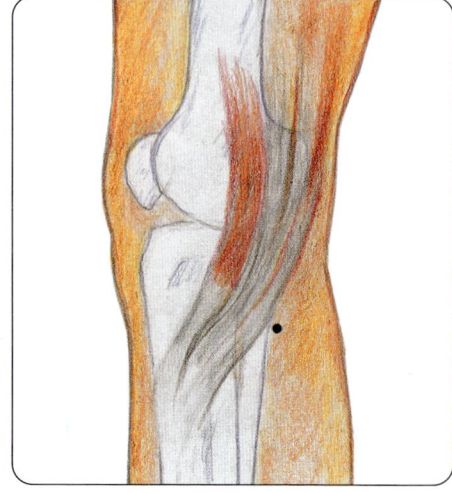

Le 7

曲泉

曲がり角の泉
きょくせん

肝経 8
Le 8

膝の痛み

五行穴：水
強壮穴
位置：膝窩横紋内側、膝屈曲時の半膜様筋、半腱様筋および脛骨顆部の間の窪み
その他の症状：排尿障害、ストレス
効果：肝臓の気の助長、脚の強化、風の解消

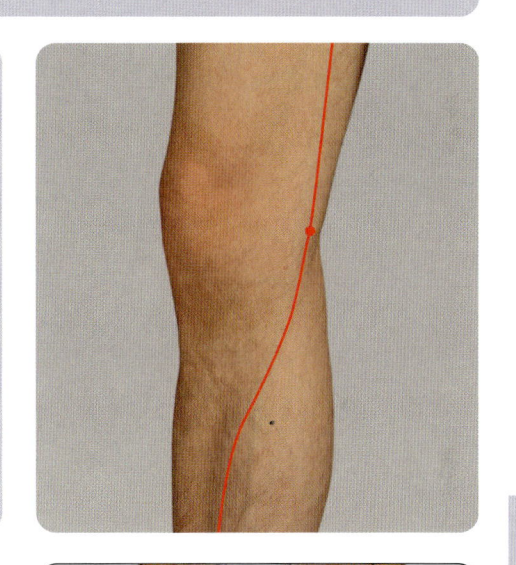

もも・足

Le 8

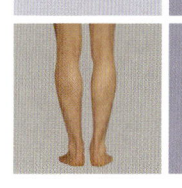

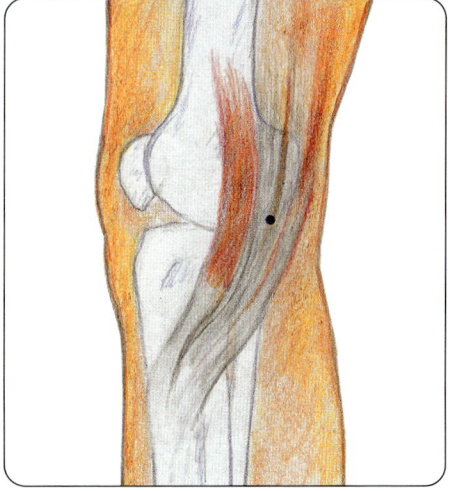

梁丘

丘の稜線
りょうきゅう

胃経 34
Ma 34

膝の痛み

経脈Maの郄穴
位置：膝蓋骨の外側上縁より2寸上方
その他の症状：胃痛、吐き気
効果：緊張緩和

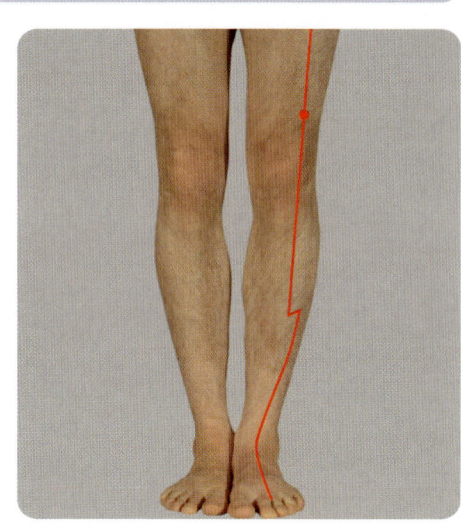

もも・足

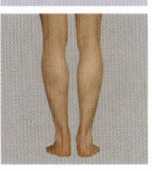

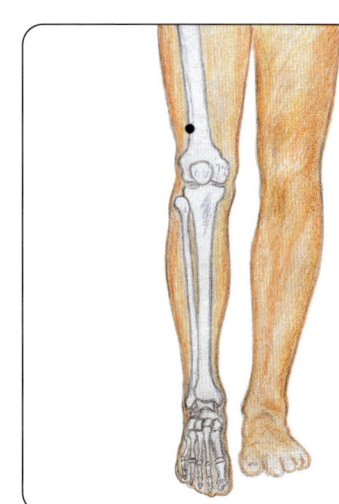

Ma 34

足三里

足の三里目
（あしさんり）

胃経 36
Ma 36

活力の経穴

五行穴：土
腹部の会穴
位置：膝蓋骨の下端より3寸下方、脛骨粗面の下端より1寸側方
その他の症状：膝の痛み、消化不良、衰弱、疲労、高血圧、頭痛
効果：緊張緩和の促進、胃と脾臓の気の増強、気と血の調和、精神安定作用

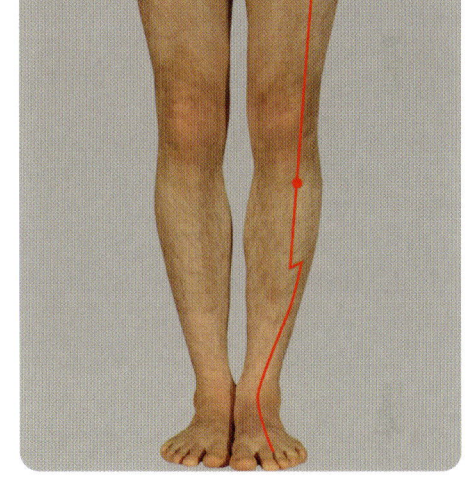

Ma 36とMa 30：滋養の海、疲労時の増強作用
Ma 36とDi 10：筋肉の増強

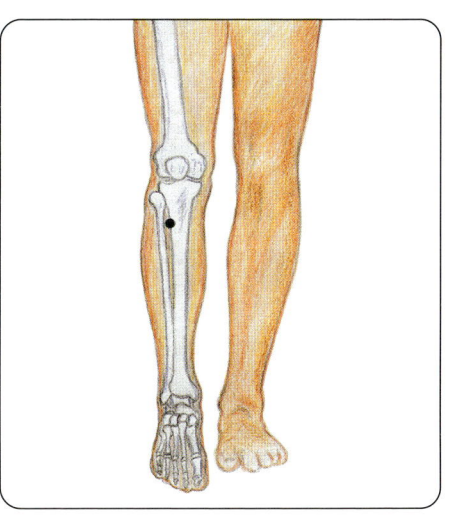

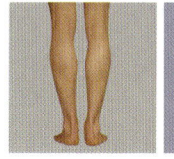

上巨虚

上腹の大空洞
じょうこきょ

胃経 37
Ma 37

消化不良

位置：Ma 36より3寸下、脛骨の約1寸外側
効果：緊張緩和、鬱積の解消

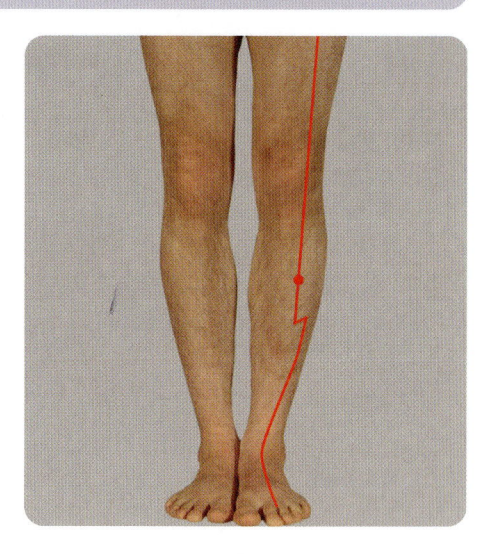

Ma 37とMa 25：下痢の改善
Ma 37、Bl 11およびMa 39：血液増強作用

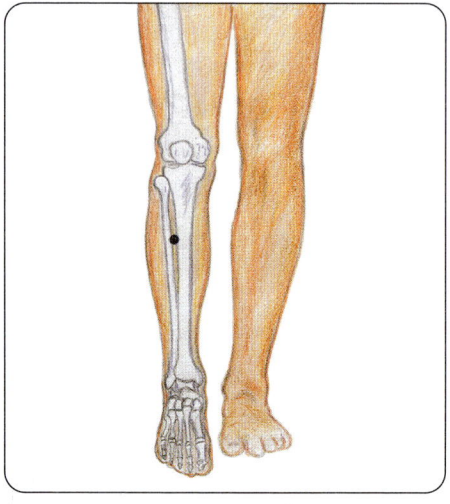

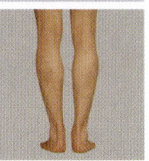

もも・足

Ma 37

| 条口 | 狭い廊下
じょうこう | 胃経 38
Ma 38 |

膝および足の痛み

位置：すねの中央、膝蓋骨下端と外くるぶしの中間、Ma 36より5寸下方
その他の症状：脚部の衰弱
効果：風を追い払う

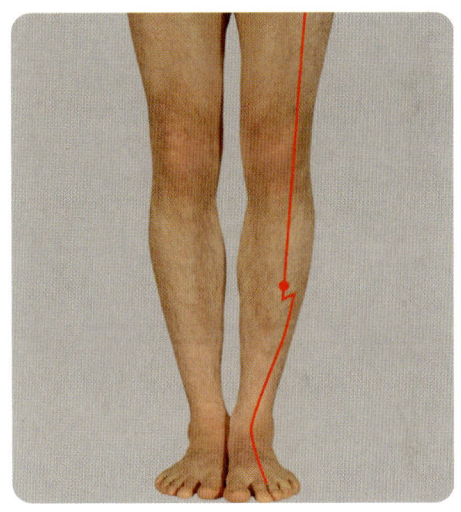

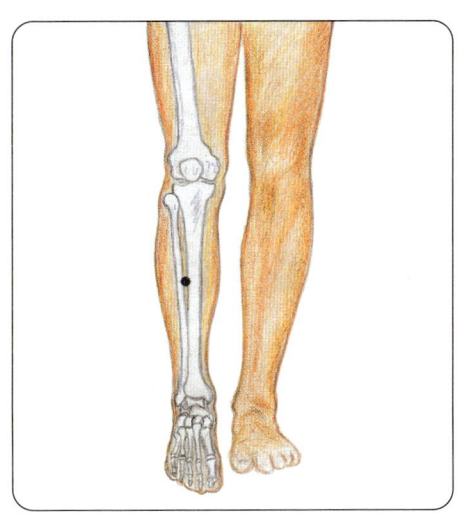

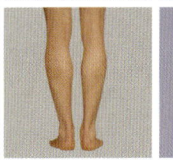

豊隆

豊かな中身
ほうりゅう

胃経 40
Ma 40

頭痛、意識朦朧

Mi 3に対する絡穴
位置：すねの中央、膝蓋骨下端と外くるぶしの中間、Ma 38より1寸外側
効果：粘液凝集（気道も含む）の解消、精神の安定

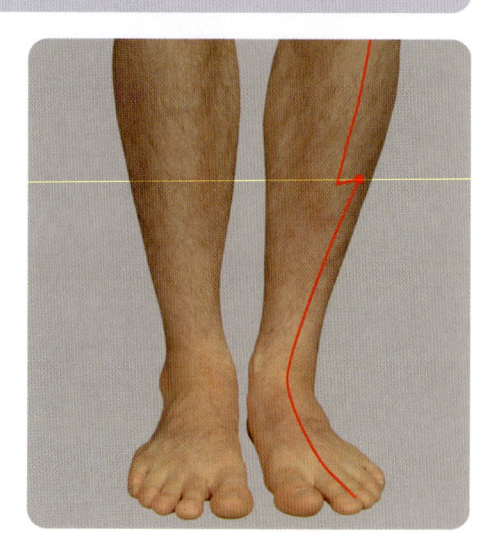

Ma 40とMi 4：自信の強化

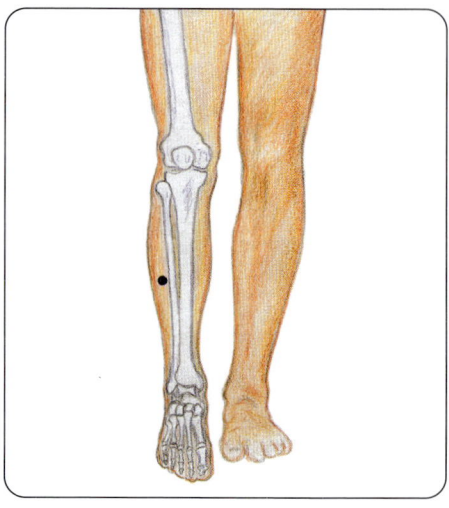

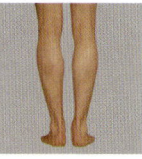

もも・足

Ma 40

解谿

| 解谿 | 解き放たれた水流
かいけい | 胃経 41
Ma 41 |

頭痛

五行穴：火
十三鬼穴の1つ、強壮穴
位置：足関節上側中央
その他の症状：足関節（距腿関節）の痛み、便秘
効果：けいれんの緩和、風の解消

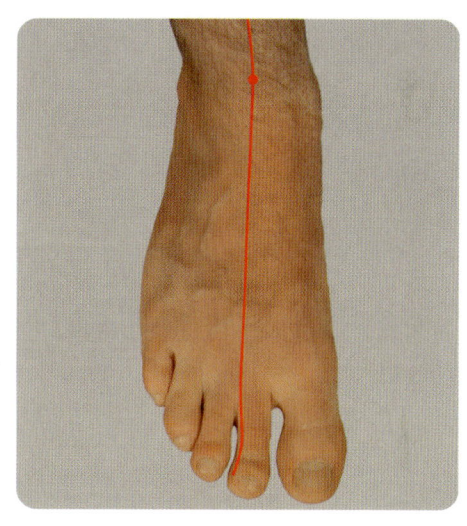

Ma 41とMa 44：目の充血の改善

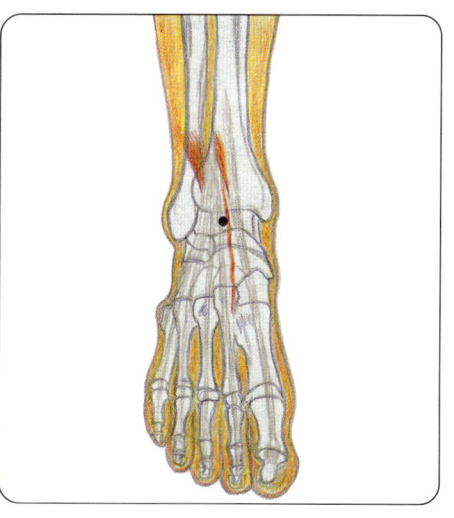

もも・足

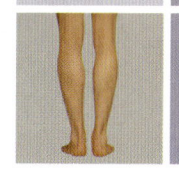

Ma 41

衝陽

大通りの陽
（しょうよう）

胃経 42
Ma 42

歯痛、足の痛み

Mi 4に対する原穴（原気の経穴）
位置：足の甲の頂点、Ma 41より1寸半末梢側、脈動点
効果：興奮の鎮静、陽の調整、冷却作用

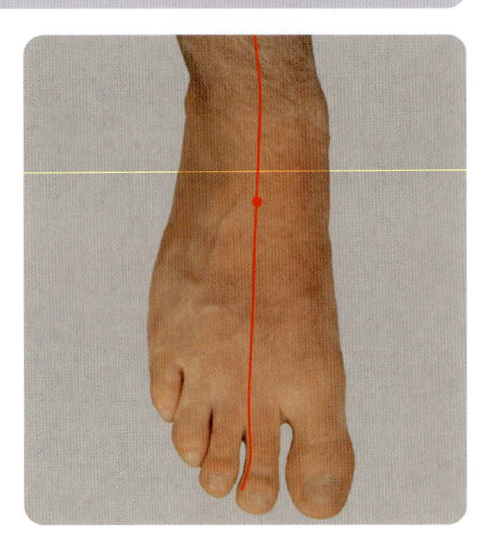

もも・足

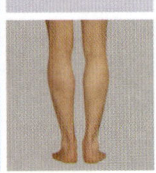

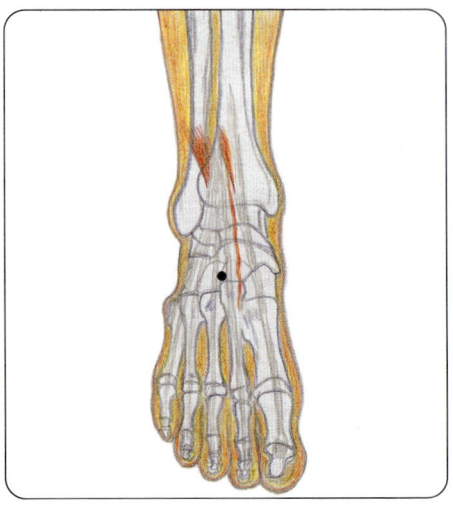

Ma 42

内庭

中庭
ないてい

胃経 44
Ma 44

頭痛

五行穴：水
鎮静穴
位置：第2趾および第3趾の間、水かき部分、腱膜の窪み
その他の症状：歯痛、胃痛
効果：熱の排出

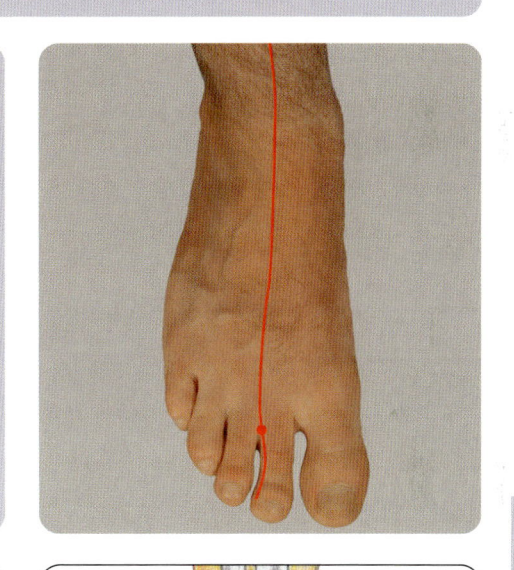

もも・足

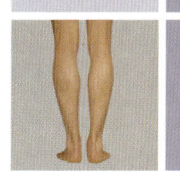

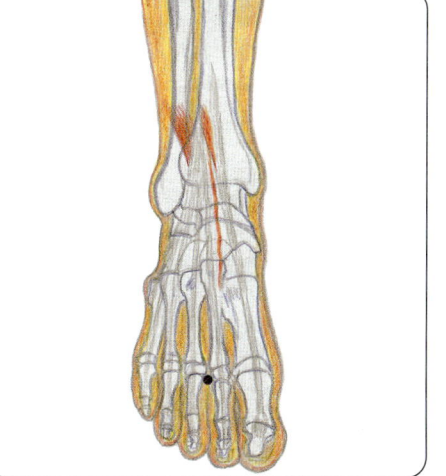

Ma 44

| 厲兌 | 無慈悲な変更
れいだ | 胃経 45
Ma 45 |

歯痛

五行穴：金
鎮静穴
位置：第2趾の腓骨側、爪溝の横
その他の症状：腫れ、胃痛、吐き気、頭痛
効果：痰の解消、冷却作用

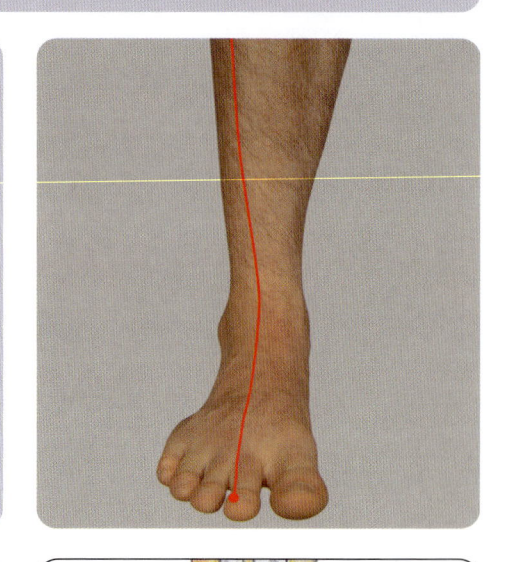

もも・足

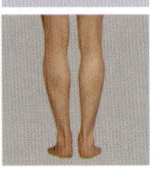

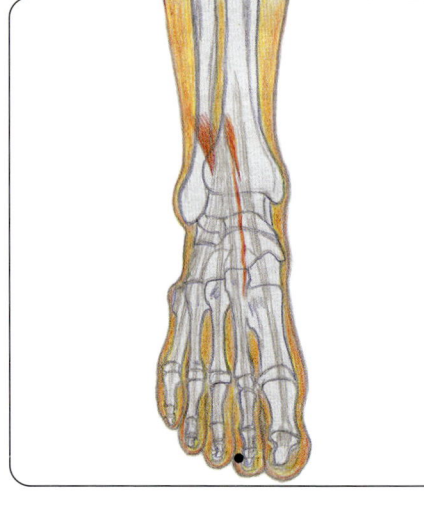

Ma 45

隠白

隠された明るさ
いんぱく

脾経 1
Mi 1

救急穴

五行穴：木
位置：母趾の脛骨側、爪溝の近位側
その他の症状：消化不良、出血、気絶、腹部膨満感、低血圧、めまい
効果：腎臓の気の増強、湿の解消、調和作用

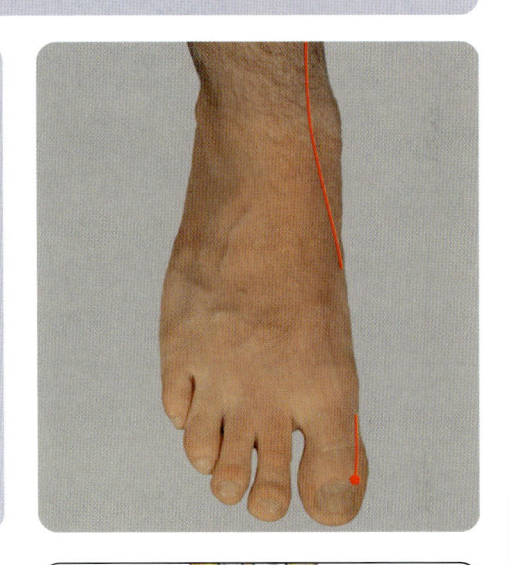

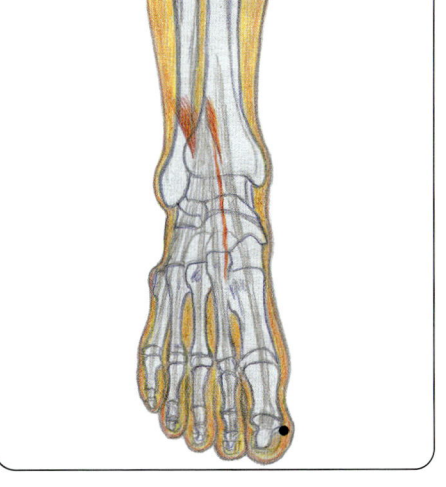

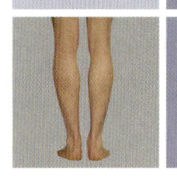

太白

至高の明るさ
たいはく

脾経 3
Mi 3

下痢、便秘

五行穴：土
Ma 40に対する原穴（原気の経穴）
位置：足の内側、第1中足指節関節の後方下部の窪み
その他の症状：吐き気、関節痛
効果：冷静さと落ち着き、痰の解消

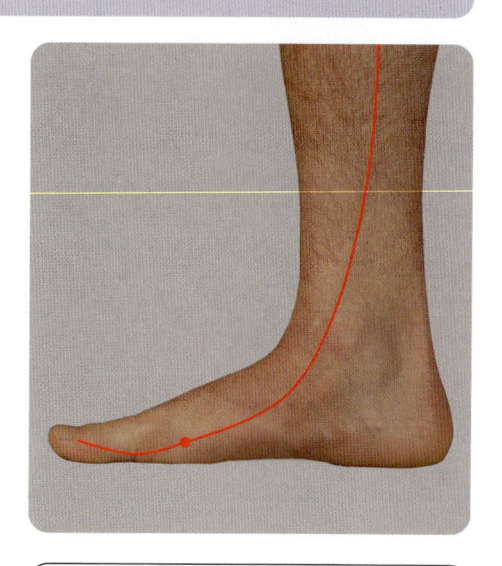

Mi 3とLu 9：咳の緩和
Ma 36とMi 3：胃と脾臓の強化

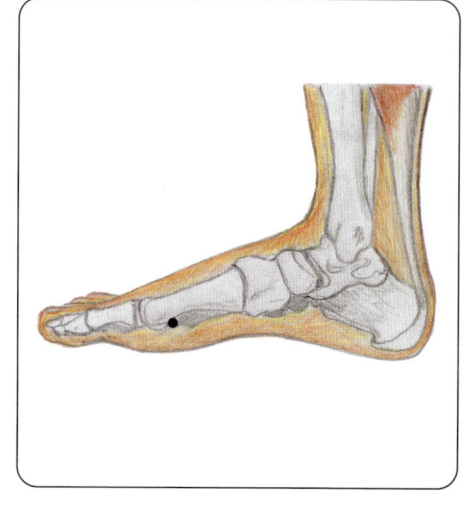

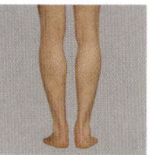

もも・足

Mi 3

| 商丘 | 丘の上の商人
しょうきゅう | 脾経 5
Mi 5 |

下痢、便秘

五行穴：金
鎮静穴
位置：内くるぶしの前方下側の窪み
その他の症状：くるぶし（距腿関節）の痛み、脚部の衰弱
効果：痰の解消、腎臓および胃の気の増強

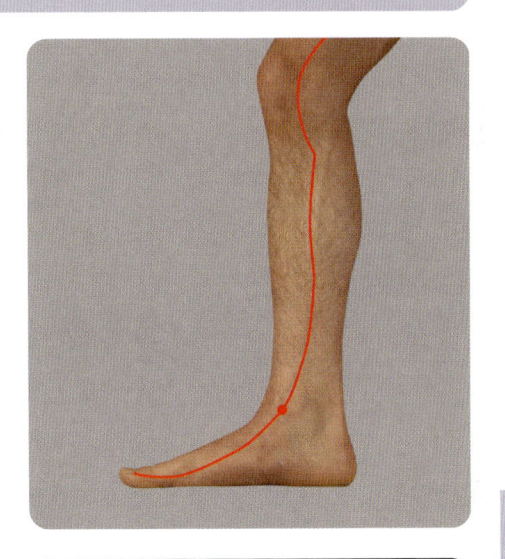

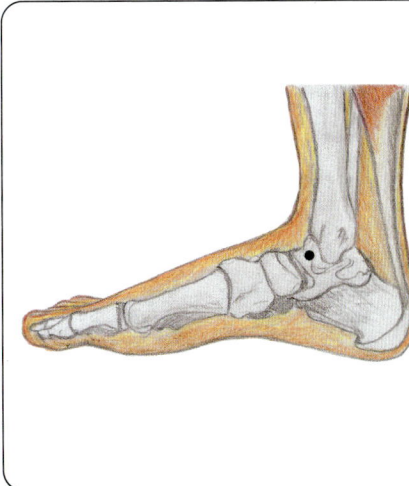

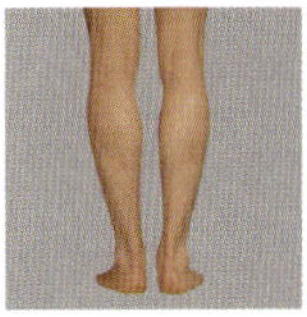

三陰交

三陰の交差点
さんいんこう

脾経 6
Mi 6

活力の経穴

脚の陰の3経脈（経脈Mi、LeおよびNi）の交点、骨盤および下腹部の会穴
位置：内くるぶしの上端より3寸上方、脛骨の後端
その他の症状：衰弱、疲労、骨盤および脚部の血行障害、月経不順、消化不良、排尿障害、更年期障害
効果：アレルギーの抑制、肝臓、腎臓および脾臓の気の増強、月経の正調

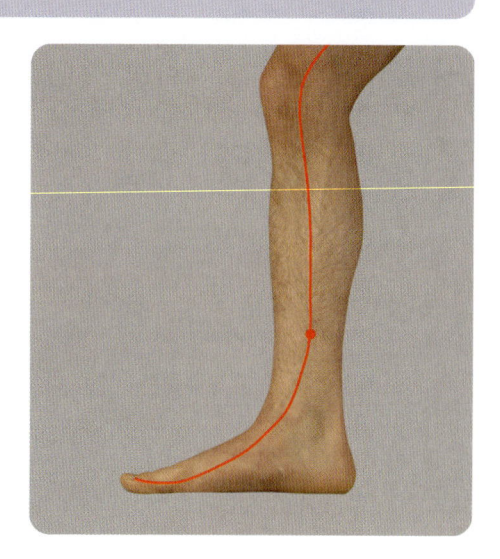

Mi 6とDi 4：気の増強

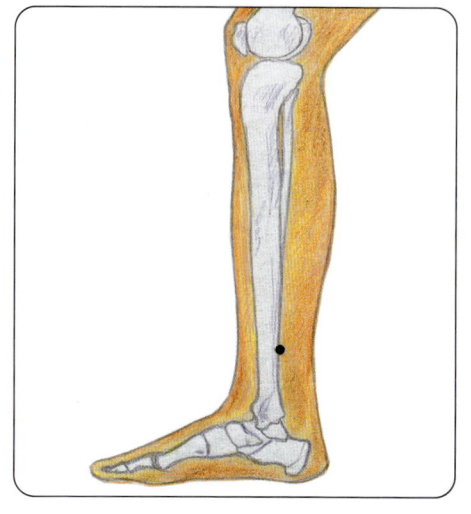

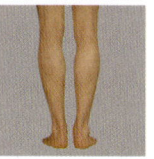

もも・足

Mi 6

地機

地の力
ちき

脾経 8
Mi 8

下痢、腹痛

経脈Miの郄穴
位置：Mi 9より3寸下、脛骨の側面後縁
その他の症状：排尿障害、月経不順、腹部膨満感
効果：調和作用

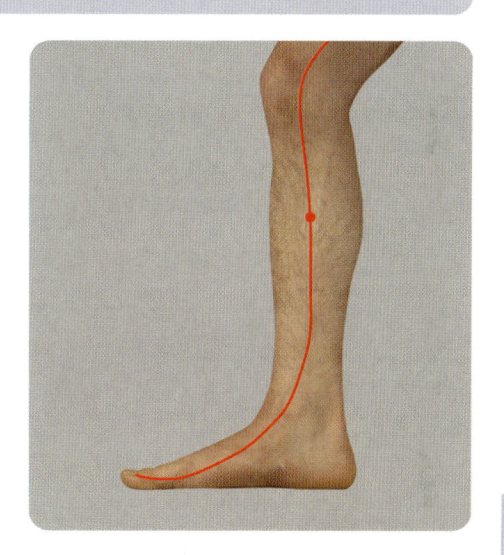

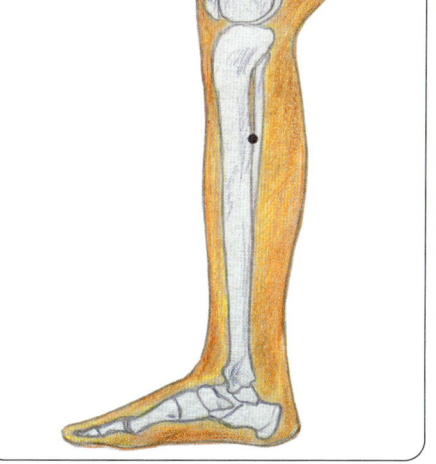

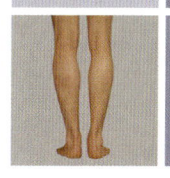

陰陵泉

| 陰の丘陵麓の泉 | 脾経 9 |
| いんりょうせん | Mi 9 |

膝の痛み

五行穴：水
位置：膝屈曲時の脛骨内側顆部の下端の窪み
その他の症状：腹痛、落ち着きのなさ
効果：中焦を暖め、下焦の気を調整する

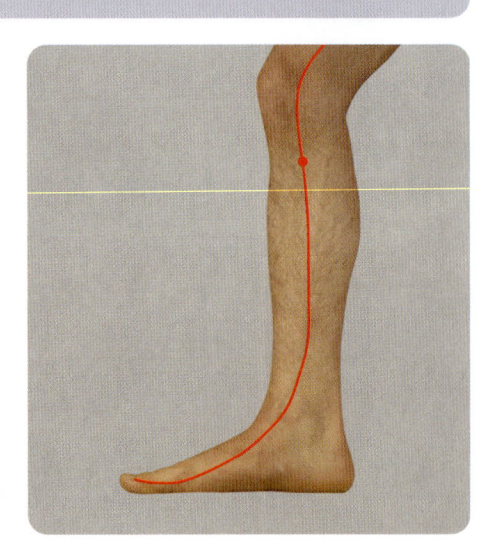

もも・足

Mi 9

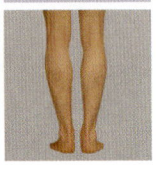

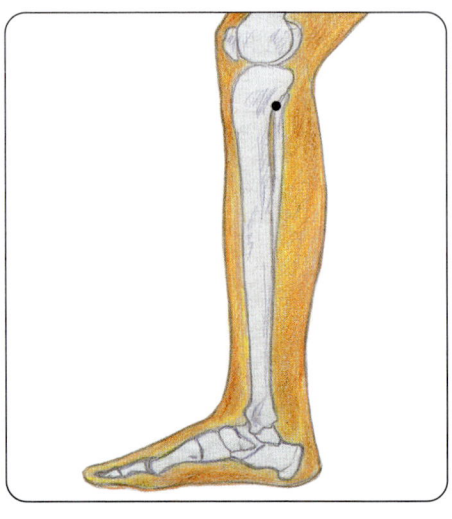

| 血海 | 血の海
けっかい | 脾経 10
Mi 10 |

膝の痛み

位置：膝蓋骨の上端より2寸近位、内側広筋の隆起部のわずかに内側
その他の症状：月経不順、貧血
効果：脚部の増強、血液の増加、月経の調整

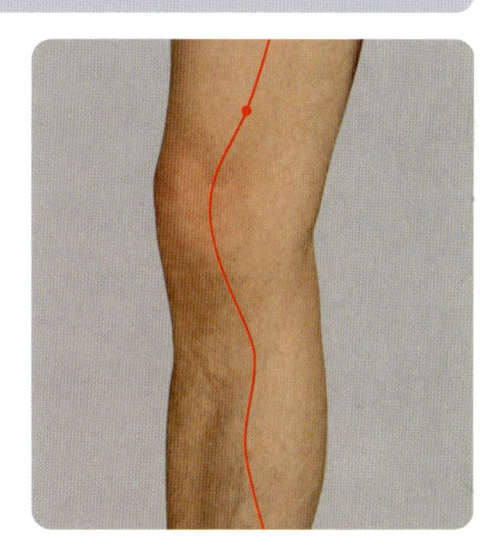

Mi 10、Bl 17（血液の会穴）およびBl 43：
脾臓の造血作用および血液循環の促進

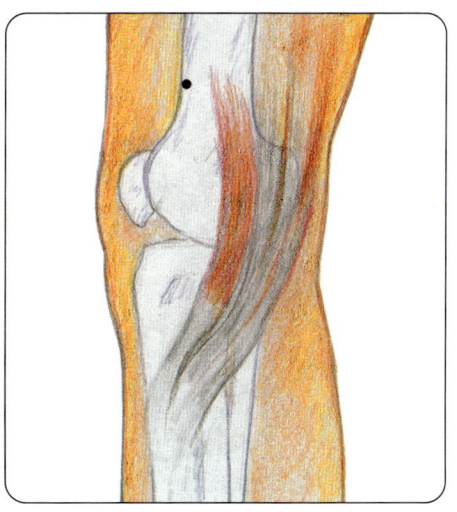

もも・足

Mi 10

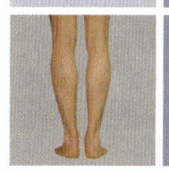

委陽

曲がり角の陽
いよう

膀胱経 39
Bl 39

排尿障害

位置：膝窩横紋の外側、大腿二頭筋隆起部の腱の内側端
その他の症状：膝の痛み、背中の痛み、衰弱
効果：膀胱の気の増強および水経路の調整

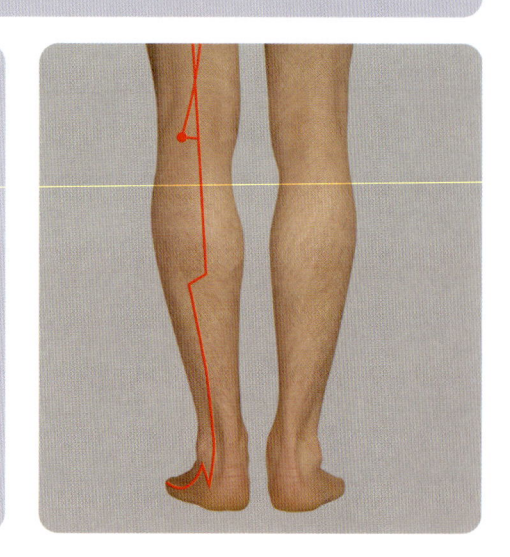

もも・足

Bl 39

Bl 39とBl 40：膝を通る気の流れの調節

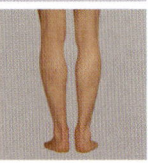

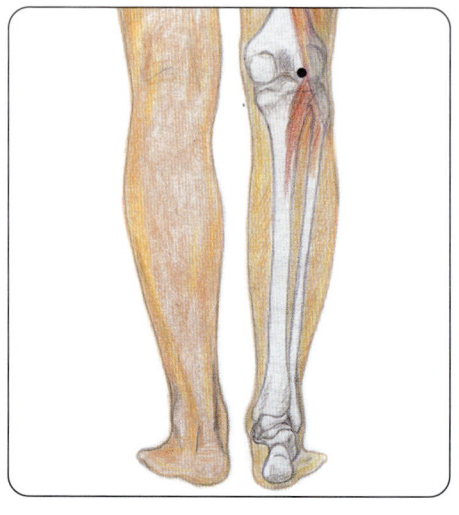

委中

曲がり角の中
いちゅう

膀胱経 40
Bl 40

背中の痛み

五行穴：土
臀部および腰の会穴
位置：膝窩横紋の中央
その他の症状：坐骨神経痛、衰弱、腹痛
効果：疾病の原因からの経脈の解放、腎臓および肝臓の気の促進

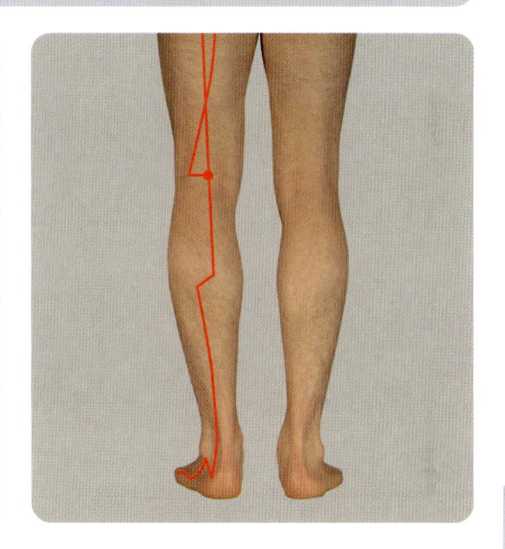

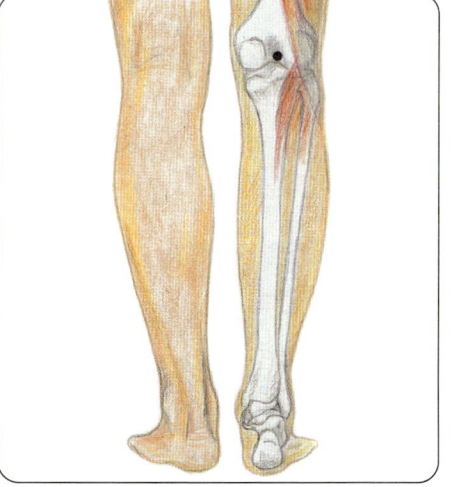

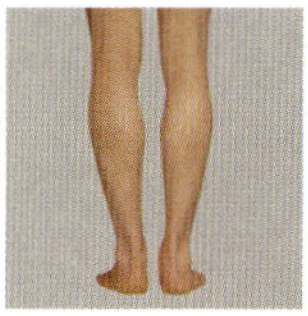

| 承山 | 山の支え
しょうざん | 膀胱経 57
Bl 57 |

背中および脚部の痛みあるいはけいれん

位置：Bl 40とBl 60を結ぶ線の中間、腓腹筋頭の間
その他の症状：坐骨神経痛、脚部の血行障害
効果：肝臓の気の増強、熱と湿の排出

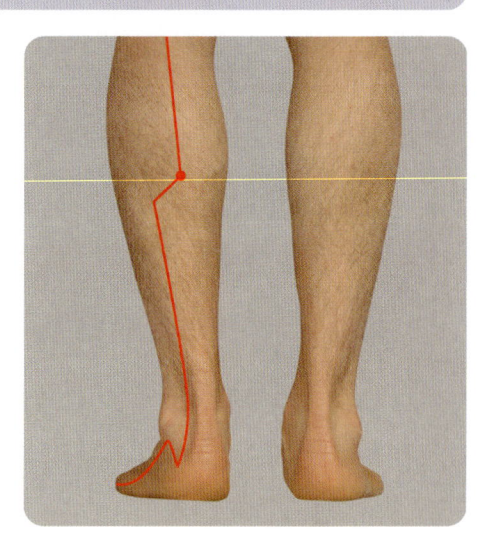

Bl 57とBl 58：坐骨神経痛の軽減

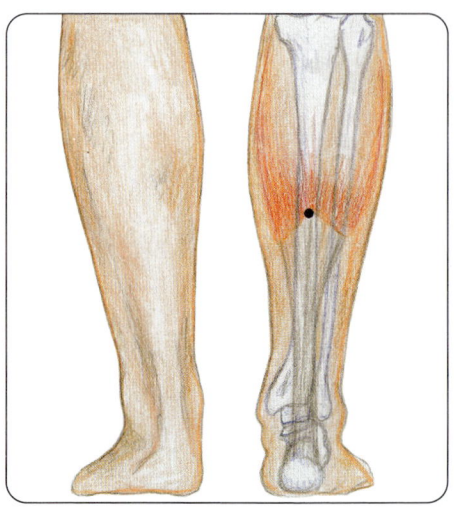

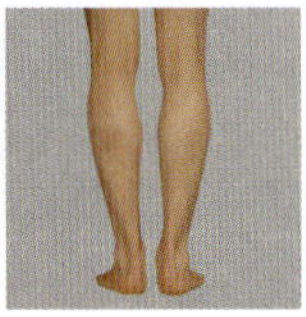

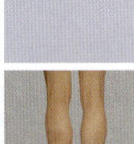

もも・足

Bl 57

飛揚

後退する陽
ひよう

膀胱経 58
Bl 58

頭痛（額）

Ni 3に対する絡穴
位置：Bl 60より7寸上、腓腹筋の外側端
その他の症状：めまい、目のちらつき、ふくらはぎのけいれん
効果：中焦より風、湿および熱を追い払う

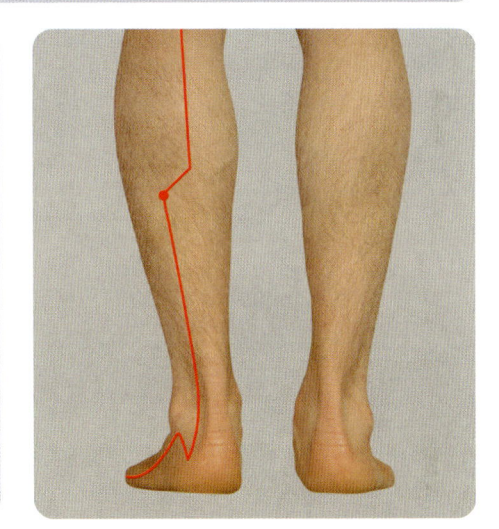

Bl 58とNi 4：体液循環の促進

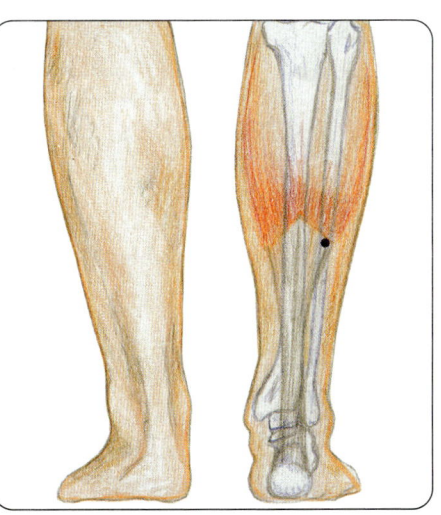

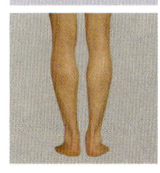

跗陽

足の陽	膀胱経 59
ふよう	Bl 59

頭痛（額と後頭部）

位置：Bl 60より3寸上
その他の症状：外くるぶしの痛み・腫れ、腰痛、衰弱
効果：増強作用

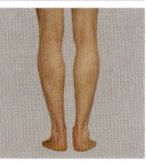

Bl 59とDi 4：解毒作用

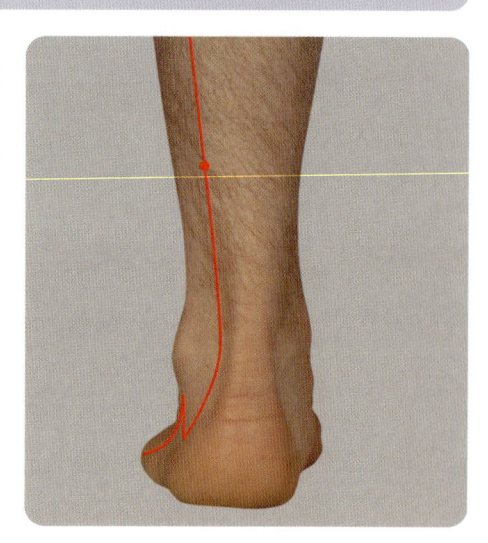

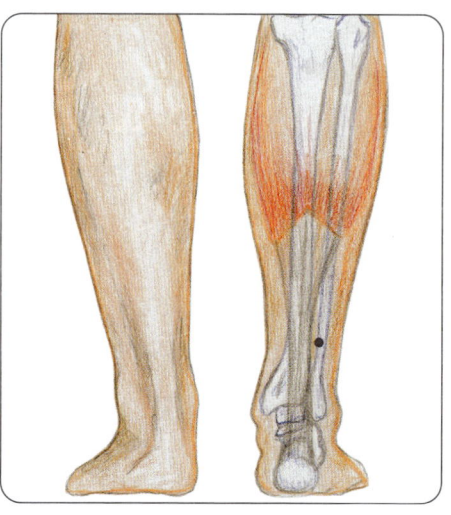

もも・足

Bl 59

| 崑崙 | 崑崙山
こんろん | 膀胱経 60
Bl 60 |

頭痛（額と後頭部）

五行穴：火
膀胱機能系の鎮静穴、背中の会穴
位置：外くるぶしの頂点とアキレス腱の間の窪み
その他の症状：頸の痛み、腰痛、背中のコリ、くるぶしの腫れ・痛み、かかとの痛み
効果：運動器官の強化および調和化、腎臓の気の増強

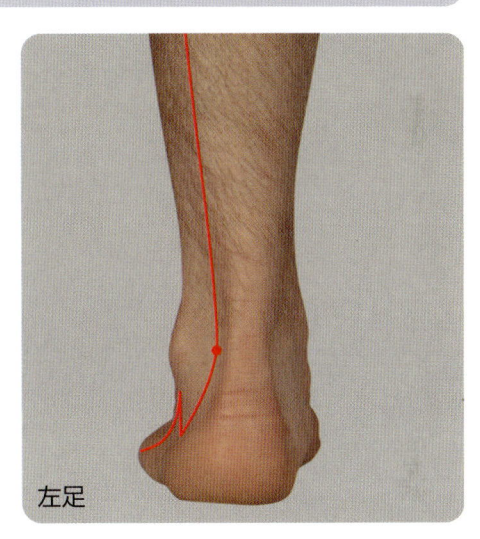

左足

Bl 60とNi 2：新しい活力の付与

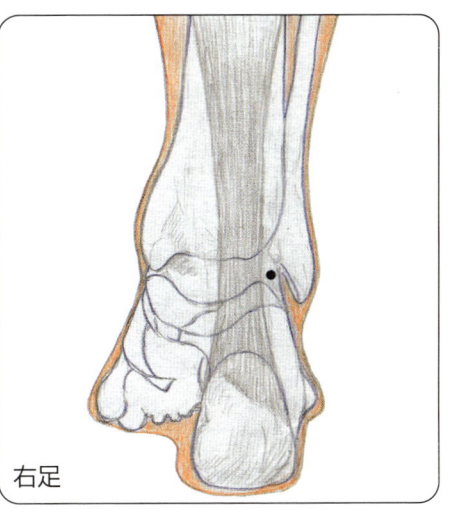

右足

もも・足

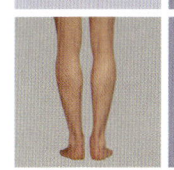

Bl 60

申脈

脈管の伸長
しんみゃく

膀胱経 62
Bl 62

頭痛（後頭部）

陽蹻脈の会穴
位置：外くるぶし下の窪み
その他の症状：耳鳴り
効果：背中下部・腰のコリの解消、肝臓の気の助長、けいれんの緩和

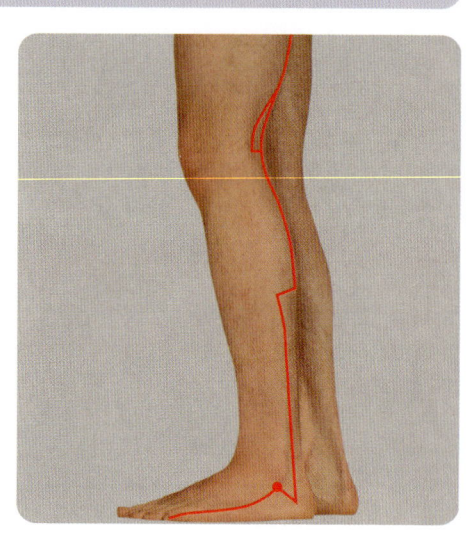

もも・足

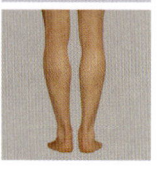

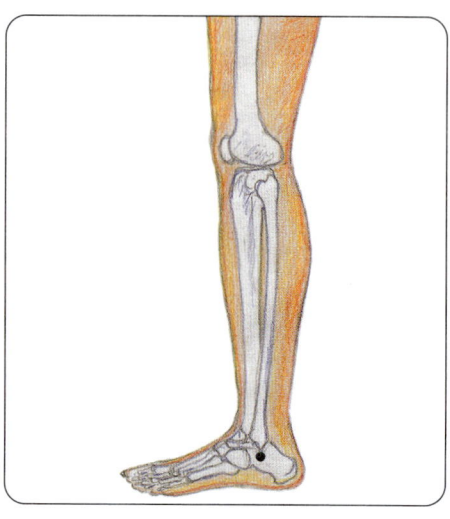

Bl 62

京骨

四角錐の骨 けいこつ	膀胱経 64 Bl 64

背中の強化、安定化

Ni 4に対する原穴（原気の経穴）
位置：第5中足骨粗面の下部、皮膚の色が白から赤に変わる所
その他の症状：頭痛、頸のコリ、足の痛み、排尿障害
効果：風を追い払う

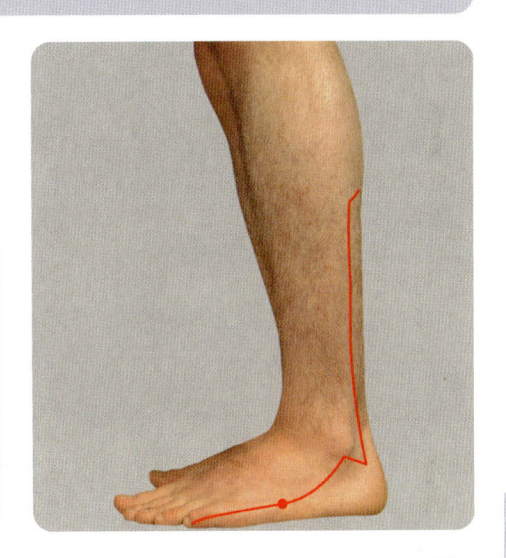

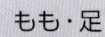

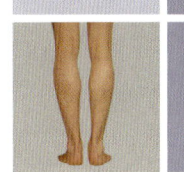

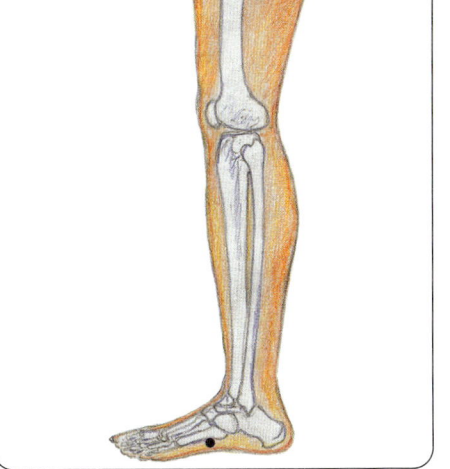

もも・足

Bl 64

至陰

	最も外側の陰	膀胱経 67
	しいん	Bl 67

頭痛（額）

五行穴：金
経脈Blの強壮穴
位置：第5趾外側、爪溝横
その他の症状：眼部障害、目のかすみ
効果：子宮内における胎児の回転の促進、妊娠期の調和化、腎臓の増強促進

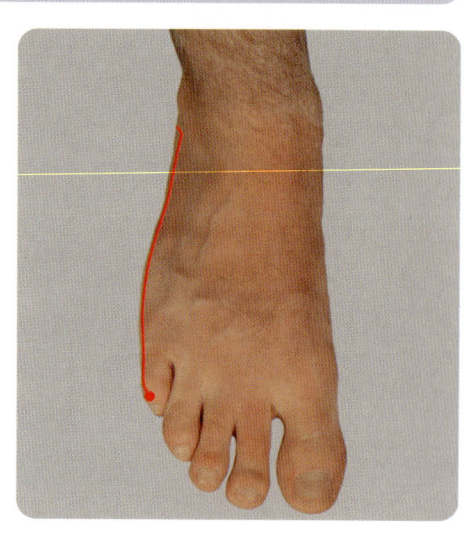

もも・足

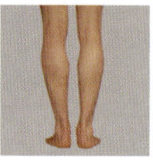

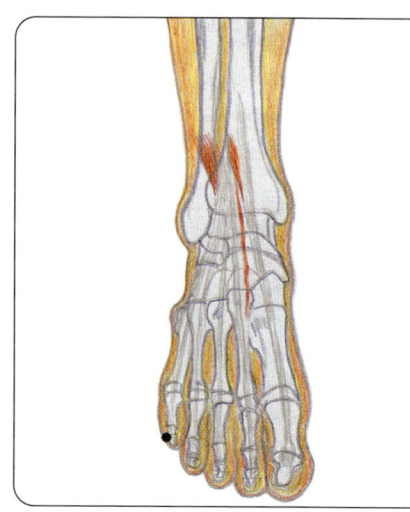

Bl 67

湧泉

| 湧泉 | 湧き出る泉
ゆうせん | 腎経 1
Ni 1 |

頭痛（頭頂部）

五行穴：木
鎮静穴
位置：足の裏中央、第2および第3中足指節関節間の窪み
その他の症状：めまい、排尿障害、高血圧
効果：気の流れの強化および安定化

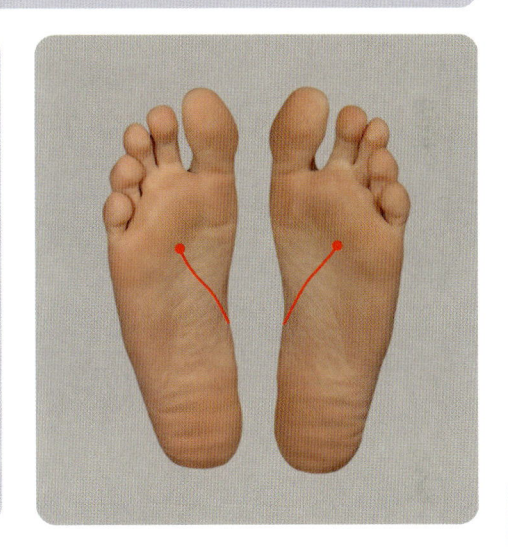

Ni 1、He 9およびDu 26：てんかんの鎮静化

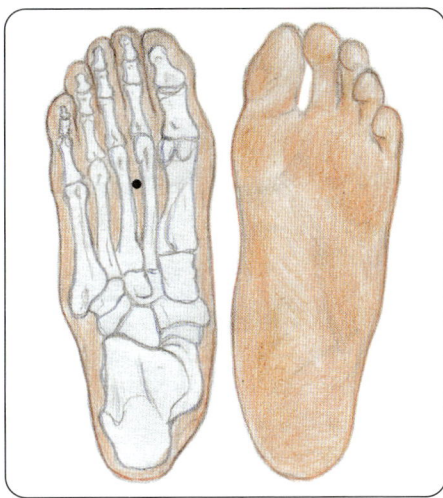

もも・足

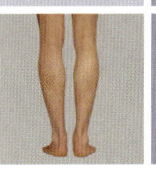

Ni 1

然谷

竜が住む泉
ねんこく

腎経 2
Ni 2

足腰の衰え

五行穴：火
腎臓機能系の鎮静穴
位置：舟状骨の前方下端の窪み、Mi 4より1寸後方
その他の症状：月経不順、排尿障害、足の痛み、足の冷え
効果：腎臓の強化

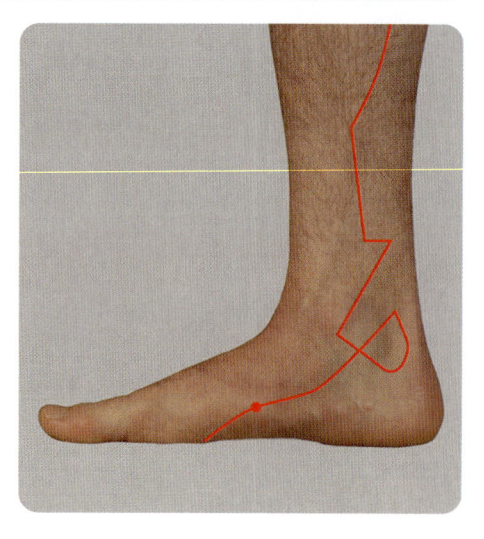

もも・足

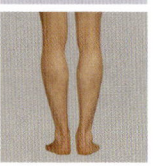

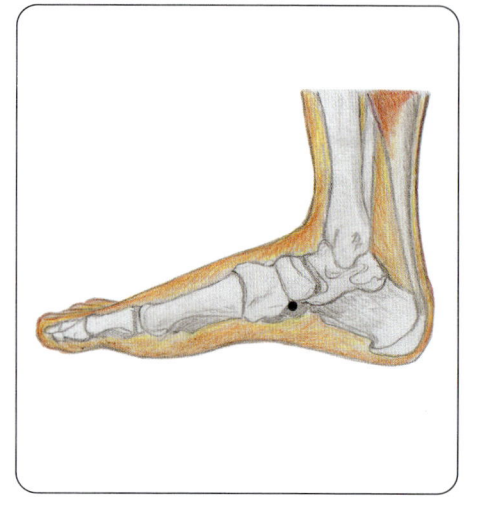

Ni 2

| 太谿 | 大きな渓流
たいけい | 腎経 3
Ni 3 |

腎臓・膀胱疾患

五行穴：土
Bl 58に対する原穴（原気の経穴）
位置：内くるぶしの頂点とアキレス腱の中間
その他の症状：妊娠時には注意！　不眠症、不安症、疲労、月経不順、腰痛、くるぶしの痛み
効果：腎臓の強化、熱の排出、骨盤と膝関節の強化および調和化

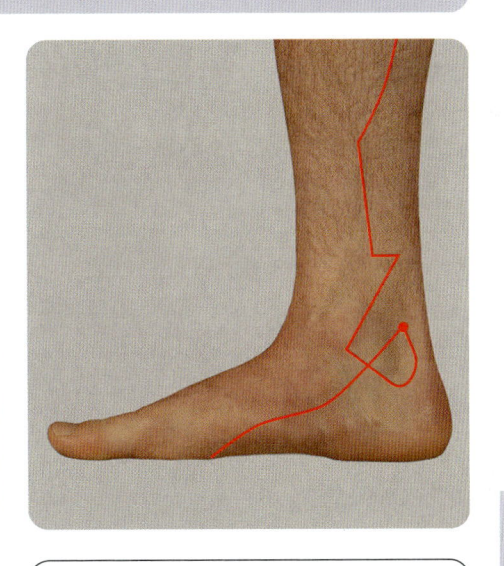

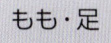

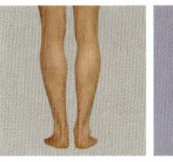

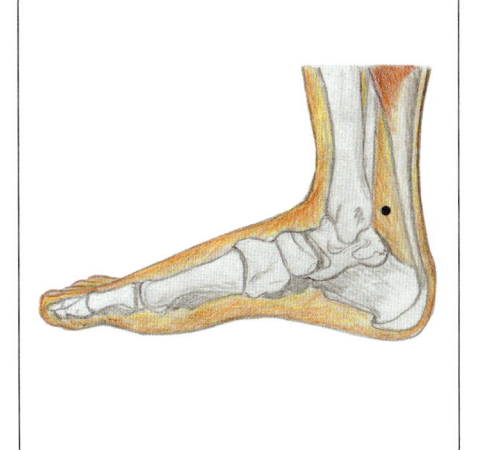

| 照海 | 光明の海
しょうかい | 腎経 6
Ni 6 |

月経不順、排尿障害

陰蹻脈の会穴
位置：内くるぶしの頂端下側
その他の症状：疲労、不眠症、神経過敏
効果：緊張緩和とバランスの促進、腎臓の陰の増強、熱の排出

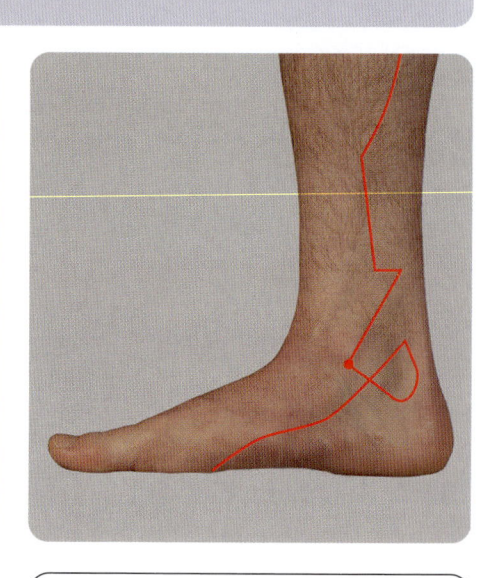

もも・足

Ni 6

Ni 6、Ni 2、Ni 24およびNi 27：悲しみや抑鬱状態時の補助

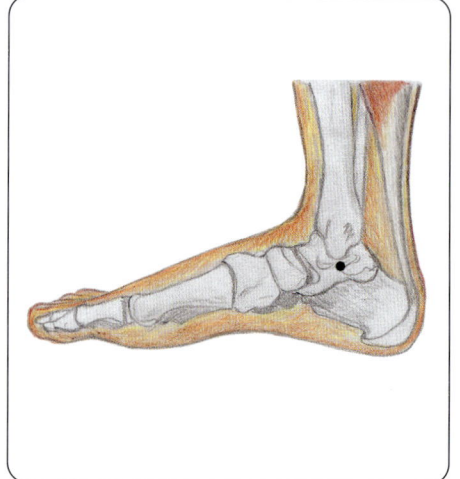

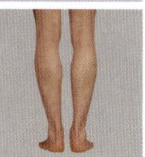

復溜

逆流する流れ
ふくりゅう

腎経 7
Ni 7

活力の経穴

五行穴：金
位置：Ni 3の2寸上方、アキレス腱の前端の窪み
その他の症状：寝汗、月経不順、低血圧、虚弱
効果：腎臓の陰の増強、熱の冷却および湿熱の排出

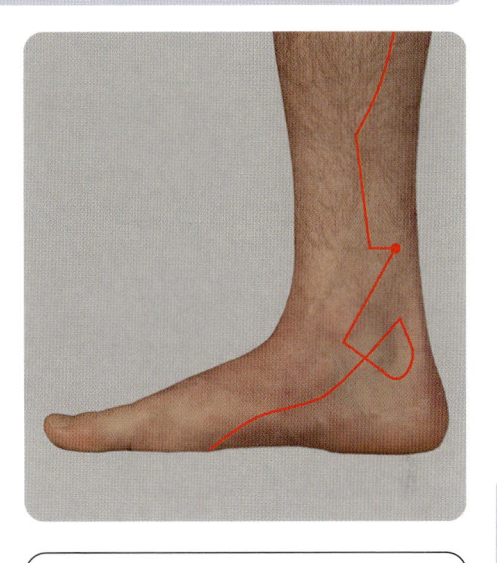

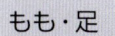

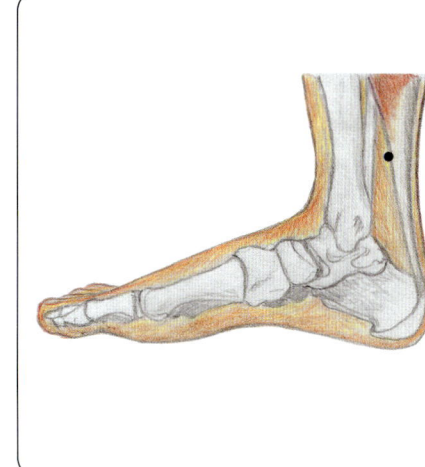

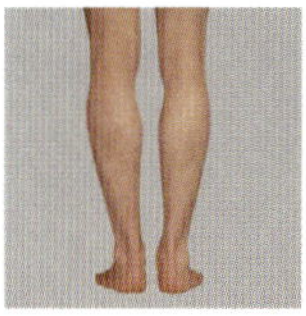

陰谷

陰谷	陰の谷 いんこく	腎経 10 Ni 10

膝関節痛

五行穴：水
位置：膝関節屈曲時の膝窩内側端、半腱様筋腱および半膜様筋腱の間
その他の症状：月経不順、排尿障害、膝関節の動きの硬さ
効果：腎臓の陰の増強

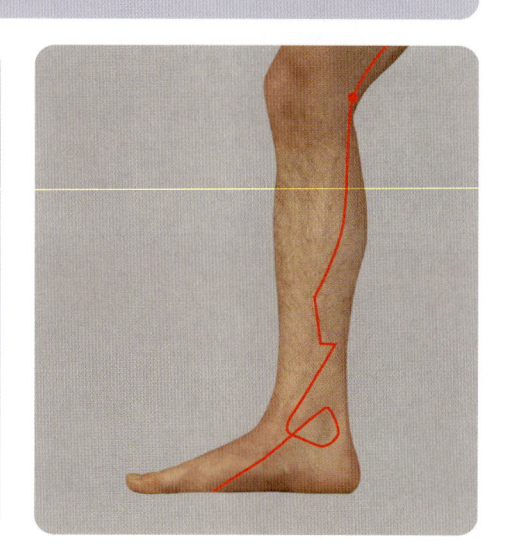

Ni 10、Bl 11およびBl 40：衰弱した腎臓および膀胱機能の補強

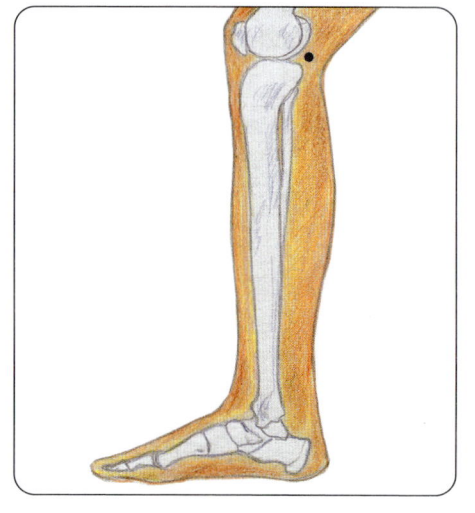

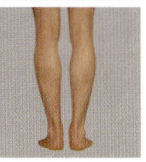

もも・足

Ni 10

八風

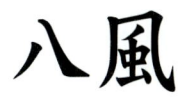

八の風
はちふう

奇穴 19
ExP 19（WHO国際標準：Ex-LE 10）

足およびつま先の痛み

位置：足の指の間の水かき部分8カ所
その他の症状：歯痛
効果：鎮静作用、風を追い払い、熱を冷ます

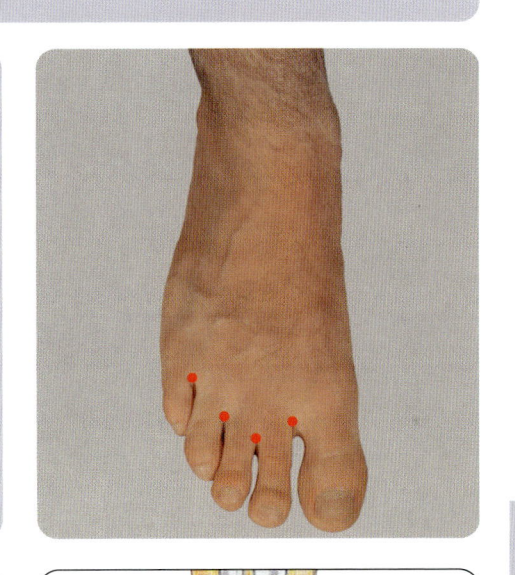

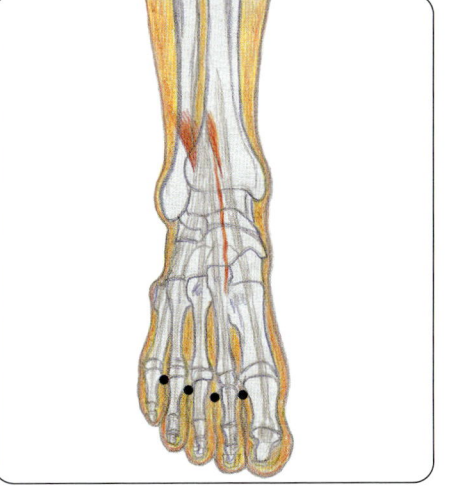

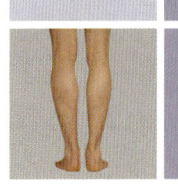

膝眼

膝の目
しつがん

奇穴23
ExP 23（WHO国際標準：内膝眼Ex-LE 4、およびMa 35と同穴である外膝眼Ex-LE 5）

膝の痛み

位置：膝関節靱帯の両側の窪み
その他の症状：脚部の衰え
効果：活性作用

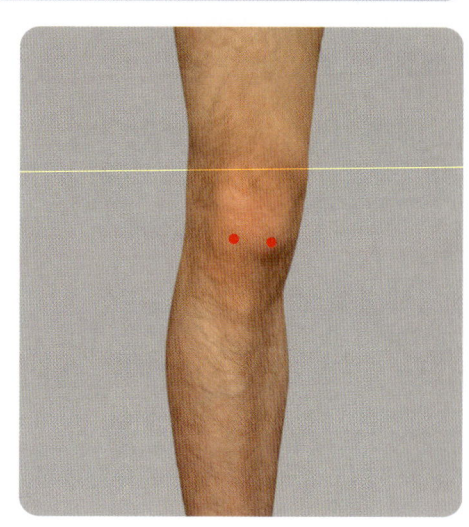

もも・足

ExP 23

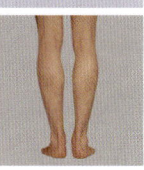

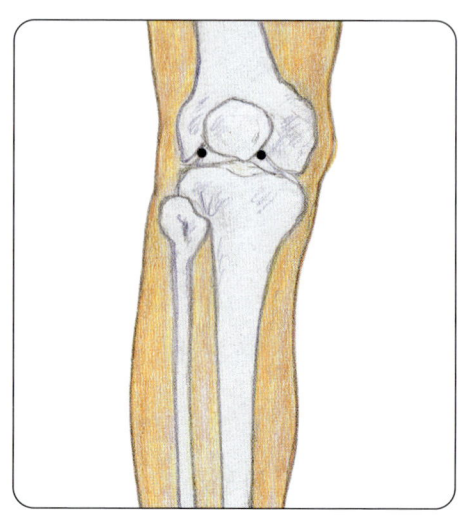

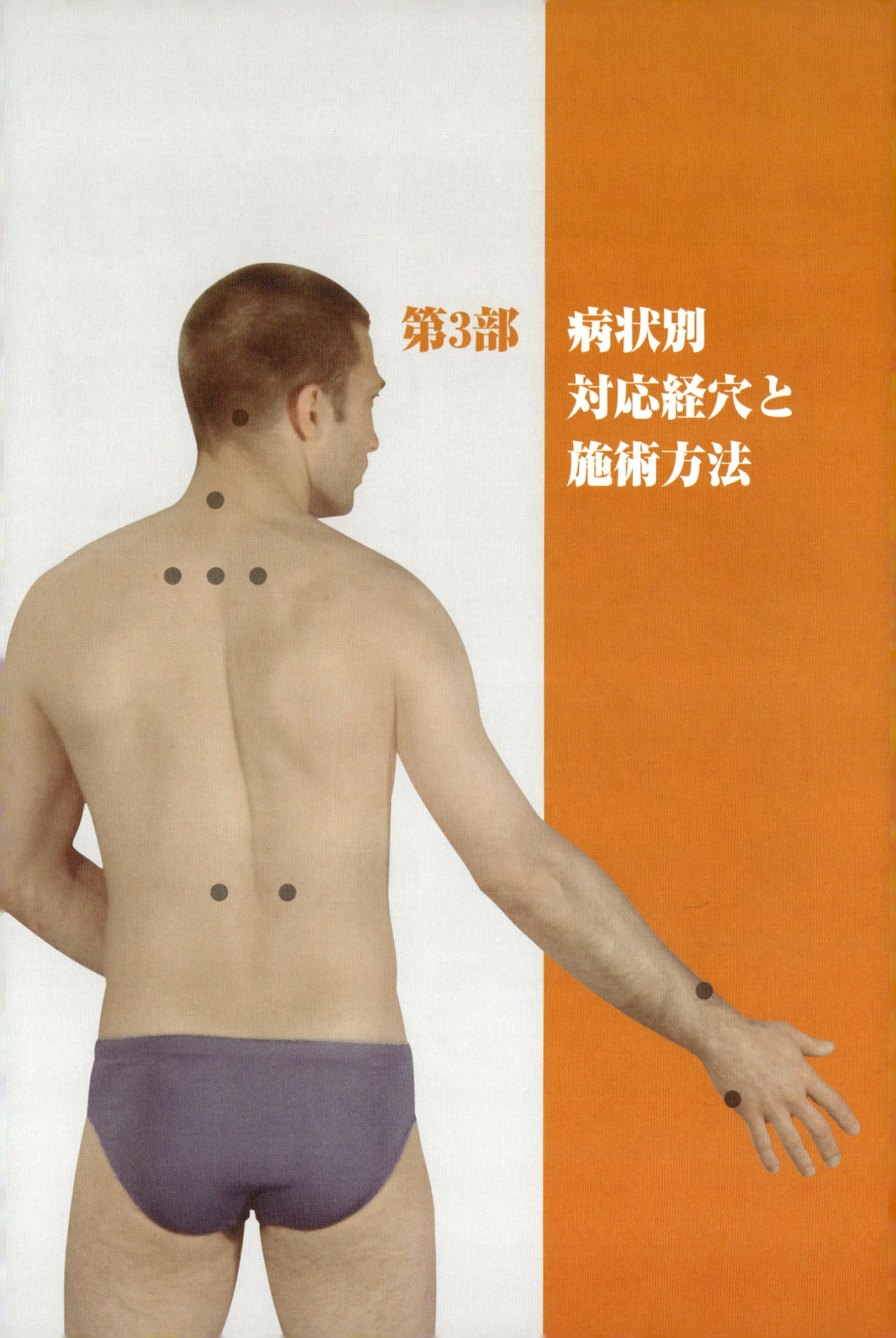

第3部 病状別対応経穴と施術方法

13 各病状における施術推奨経穴
13.1 施術の開始

調整の経穴群

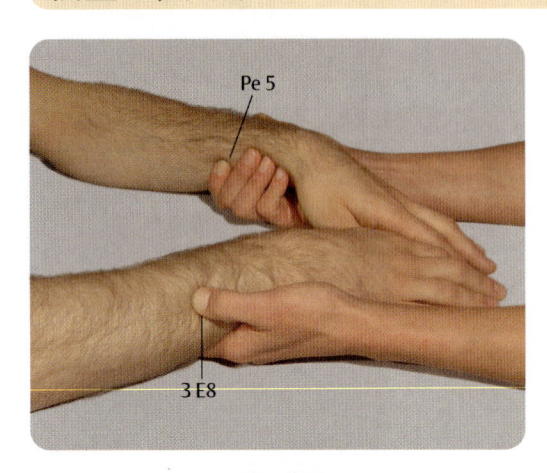

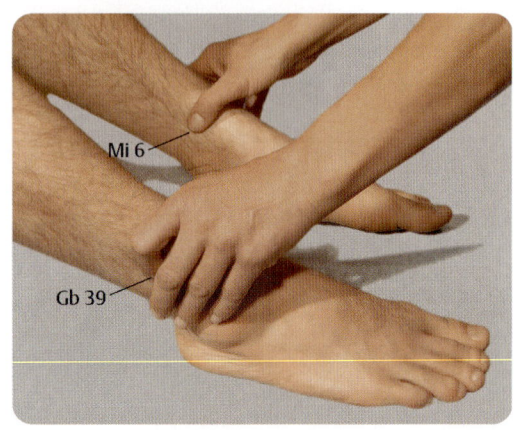

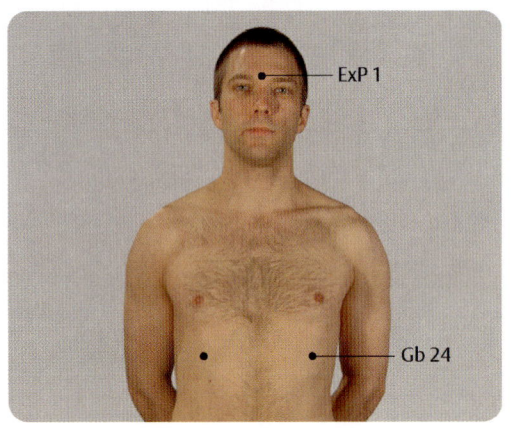

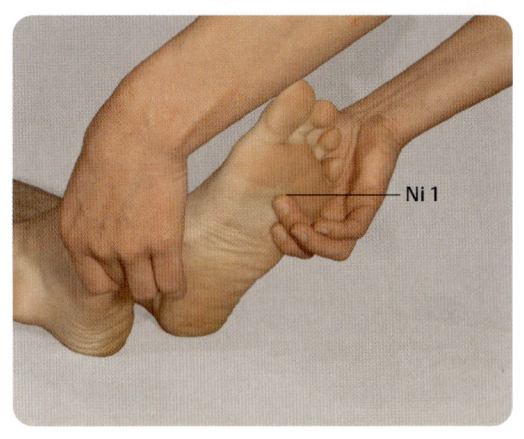

すね部分、Mi 6 N（足の陰の3経脈の交点）とGb 39 N（足の陽の3経脈の交点）を同時につかむ
前腕部、Pe 5 N（手の陰の3経脈の交点）と3E 8 N（手の陽の3経脈の交点）を同時につかむ
Gb 24 N（上下および左右の調和）
ExP 1 T、およびそこからDu 20の方向への按撫
Ni 1 N

13.2 呼吸気道

花粉飛散期以外のアレルギー治療（基礎治療）

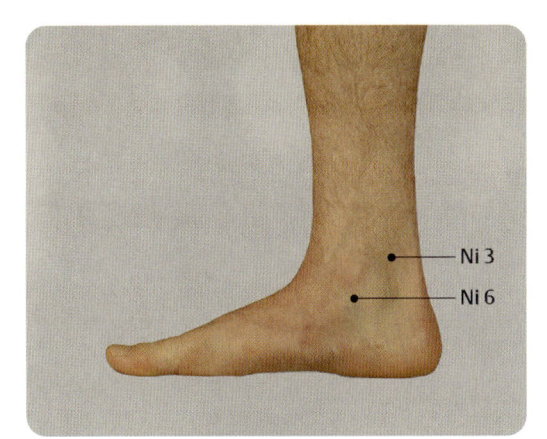

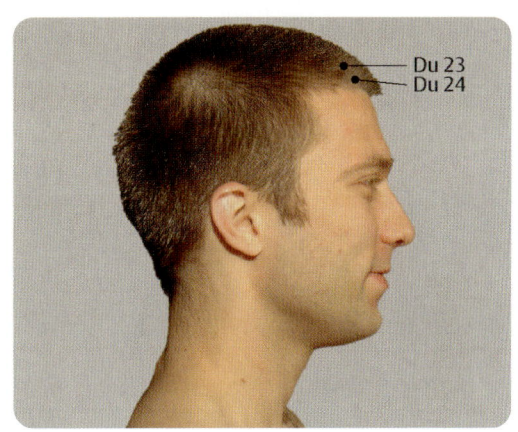

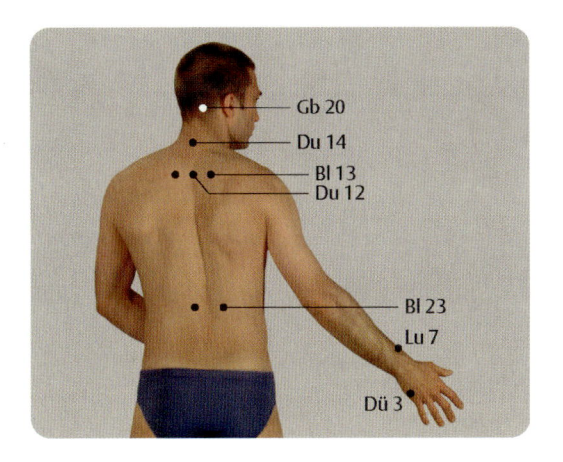

Du 12 T, Du 14 T, Du 23 T, Du 24 T, Bl 13 T, Bl 23 T, Ni 3 T, Ni 6 T, Lu 7 T, Gb 20 T, Dü 3 T

13.2 呼吸気道

アレルギー（喘息・急性）

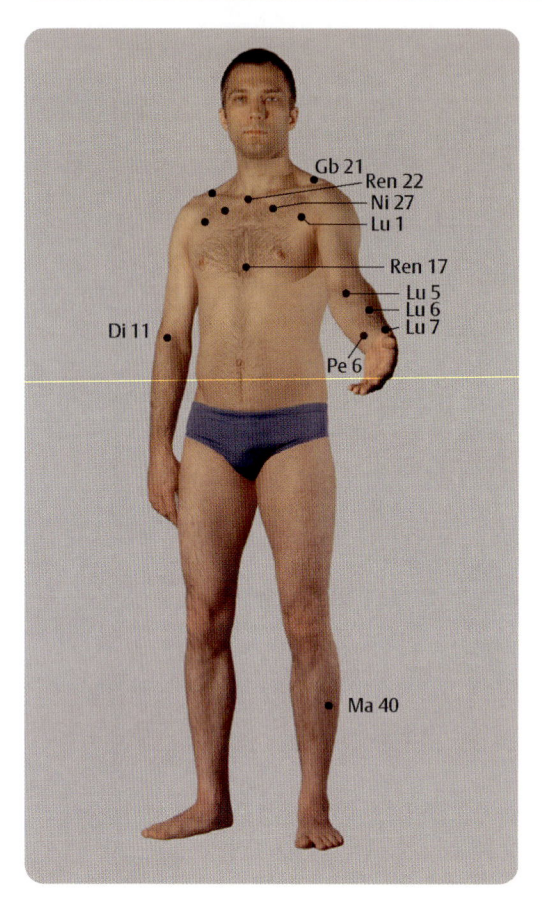

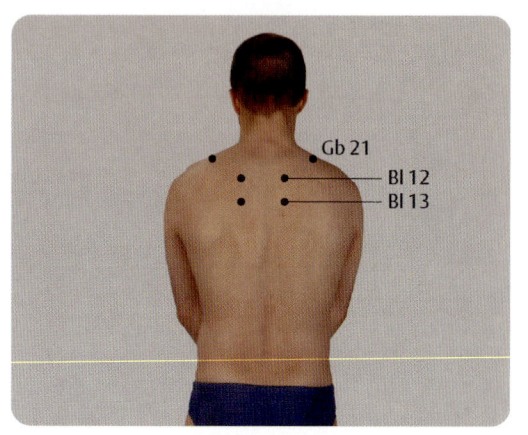

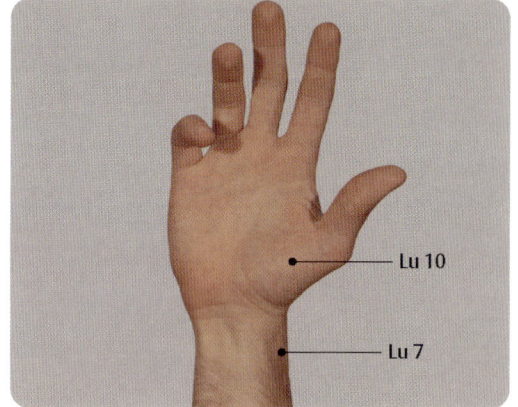

Lu 1 S、Lu 5 N、Lu 6 S、Lu 7 N、Lu 10 N、Di 11 S、Ren 17 S、Ren 22 S、Ma 40 T、Ni 27 T、Pe 6 N、Bl 12 N、Bl 13 N、Gb 21 S

13.2 呼吸気道

アレルギー（喘息・慢性）

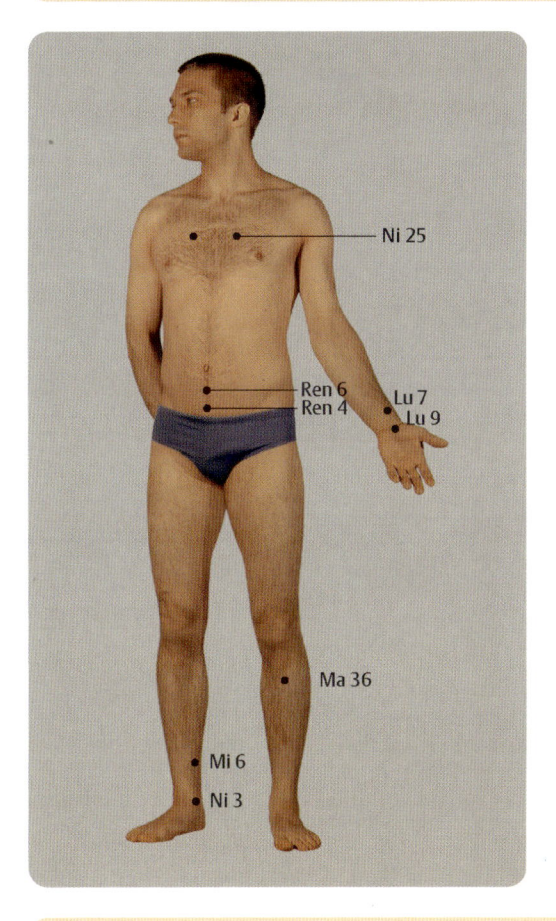

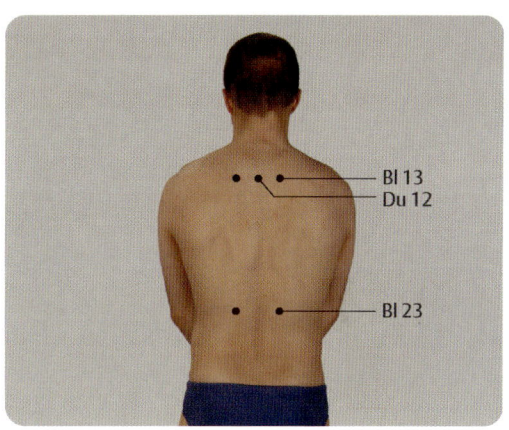

Du 12 T、Bl 3 T、Bl 23 T、Ren 4 T、Ren 6 T、Ma 36 T、Lu 7 T、Lu 9 T、Mi 6 T、Ni 3 T
補助経穴：Ni 25、Du 14

13.2 呼吸気道

アレルギー（花粉症・季節性）

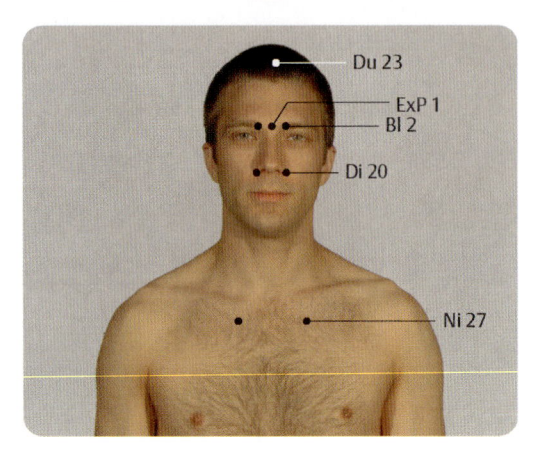

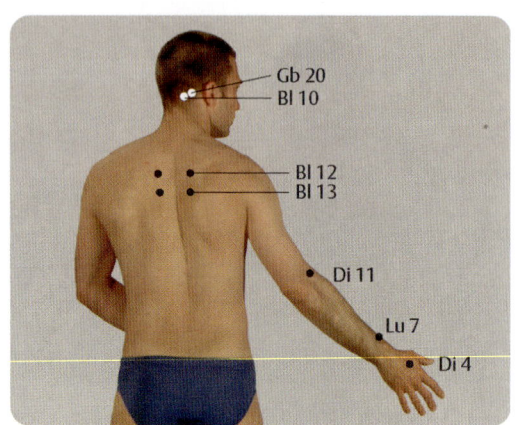

Di 4 S、Di 11 S、Di 20 S、Bl 2 S、Bl 10 N、Bl 12 S、Bl 13 S、Gb 20 S、ExP 1 S、Lu 7 S、Du 23 S、Ni 27 N

13.2 呼吸気道

アレルギー（通年）

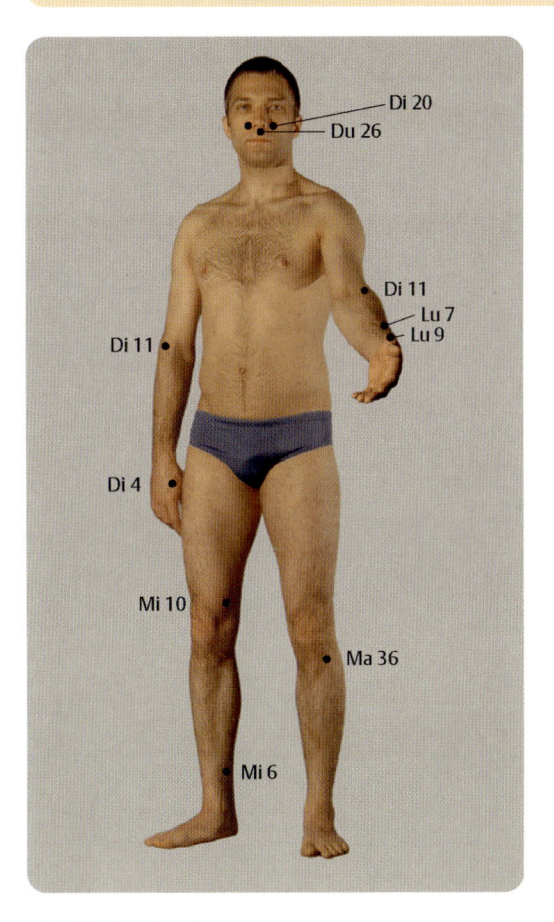

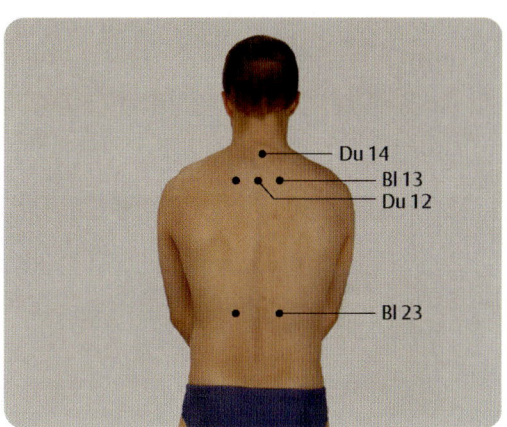

Du 12 T、Du 14 T、Du 26 N、Bl 13 T、Bl 23 T、Ma 36 T、Lu 7 T、Lu 9 T、Di 4 N、Di 11 N、Di 20 N、Mi 6 N、Mi 10 N

13.2 呼吸気道

風邪（四肢脱力感）

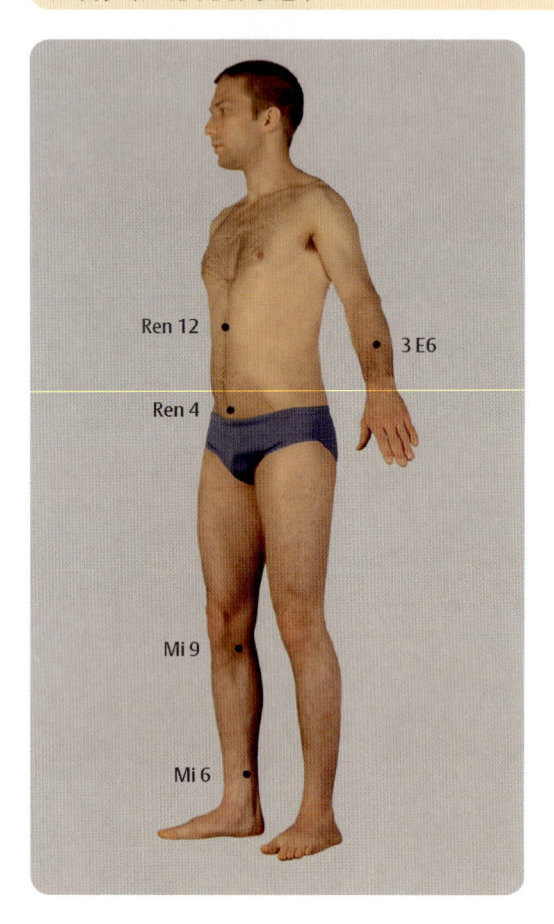

Ren 4 T、Ren 12 T、3E 6 S、Mi 6 S、Mi 9 S
補助経穴：Du 4 N、Ren 6 N、Bl 20 N、Bl 23 N、Pe 6 T、Ma 40 S

13.2 呼吸気道

風邪

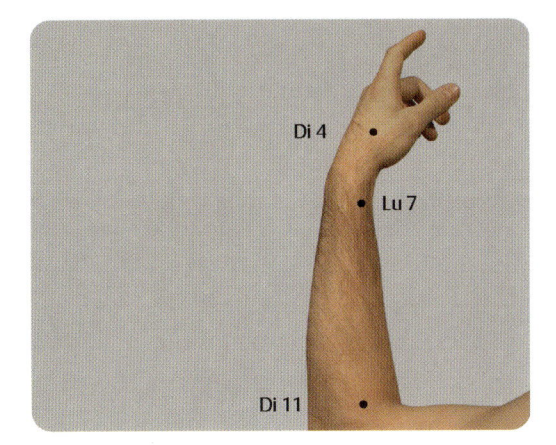

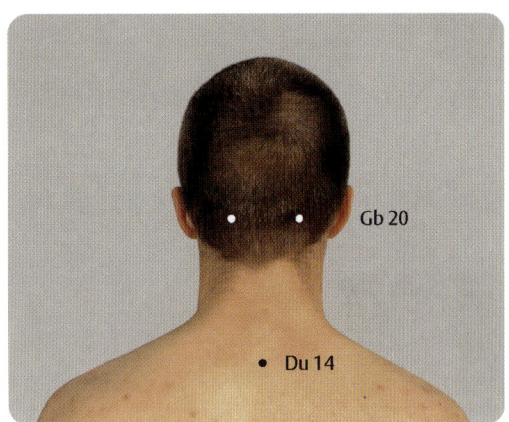

Di 4 T、Di 11 N（鼻風邪の際は加えてDi 20 N）、Lu 7 N、Gb 20 T、Du 14 T
咳が顕著な場合は加えてRen 22 S、Bl 13 S、Ni 7 N
喉に痛みがある場合は加えてMa 36 T
衰弱時には加えてNi 7 N、Ma 36 T

13.2 呼吸気道

発熱

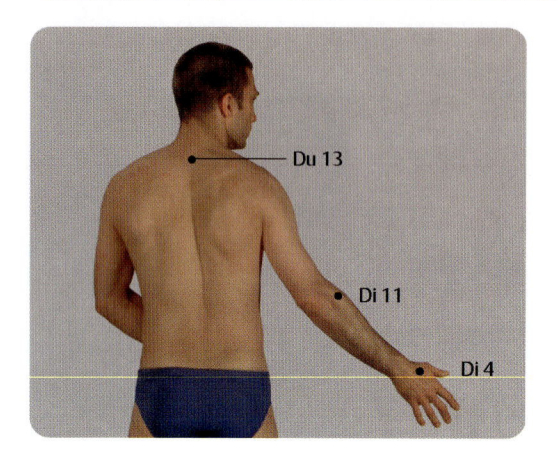

Du 13 S、Di 4 S、Di 11 S
補助経穴：Du 14 S、Ren 14 S

13.2 呼吸気道

喉頭炎

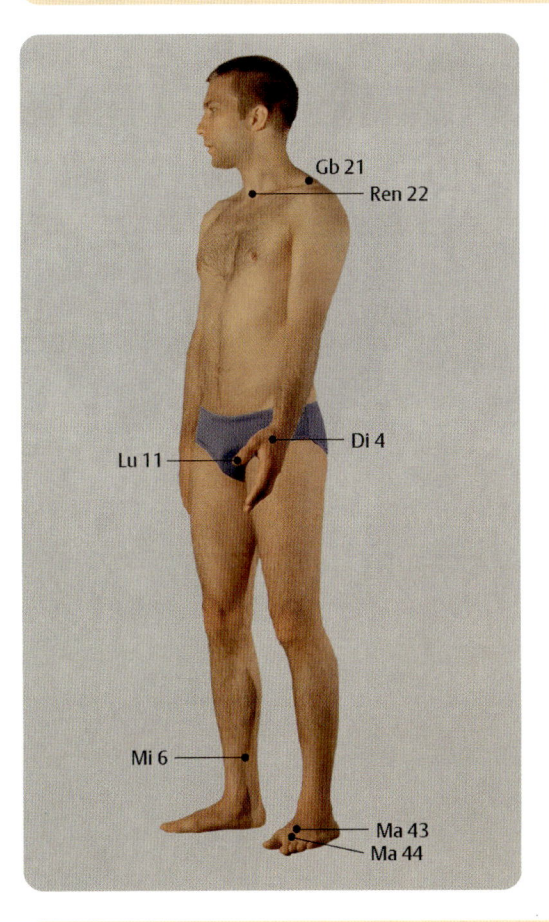

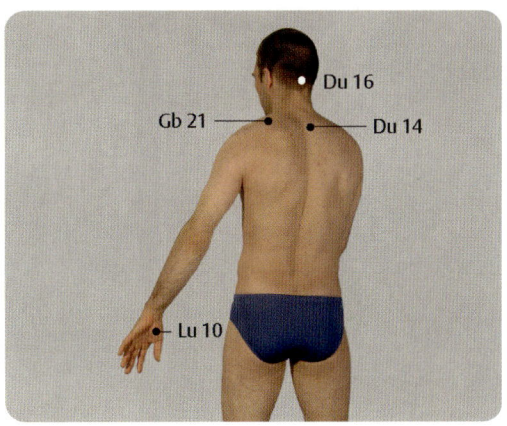

Di 4 S、Lu 10 S、Lu 11 S、Gb 21 S、Mi 6 T、Ma 43 S、Ma 44 S、Du 14 T、Du 16 T、Ren 22 S
補助経穴：Di 11 N、Lu 7 S、Gb 20 S、Bl 13 N、ExP 1 N

13.2 呼吸気道

湿った咳

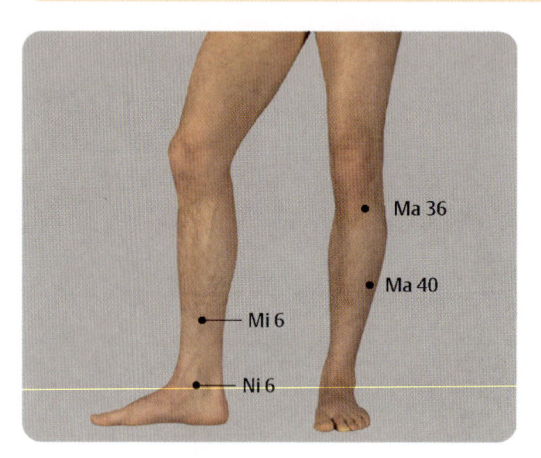

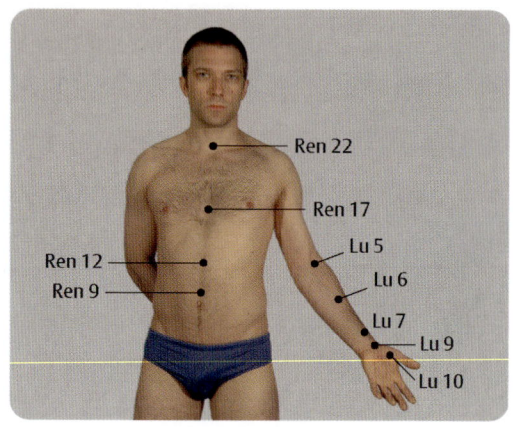

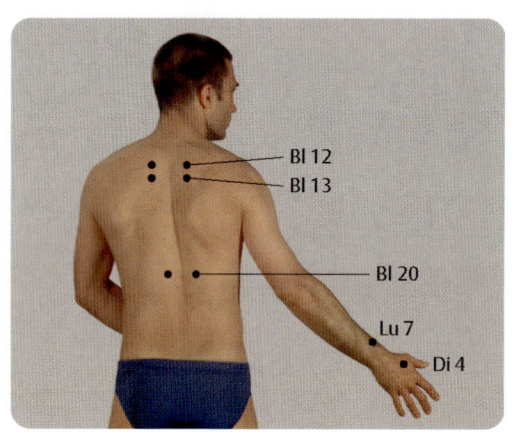

Ren 9 S, Ren 12 S, Ren 17 S, Ren 22 S, Ma 36 T, Ma 40 S, Di 4 S, Lu 5 S, Lu 6 S, Lu 7 S, Lu 9 S, Lu 10 S, Mi 6 N, Ni 6 T, Bl 12 N, Bl 13 N, Bl 20 N
乾いた咳：Lu 5 S, Lu 7 S, Di 11 S, Ni 6 T

13.2 呼吸気道

耳の痛み（満）

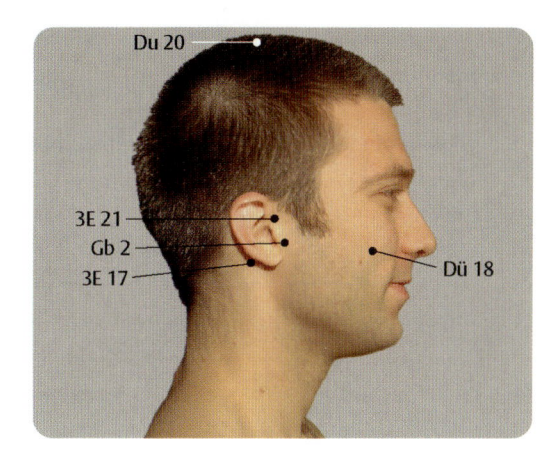

Gb 2 T、Dü 18 N、3E 17 T、3E 21 N、Du 20 N（風・寒）、Gb 2 S、Dü 17 S、3E 5 S、Dü 2 S（風・熱）

13.2 呼吸気道

原気の経穴（抵抗力の強化）

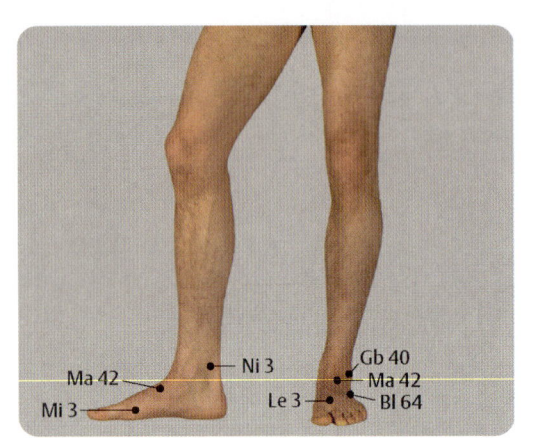

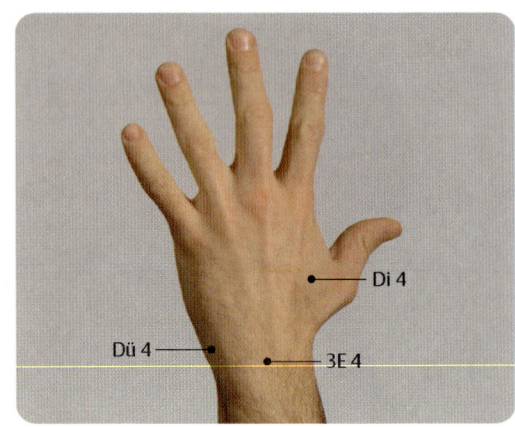

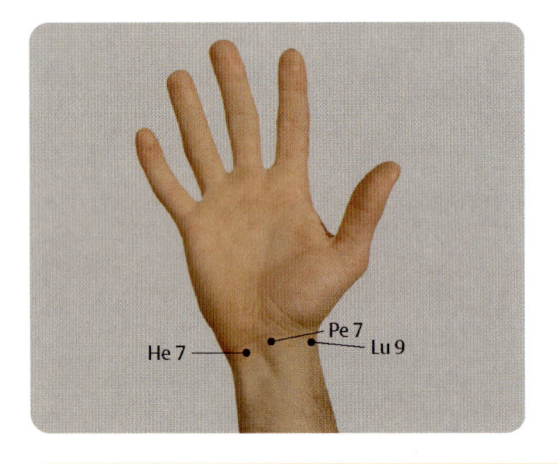

Gb 40 T、3E 4 T、Pe 7 T、Ni 3 T、Bl 64 T、Dü 4 T、He 7 T、Mi 3 T、Ma 42 T、Di 4 T、Lu 9 T、Le 3 T

13.2 呼吸気道

鼻風邪

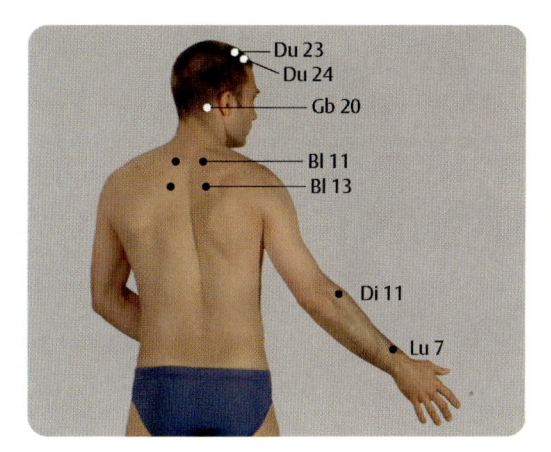

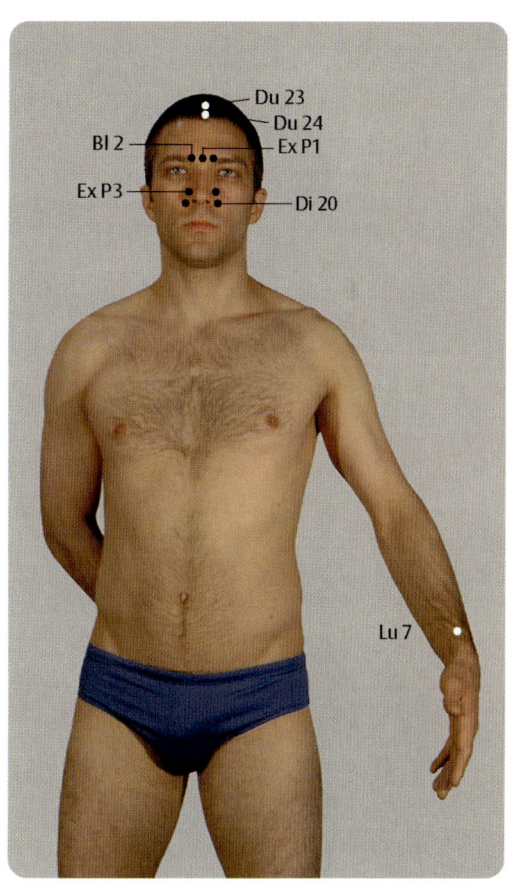

Di 11 S、Di 20 S、Lu 7 S、Gb 20 S、Bl 2 S、Bl 11 S、Bl 13 N、ExP 1 S、ExP 3 S、Du 23 N、Du 24 N
補助経穴：Di 1 S、Di 4 S

13.2 呼吸気道

前頭洞炎（満）

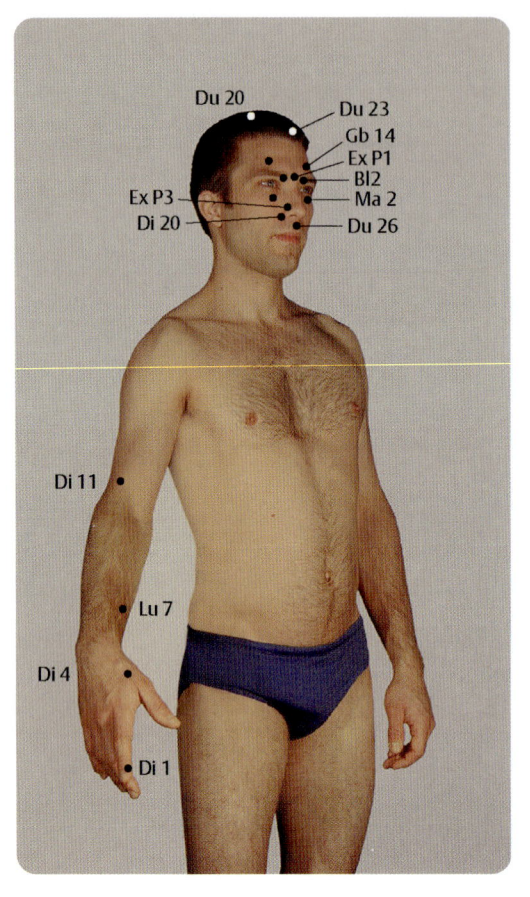

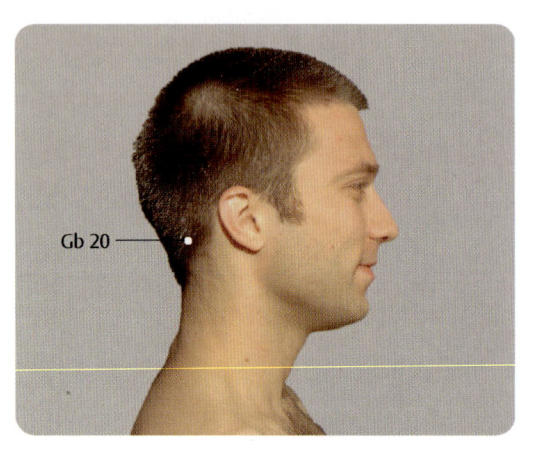

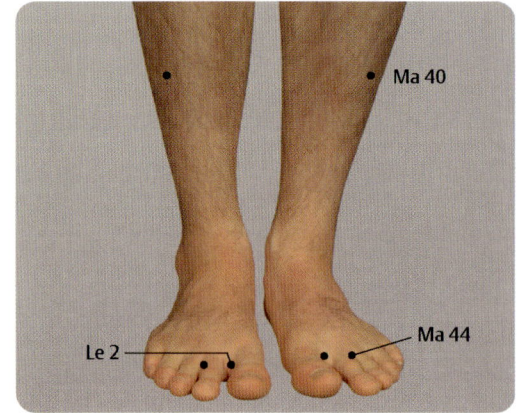

Le 2 S, Gb 14 S, Gb 20 S, Du 20 S, Du 23 S, Du 26 N, Di 1 S, Di 4 S, Di 11 S, Di 20 S, Bl 2 S, ExP 1 S, ExP 3, Ma 2 S, Ma 40 S, Ma 44 S, Lu 7 S
慢性副鼻腔炎（空）：Lu 7 T, Ma 36 T
副鼻腔炎（鬱積）：Gb 20 S, Di 4 S

13.3 心循環系

13.2 呼吸気道

上顎洞炎（満）

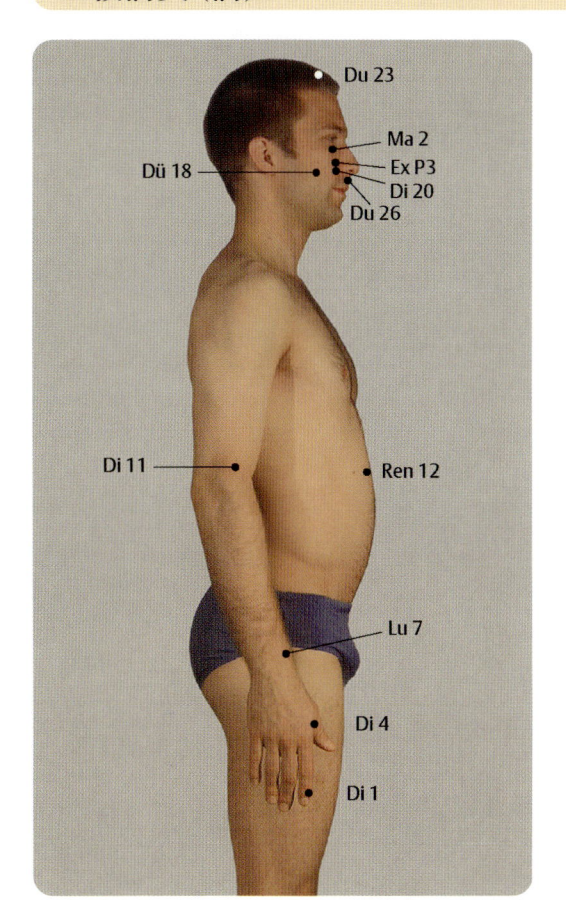

Ren 12 T, Ma 2 S, Lu 7 S, Di 1 S, Di 4 S, Di 11 N, Di 20 S, ExP 3 S, Du 23 T, Du 26 N, Dü18 S

13.3 心循環系

気絶・意識不明

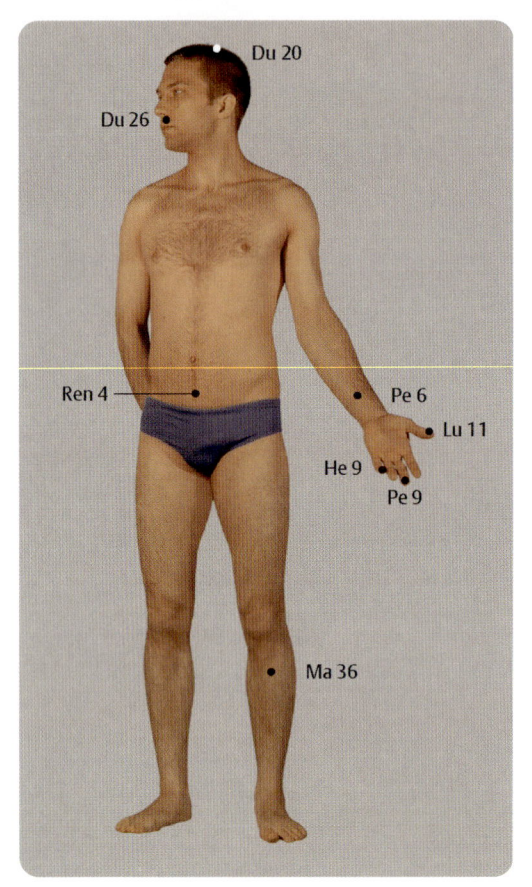

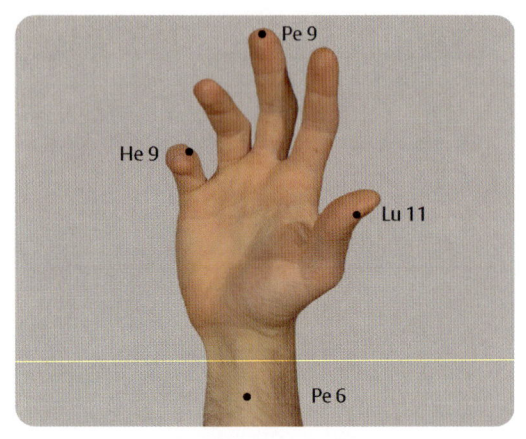

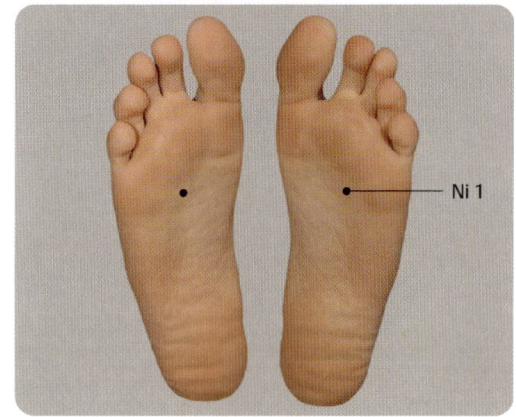

Du 20 T、Du 26 T、Pe 6 T、Pe 9 T、Lu 11 T、He 9 T、Ni 1 N
補助経穴：Ren 4 T、Ma 36 T、Du 25 T

13.3 心循環系

低血圧

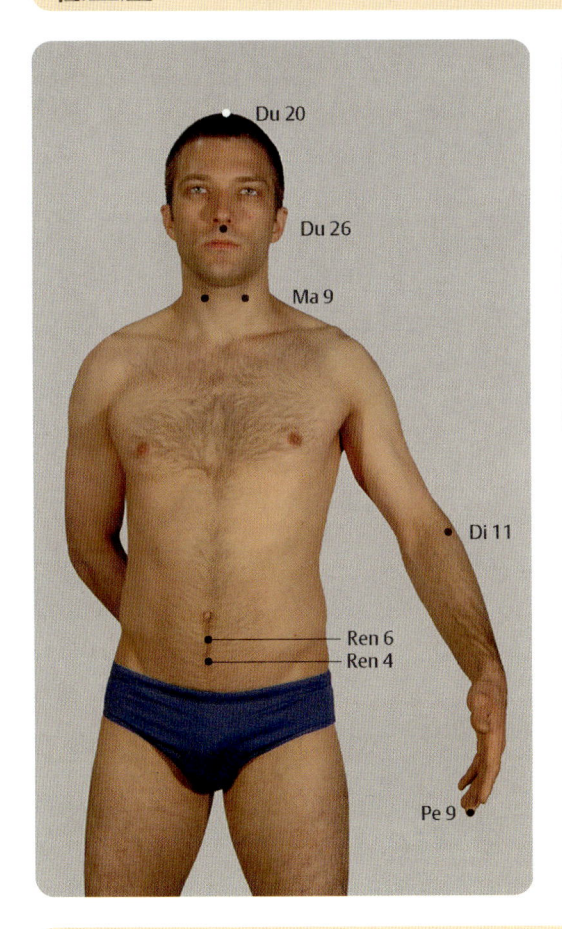

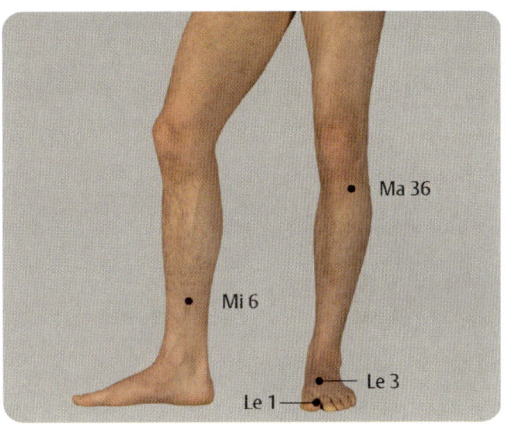

Ma 9 T、Ma 36 T、Mi 6 T、Pe 9 T、Le 1 T、Le 3 T、Ren 4 T、Ren 6 T、Du 20 T、Du 26 T、Di 11 T

13.3 心循環系

高血圧

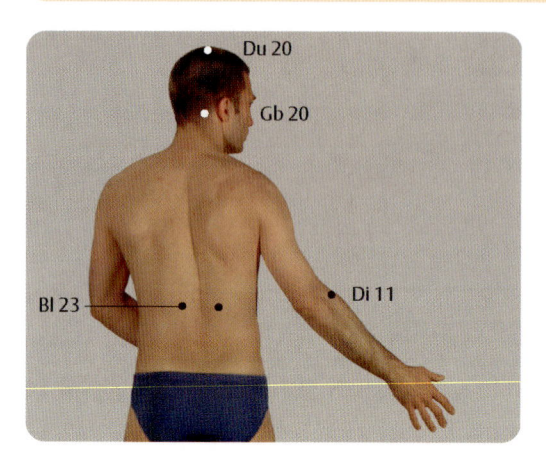

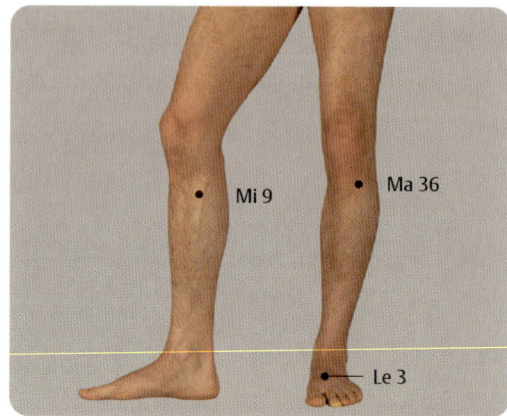

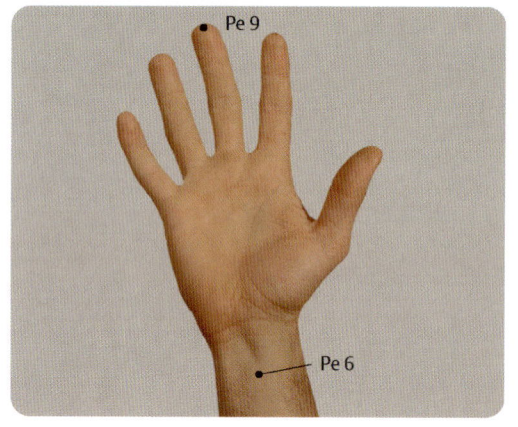

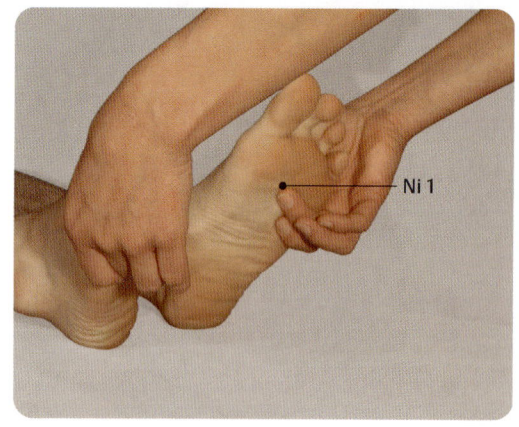

Le 3 N、Gb 20 S、Ma 36 S、Di 11 S、Pe 6 S、Mi 9 N、Ni 1 N、Du 20 S、Bl 23 N（意識の回復にはさらにPe 9）

13.3 心循環系

血行不良（手足）

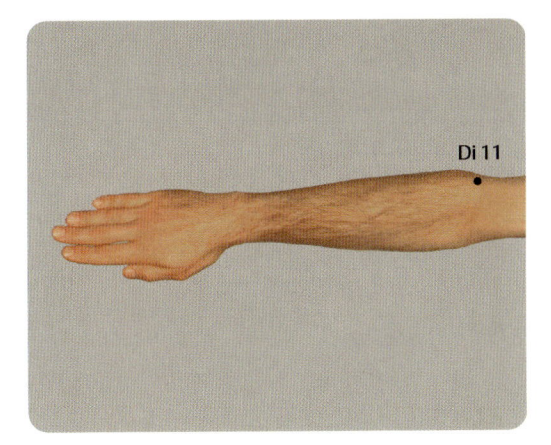

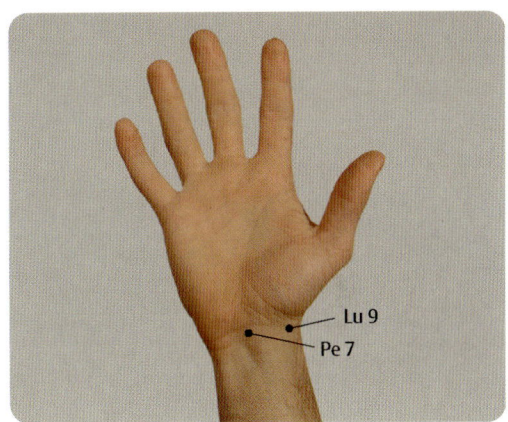

Di 11 T、Lu 9 T、Pe 7 T
手の冷えに対する補助経穴：Pe 8 T、Pe 9 T

13.3 心循環系

血行不良（下肢）

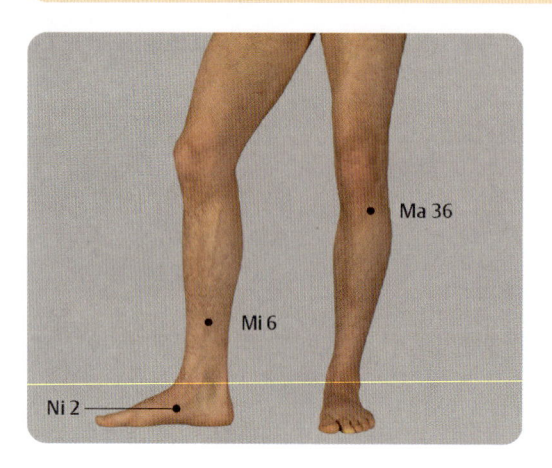

Ma 36 T、Mi 6 T、Ni 2 T
足の冷えに対する補助経穴：Mi 1 T、Mi 2 T、Ni 1 N

13.3 心循環系

ショック症状

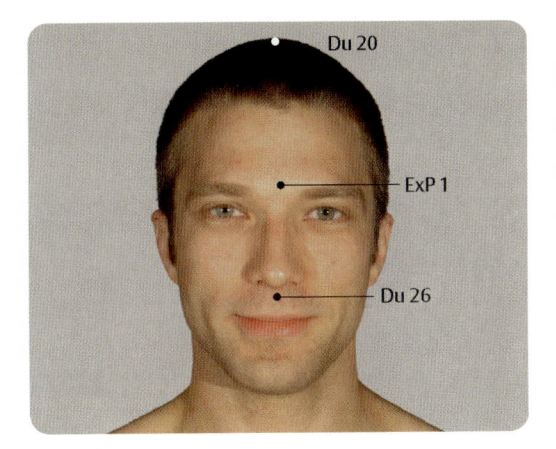

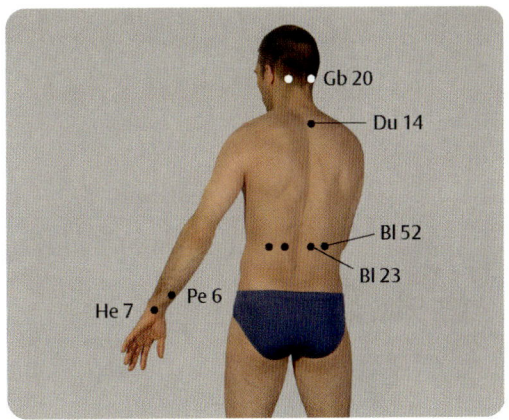

Du 14 T、Du 20 N、Du 26 T、He 7 T、Pe 6 T、ExP 1 T、Bl 23 T、Bl 52 T、Gb 20 N

13.3 心循環系

めまい（低張性・空）

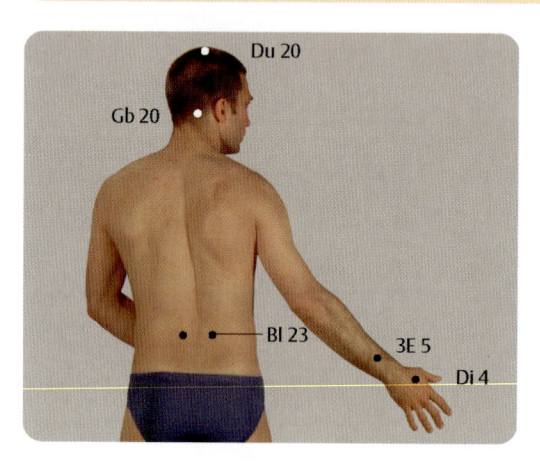

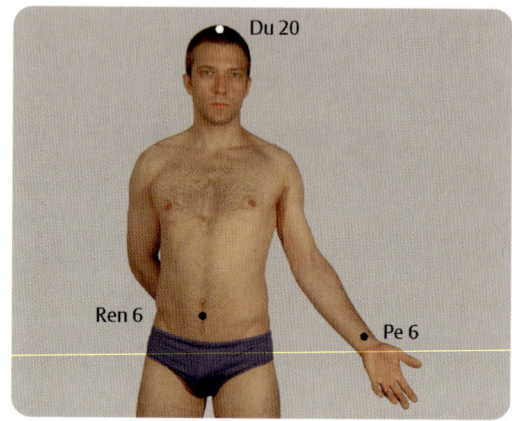

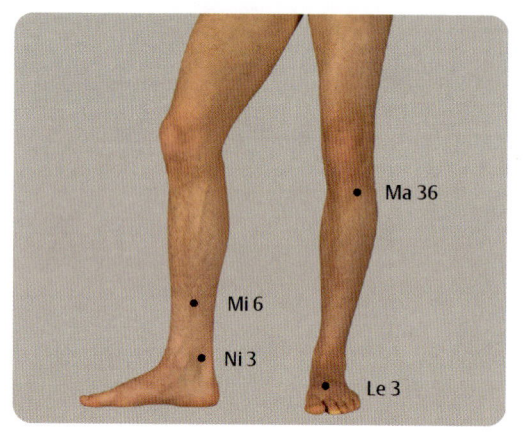

Du 20 T、Gb 20 T、Di 4 T、3E 5 T、Ma 36 T、Pe 6 T、Ren 6 T、Mi 6 T、Ni 3 T、Bl 23 T、Le 3 N
めまい（高張性・満）：Le 3 S、Ma 36 S、Pe 6 S、3E 5 S、Du 20 S、Gb 20 S

13.4 消化器官

下痢（空）

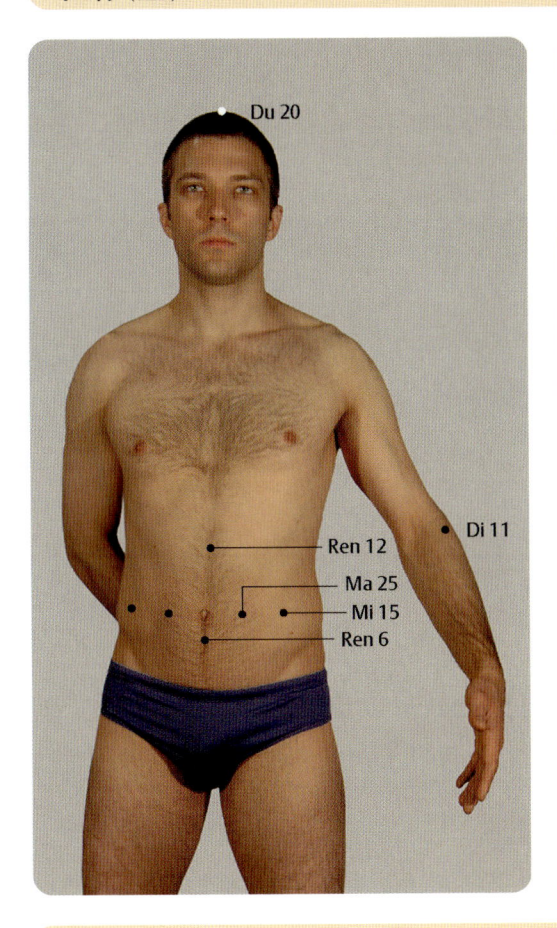

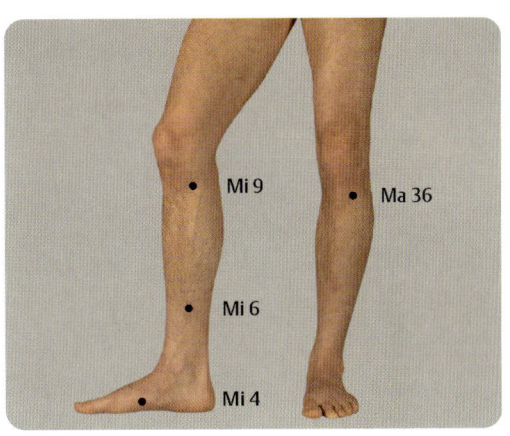

Ren 6 T、Ren 12 T、Ma 25 T、Ma 36 T、Mi 6 T、Mi 9 T、Mi 15 T（下痢の際）、Du 20 T、Di 11 N、さらに人差し指の近位指節間間節を手の方向に向けてマッサージ
補助経穴：Ma 27 T、Mi 4 T
下痢（寒・湿）：Ren 12 T、Mi 6 T、Mi 9 T、Ma 25 T
下痢（慢性）：Ren 12 T、Ma 25 T、Ma 36 T、Bl 20 T、Du 4 T、Du 14 T

13.4 消化器官

胃痛（慢性）

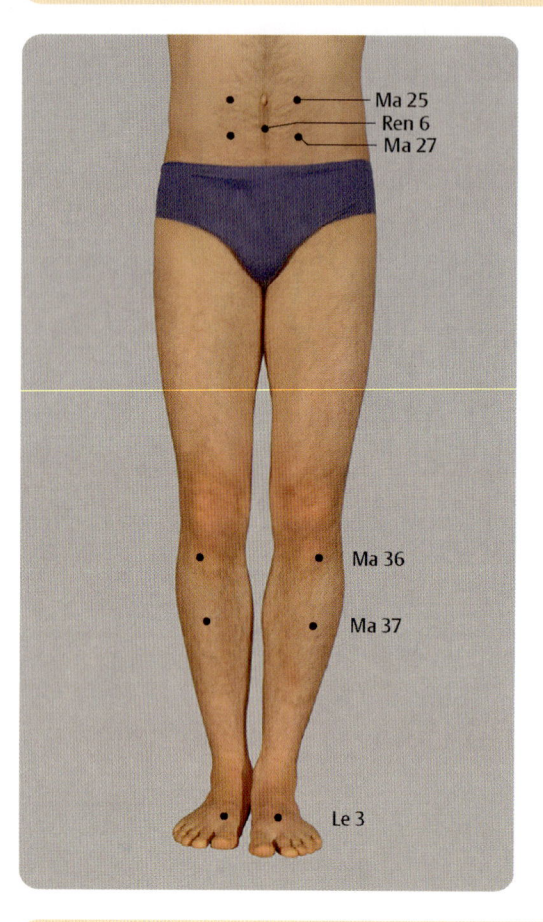

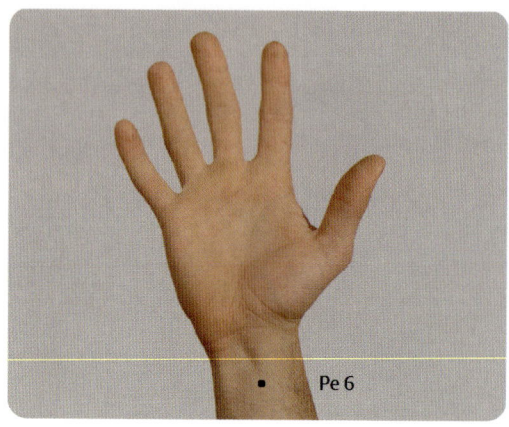

Ma 25 N、Ma 27 N、Ma 36 S、Ma 37 N、Ren 6 N、Pe 6 S、Le 3 N

13.4 消化器官

しゃっくり

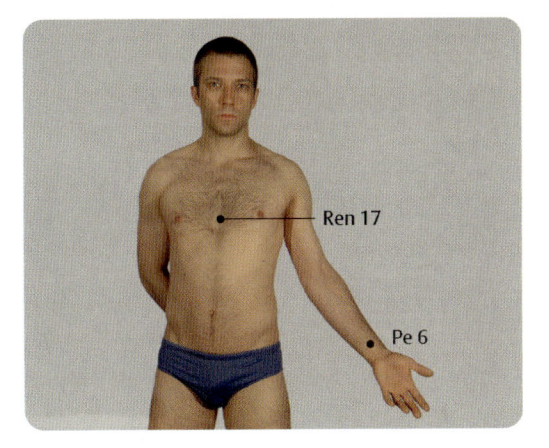

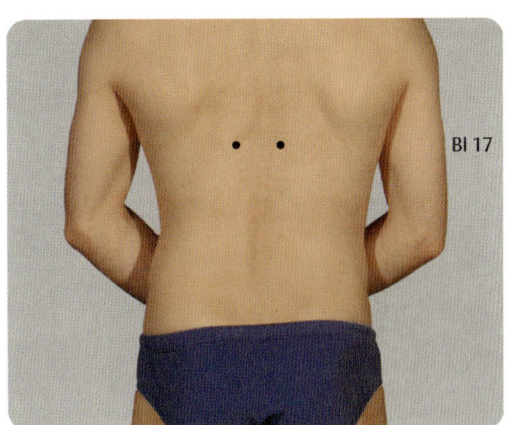

Ren 17 S、Bl 17 S、Pe 6 S
補助経穴：Ren 15、Ren 21、3E 17、Gb 24

13.4 消化器官

胸やけ

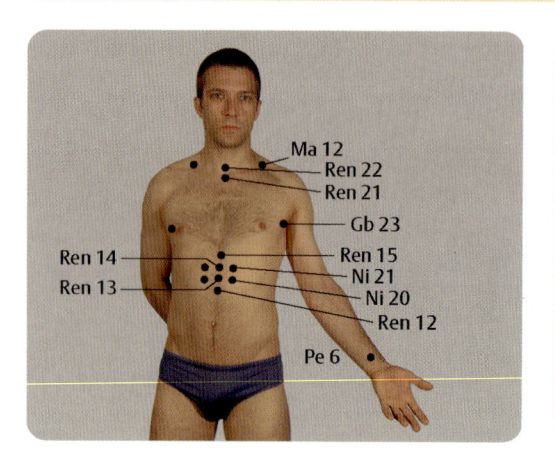

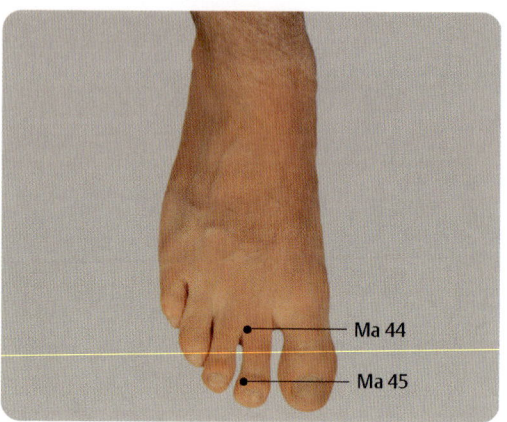

Ren 12 T、Ren 13からNi 20への按撫、Ren 14からNi 21への按撫、Ren 21 S、Ren 22 S、Pe 6 S、Ma 12 S、Ma 44 S、Ma 45 S、Gb 23 S
補助経穴：Ren 15

13.4 消化器官

便秘（満）

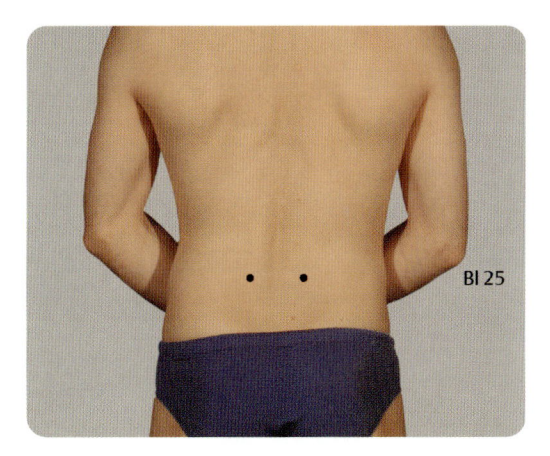

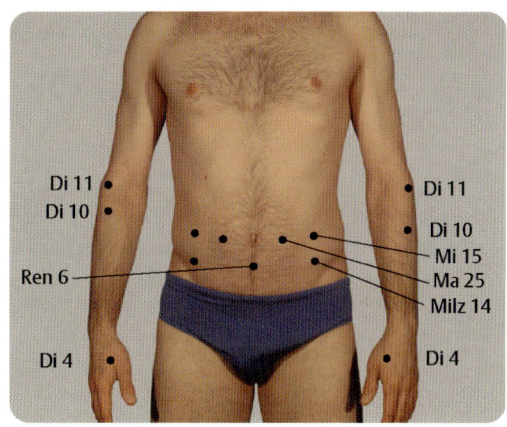

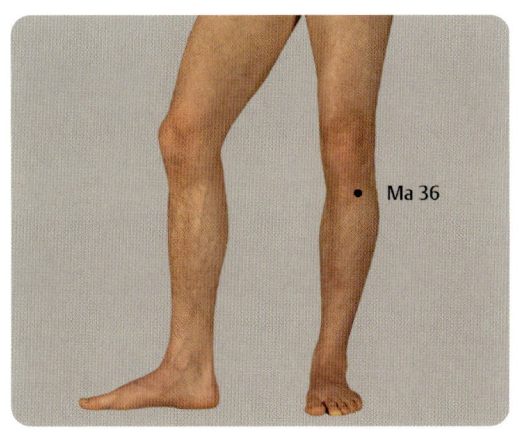

Ma 25 S、Ma 36 T、Bl 25 S、Ren 6 S、Di 4 S、Di 10 S、Di 11 S、Mi 14 S、Mi 15 N
補助経穴：Ma 44、Gb 34
便秘（空）：Ma 36 T、Mi 6 T、Ren 6 T、Du 4 T
便秘（鬱積）：Pe 6 T、3E 5 T、Ma 36 T、Gb 34 T、Ren 6 T、Mi 15 T、Le 3 N

13.5 頭痛と睡眠障害

頭痛（一般的・空）

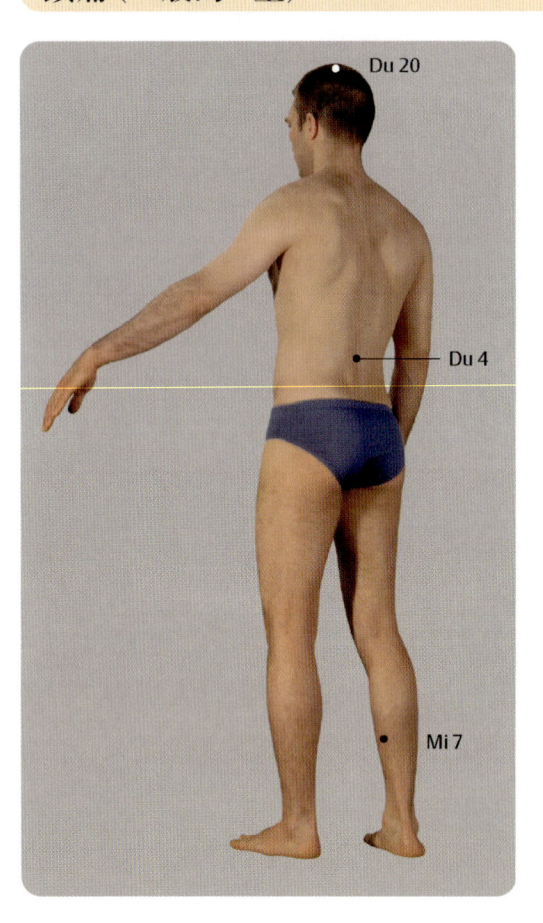

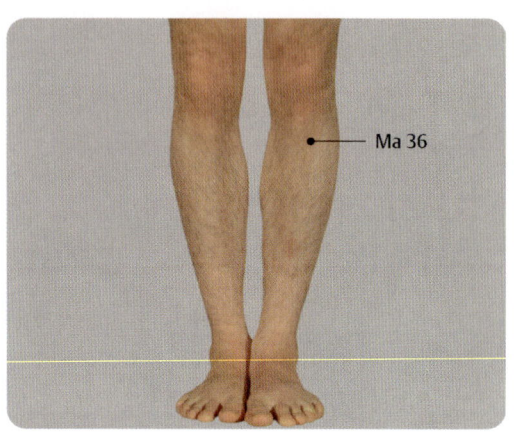

Du 20 T、Du 4 T、Ma 36 T
補助経穴：Mi 7

13.5 頭痛と睡眠障害

頭痛（一般的・満）

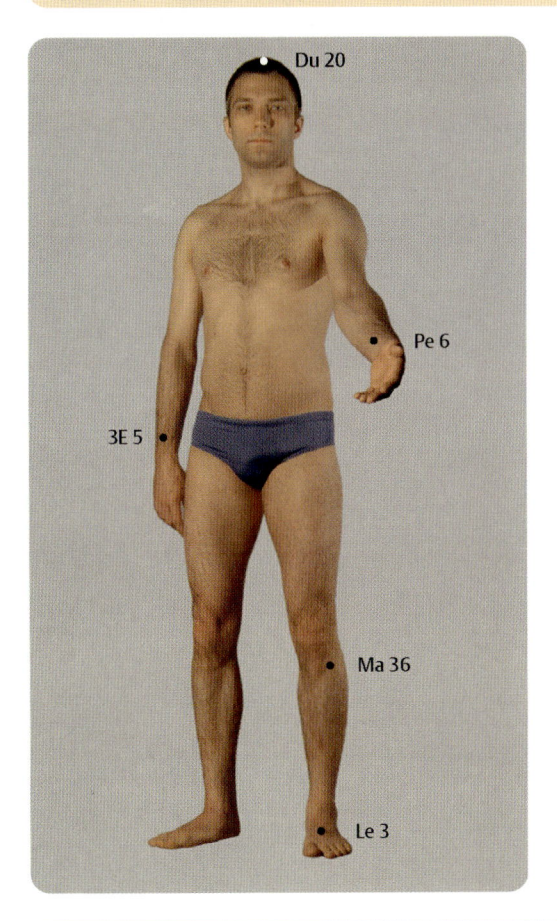

Du 20 S、Pe 6 S、3E 5 S、Le 3 S、Ma 36 S

13.5 頭痛と睡眠障害

頭痛（一般的・鬱積）

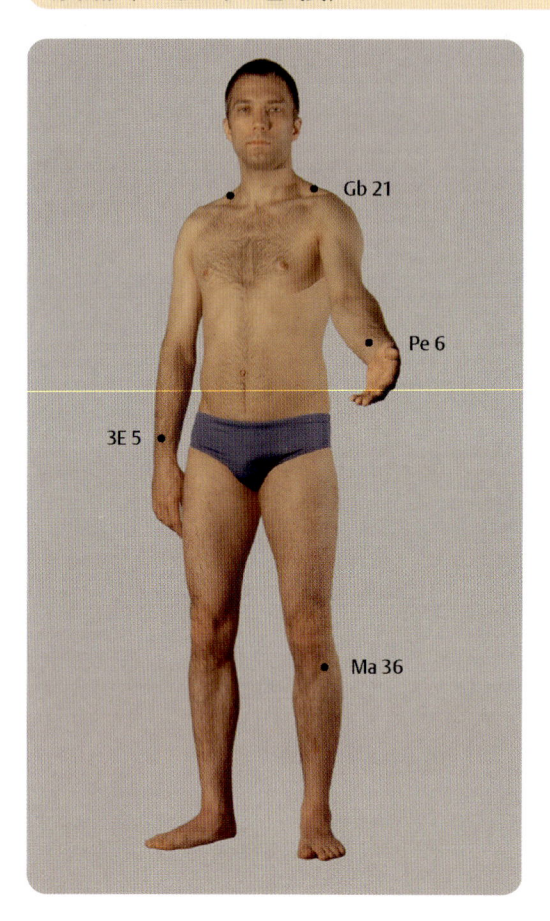

Gb 21 T、Pe 6 T、3E 5 T、Ma 36 T

13.5 頭痛と睡眠障害

頭痛（後頭部）

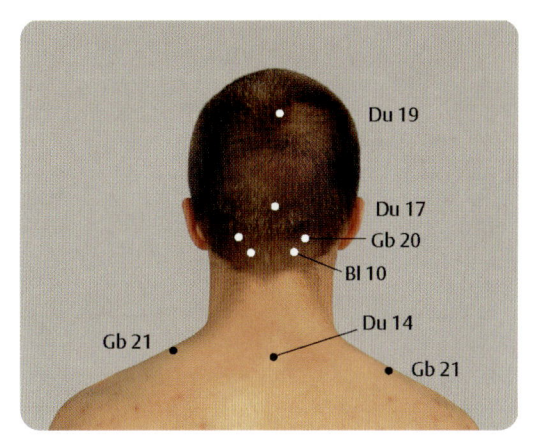

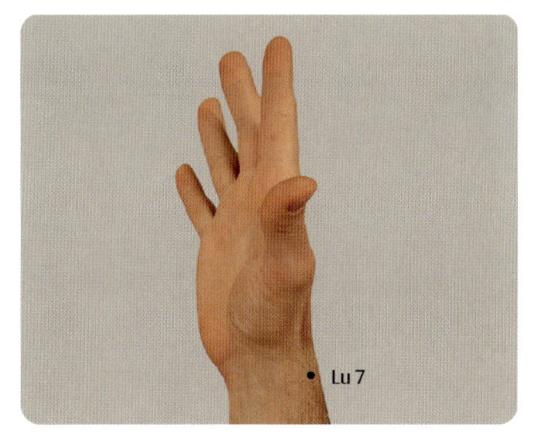

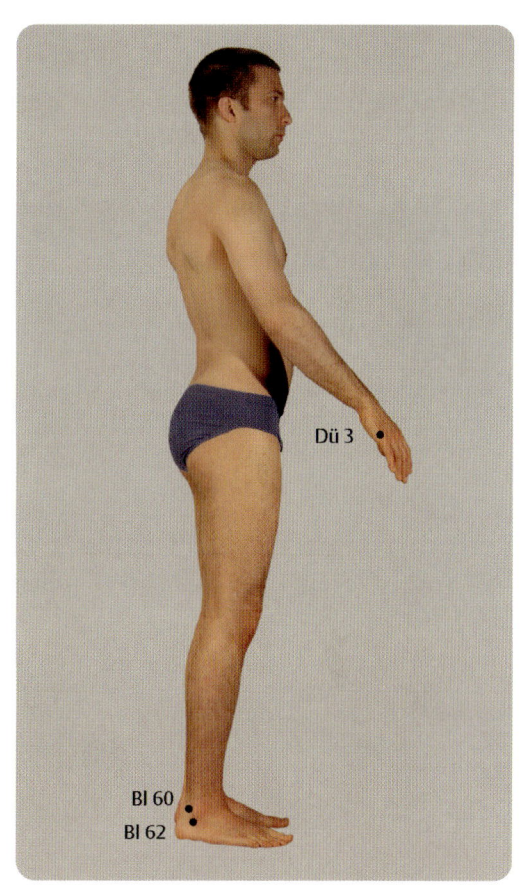

Du 14 S、Du 17 S、Du 19 S、Bl 10 N、Dü 3 T、Bl 60 T、Bl 62 T、Gb 20 S、Gb 21 S、Lu 7 S
補助経穴：3E 15

13.5 頭痛と睡眠障害

頭痛（全頭）

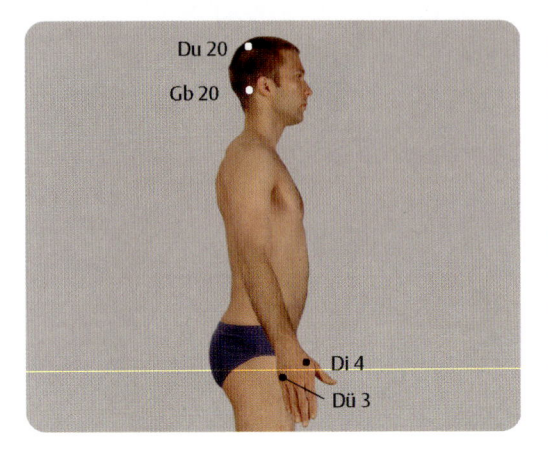

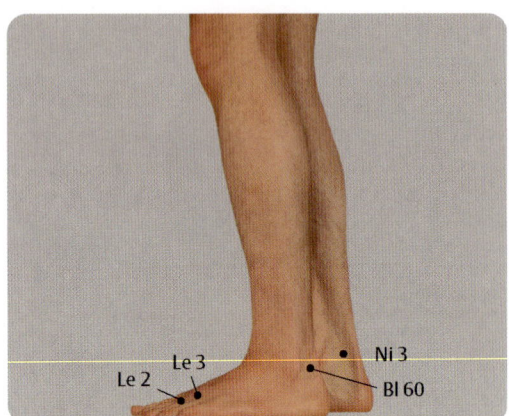

Du 20 N、Gb 20 S、Dü 3 N、Di 4 S、Bl 60 T、Ni 3 T、Le 2 S、Le 3 N
補助経穴：Bl 23、Bl 57

13.5 頭痛と睡眠障害

頭痛（頭蓋冠）

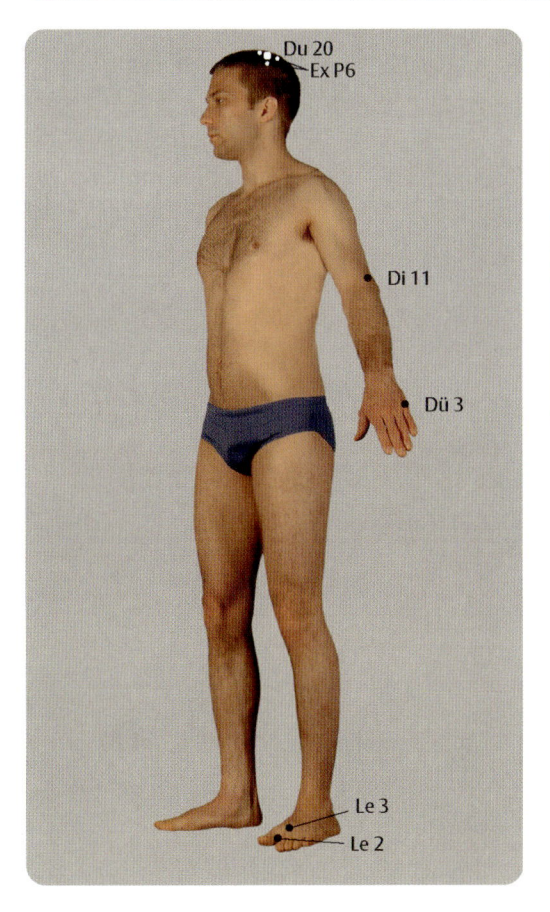

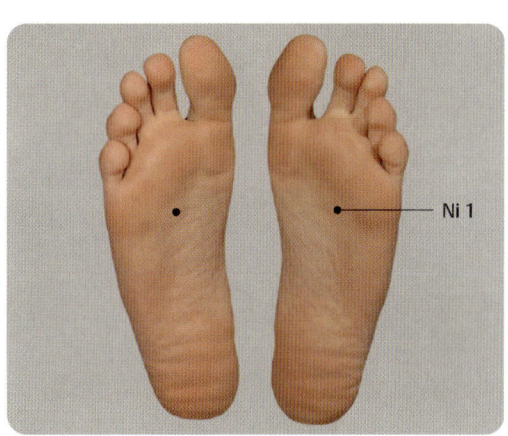

Du 20 S、ExP 6 S、Di 11 S、Le 2 N、Le 3 S、Dü 3 N、Ni 1 N

13.5 頭痛と睡眠障害

頭痛（額とこめかみ）

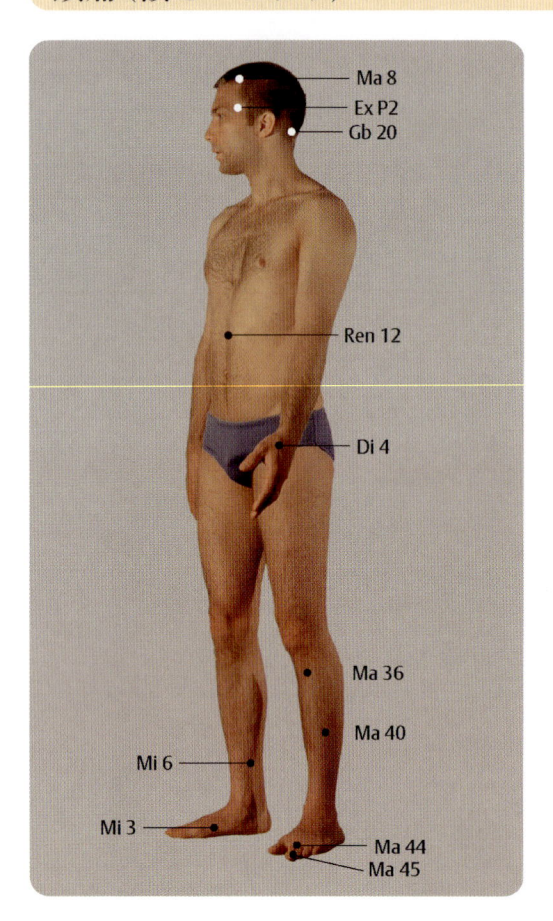

Di 4 S、Ma 8 N、Ren 12 N、Ma 36 N、Ma 40 S、Ma 44 N、Ma 45 N、Mi 3 T、ExP 2 N、Gb 20 S
慢性の頭痛に対する補助経穴：Mi 6

13.5 頭痛と睡眠障害

頭痛（こめかみと頸部）

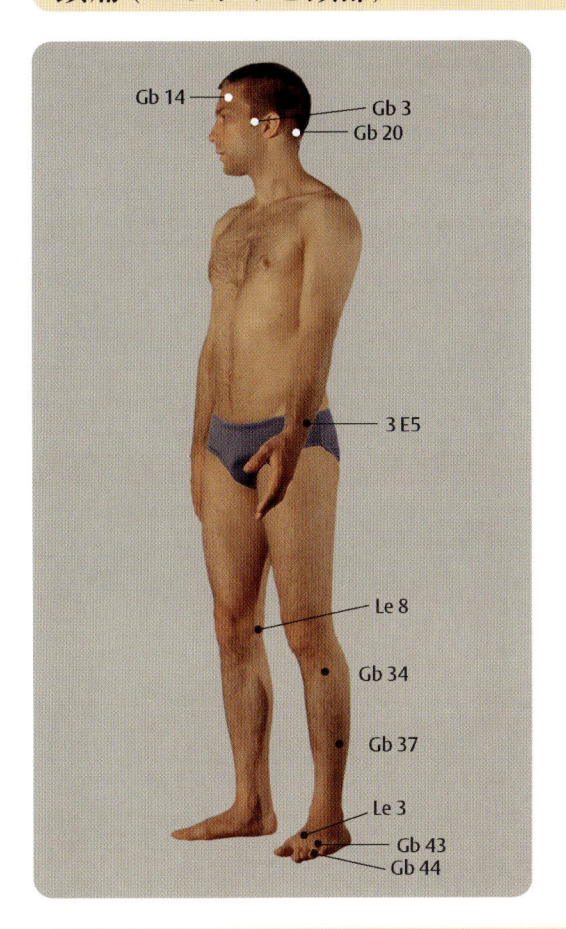

Ma 8 S、3E 5 N、Gb 3 N、Gb 14 N、Gb 20 S、Gb 34 S、Gb 37 S、Gb 43 S、Gb 44 S、Le 3 S、Le 8 N

13.5 頭痛と睡眠障害

頭痛（こめかみと眼部）

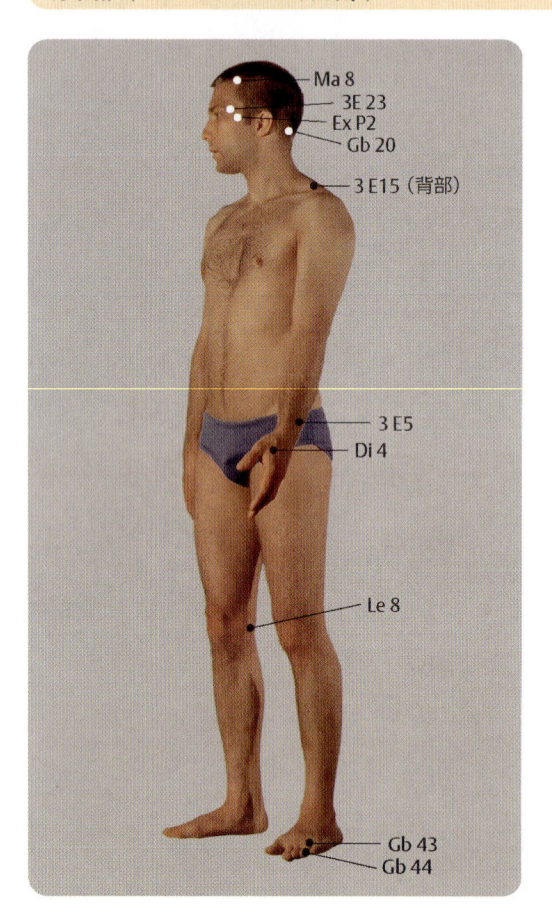

3E 5 N、3E 15 N、3E 23 N、Di 4 S、Ma 8 S、ExP 2 S、Gb 20 S、Gb 43 S、Gb 44 S、Le 3 S、Le 8 S

13.5 頭痛と睡眠障害

頭痛（額と頸部）

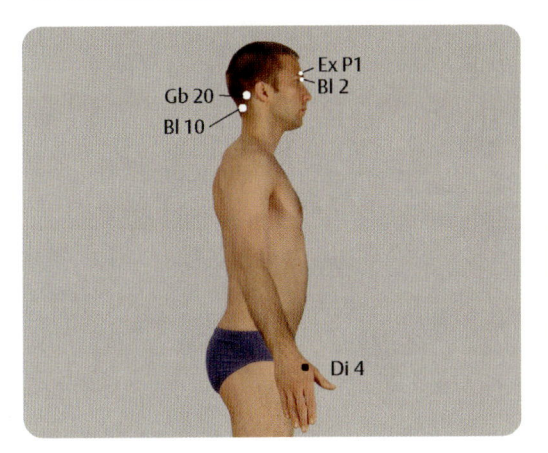

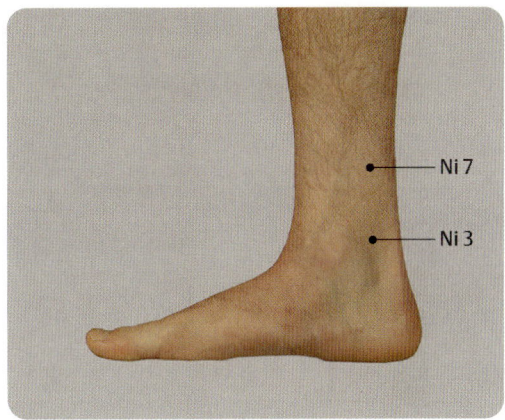

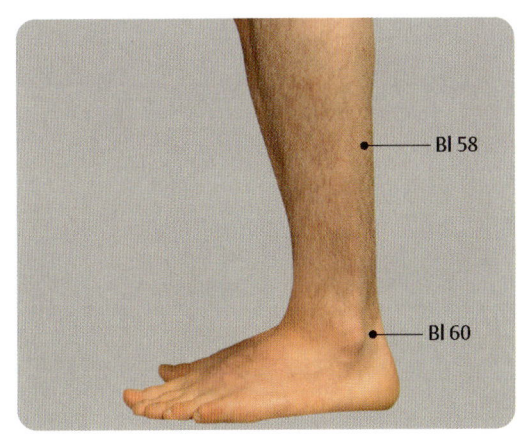

Bl 2 S、Bl 10 N、Bl 58 S、Bl 60 T、Ni 3 T、Ni 7 N、ExP 1 S、Di 4 S、Gb 20 S

13.5 頭痛と睡眠障害

睡眠障害（空）

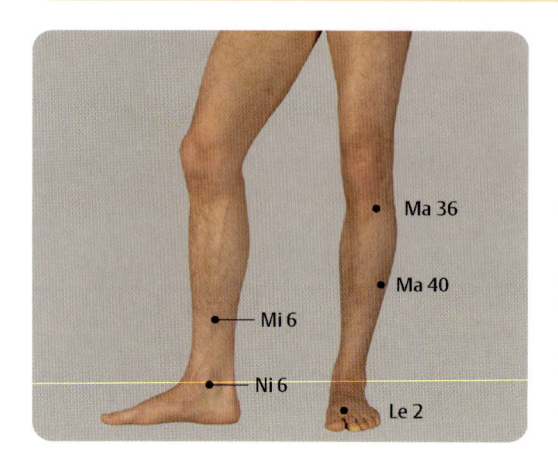

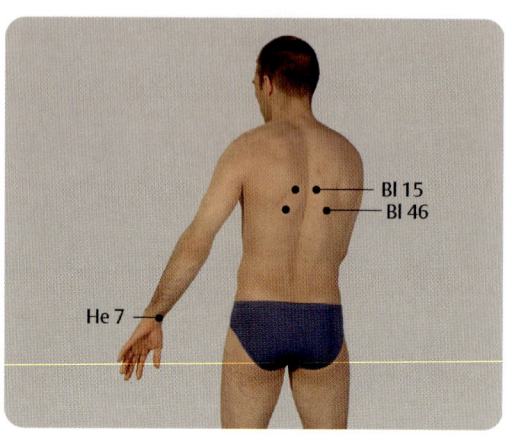

Ma 36
Ma 40
Mi 6
Ni 6
Le 2

Bl 15
Bl 46
He 7

Bl 15 T、Bl 46 T、Ni 6 T、He 7 T、Mi 6 T、Ma 36 T、Ma 40 T、Le 2 T
補助経穴：Ni 3、Bl 23、Bl 62、Ren 12、Pe 6
睡眠障害（満）：He 7 S、Mi 6 N、Di 11 S、Ren 15 S、Bl 15 S、Bl 44 S、Pe 7 N

13.6 運動器官

肘の痛み

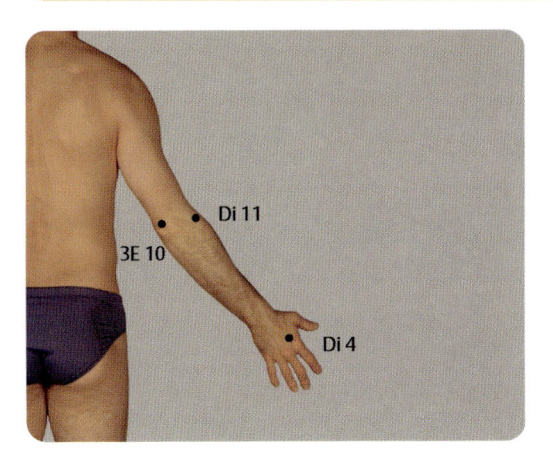

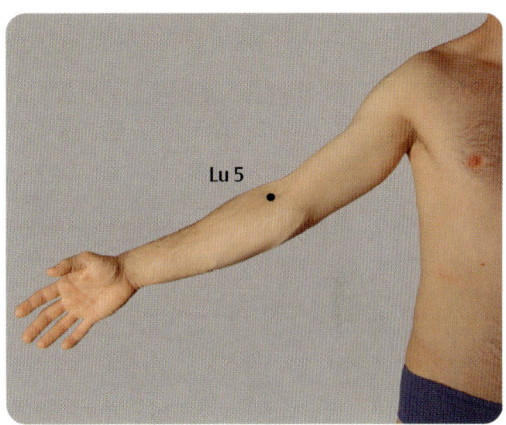

Di 1（もしくはDi 4）T、Di 11 N、Lu 5 N
補助経穴：3E 10
脚部の補助経穴：Ma 36、Gb 34、Bl 40

13.6 運動器官

指の痛み・腫れ・しびれ

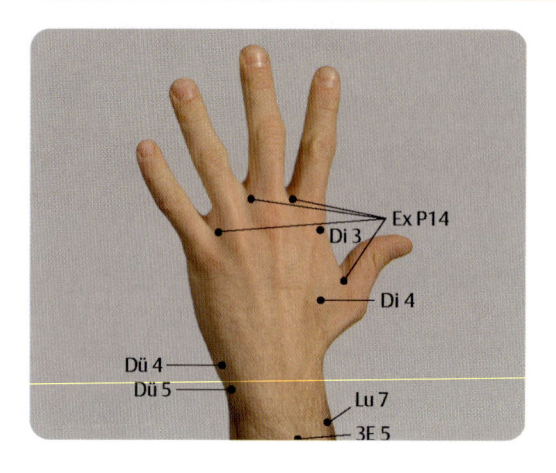

Di 3 N、Di 4 S、Dü 4 N、Dü 5 N（慢性）、3E 5 T（慢性）、Lu 7 T（慢性）、ExP 14 N

13.6 運動器官

手首の痛み

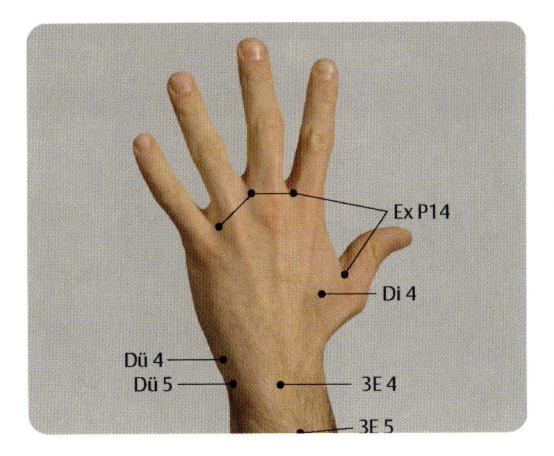

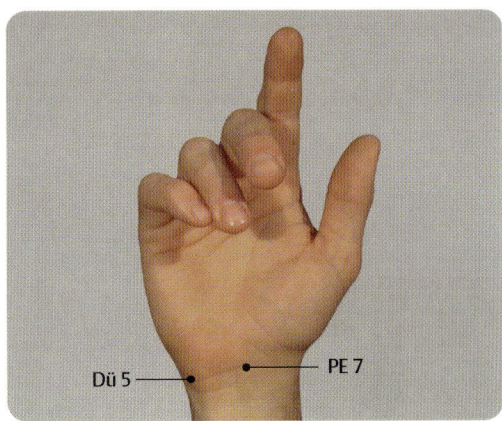

3E 4 S、3E 5 S、Dü 4 S、Dü 5 S、Di 4 S、Pe 7 S、ExP 14 N

13.6 運動器官

膝の痛み

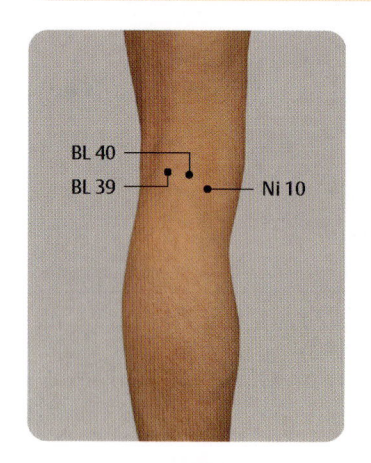

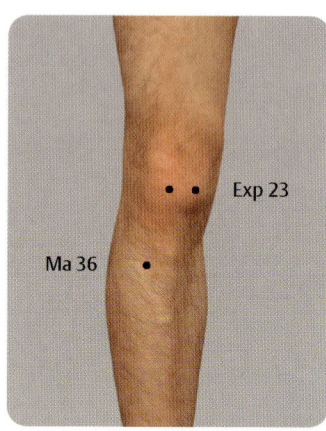

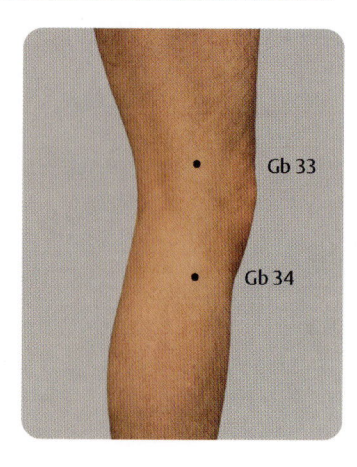

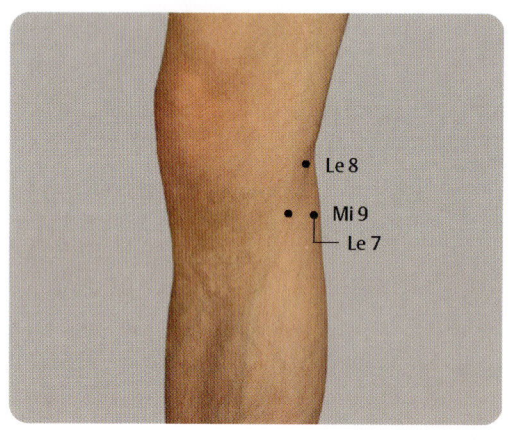

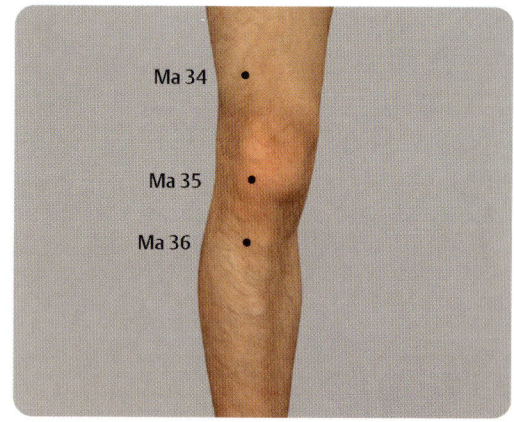

Ma 34、Ma 35/ExP 23、Ma 36、Bl 39、Bl 40、Mi 9、Gb 33、Gb 34、Ni 10、Le 7、Le 8

　痛みのある部位に応じて施術経穴を選択する。膝の上が痛む場合は経脈Maの経穴を、膝の関節内および内側の痛みには経脈MiおよびMaの経穴、膝の外側の痛みには経脈Gbの経穴、背面が痛む場合は経脈BlおよびNiの経穴を選択する。

　膝関節における急性の痛みは、ほとんどの場合片側の膝に発生し、病原要素の侵入や外傷に起因する。これに対し、両膝に発症する慢性の痛みは腎臓の衰弱に起因するものである。ここに挙げた膝の痛みに対する経穴は、急性の場合には増強法（T）で、慢性の場合は減弱法（S）で、押圧する。

13.6 運動器官

くるぶしの障害

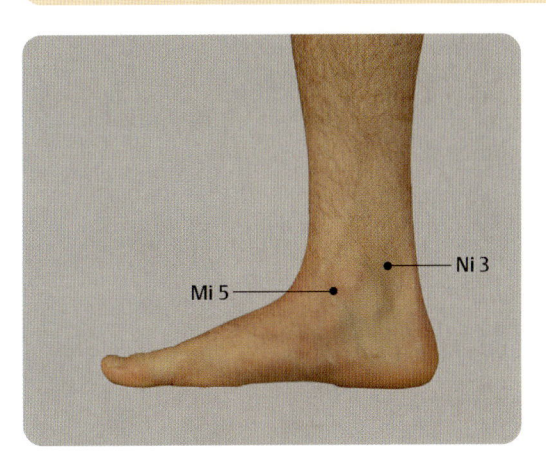

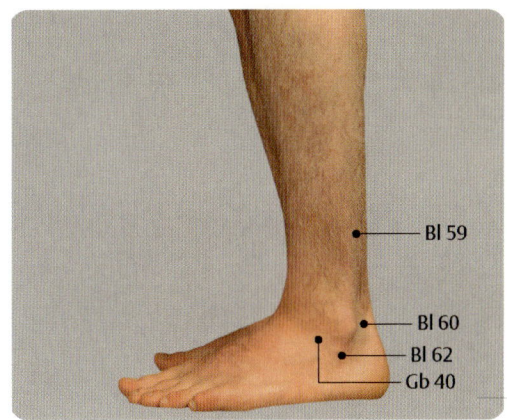

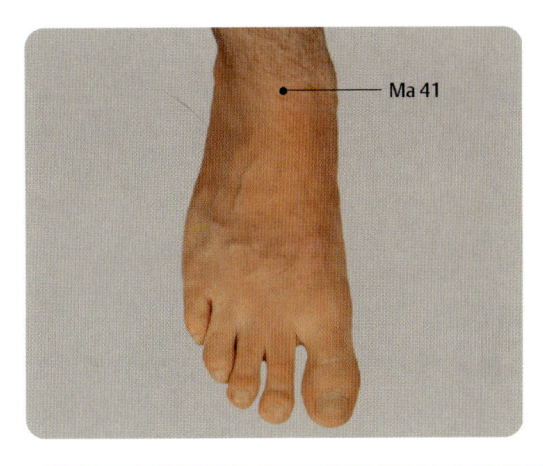

Mi 5 S、Gb 40 S、Ma 41 S、Bl 59 S、Bl 60 S、Bl 62 S、Ni 3 N
補助経穴：Gb 41

13.6 運動器官

けいれん（顎関節の運動障害）

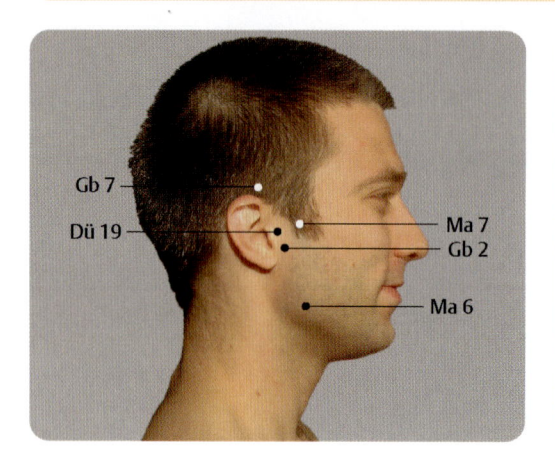

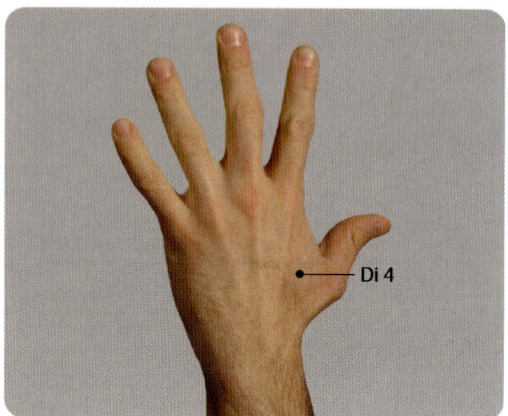

Gb 2 S、Gb 7 S、Dü 19 N、Ma 6 S、Ma 7 S、Di 4 S
補助経穴：Gb 7、Gb 34

13.6 運動器官

けいれん（書痙）

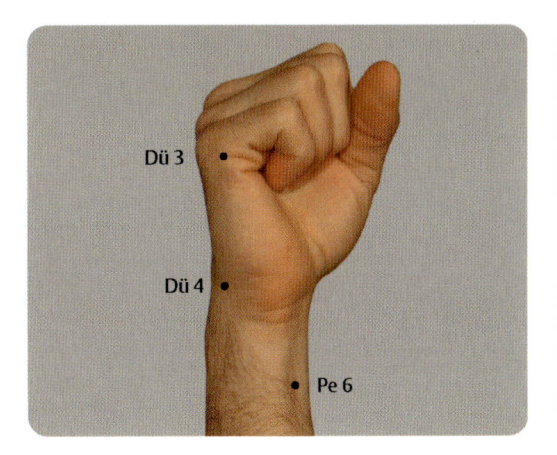

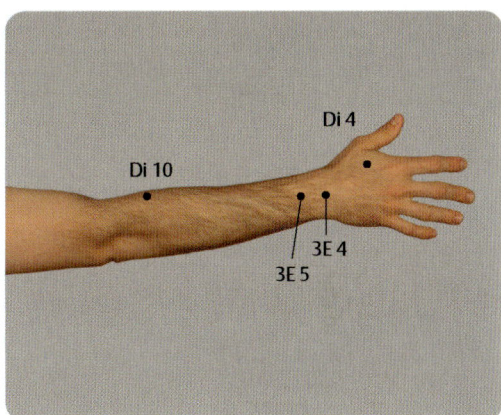

Di 4 S、Di 10 N、3E 4 S、3E 5 S、Pe 6 S、Dü 3 N、Dü 4 N

13.6 運動器官

けいれん（ふくらはぎ・夜間）

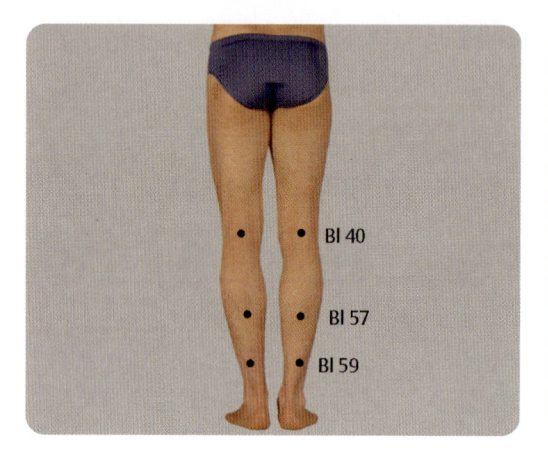

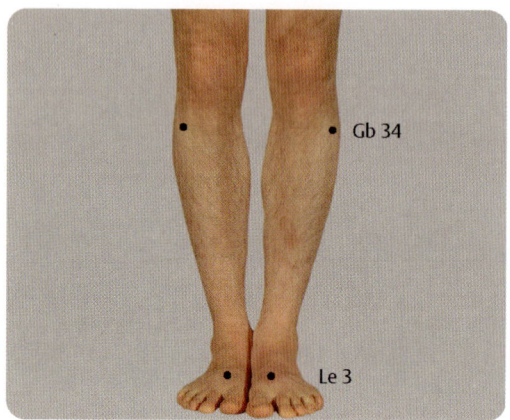

Bl 40 S、Bl 57 S、Bl 59 S、Bl 62 S、Le 2 S、Gb 34 S

13.6 運動器官

腰痛（坐骨神経痛）

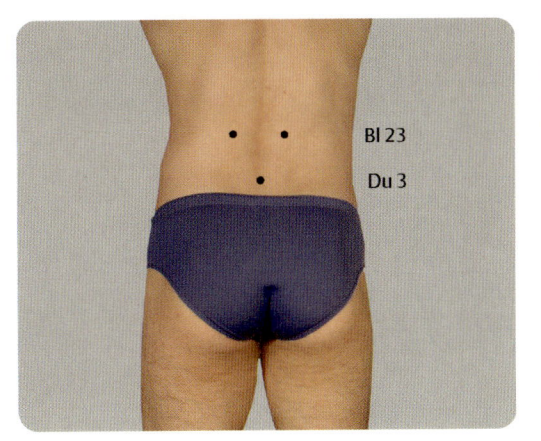

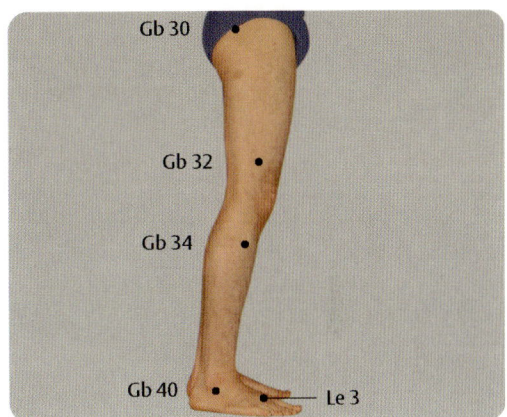

Bl 23 T、Du 3 T、Gb 30 N、Gb 32 N、Gb 34 S、Gb 40 S、Le 3 N
補助経穴：Ma 36、Bl 26

13.6 運動器官

筋肉痛

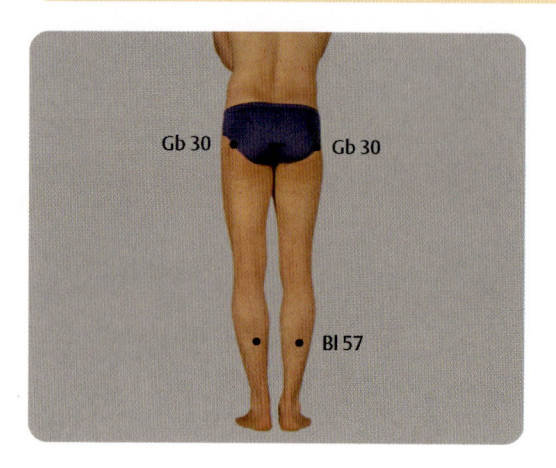

Bl 57 S、Gb 30 S

13.6 運動器官

頸の痛み（コリ・慢性）

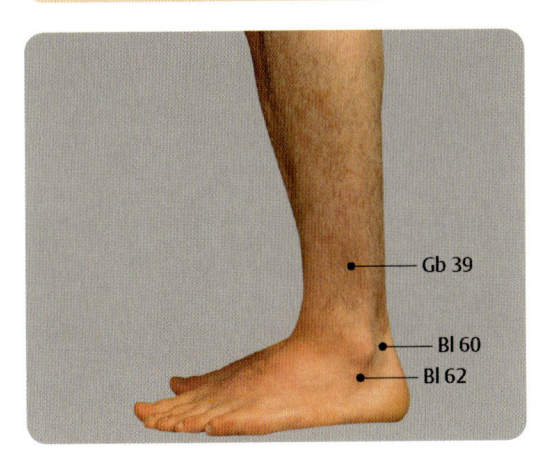

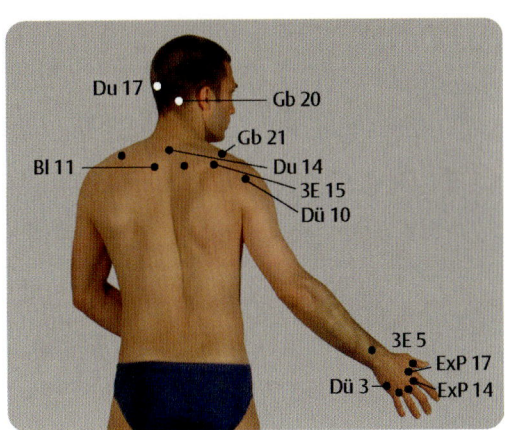

Bl 60 T、Bl 62 T、Gb 20 N、Gb 21 S、Du 14 T、Dü 3 T、Dü 10 T、Bl 11 N、Du 17 N、ExP 14 N、ExP 17 N、3E 5 T
補助経穴：Gb 34 S
頸の痛み（コリ・急性）：Di 4 S、Gb 20 S、Gb 21 S、Gb 39 S、Bl 57 S

13.6 運動器官

背中の痛み（慢性・空）

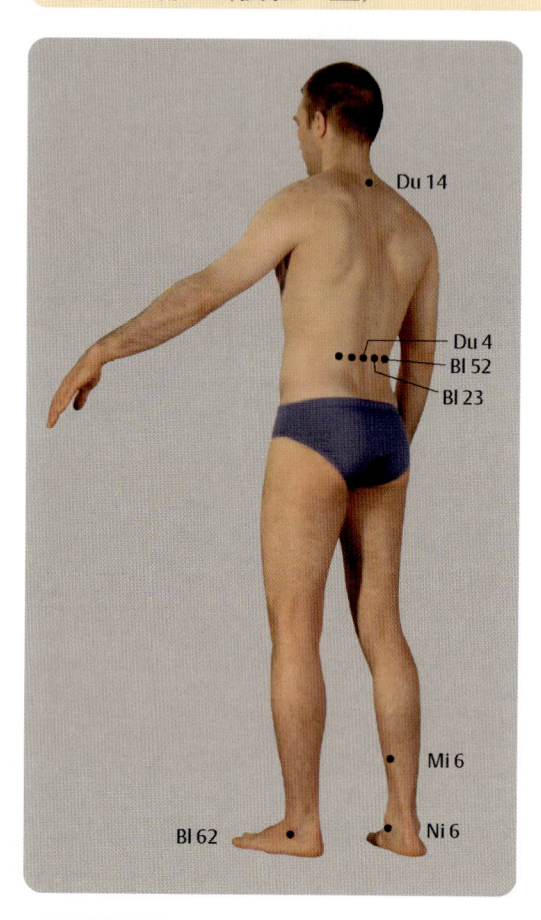

Du 14 T、Du 4 T、Bl 23 T、Bl 52 T、Mi 6 T、Ni 6 T、Bl 62 T

　慢性の痛みは主に脾臓および腎臓の空に起因し、急性の痛みは外傷あるいは風、寒および湿によるものである。満と空の混在が生じることも多い。

背中の痛み（鬱積）：Le 3 S、Gb 21 S、Gb 34 S

13.6 運動器官

背中下部・腰の痛み（急性）

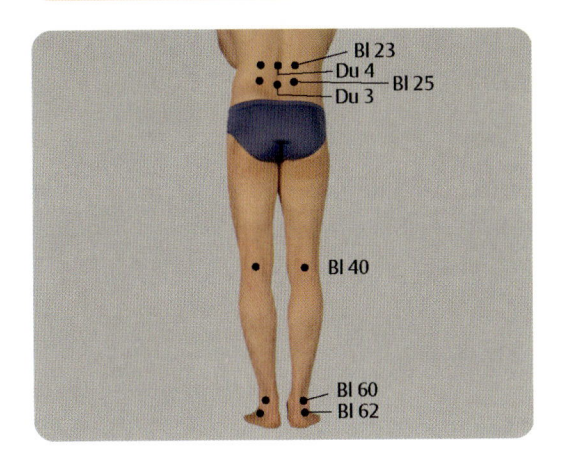

Bl 23 T、Bl 25 N、Bl 40 N、Bl 60 T、Bl 62 T、Du 4 N
補助経穴：Di 4 T、Gb 30 S、Gb 34 S、Gb 40 S、Gb 41 S

13.6 運動器官

背中中央部の痛み（急性）

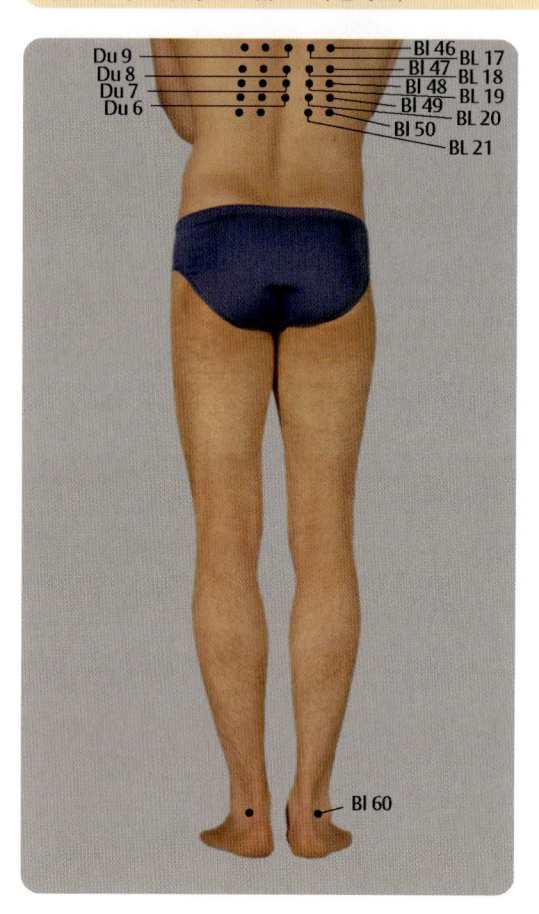

Du 6 N、Du 7 N、Du 8 N、Du 9 N、Bl 17 N、Bl 18 N、Bl 19 N、Bl 20 N、Bl 21 N、Bl 46 N、Bl 47 N、Bl 48 N、Bl 49 N、Bl 50 N、Bl 60 T
補助経穴：Gb 30

13.6 運動器官

背中上部の痛み（急性）

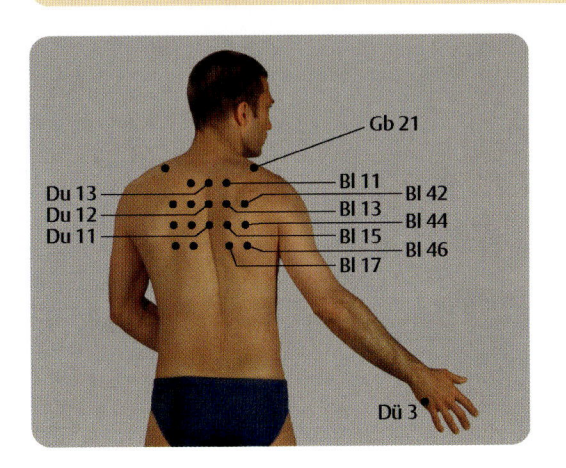

Du 11 N、Du 12 N、Du 13 N、Bl 11 N、Bl 13 N、Bl 15 N、Bl 17 N、Bl 42 N、Bl 44 N、Bl 46 N、Dü 3 N、Gb 21 N

13.6 運動器官

肩の痛み（非炎症性）

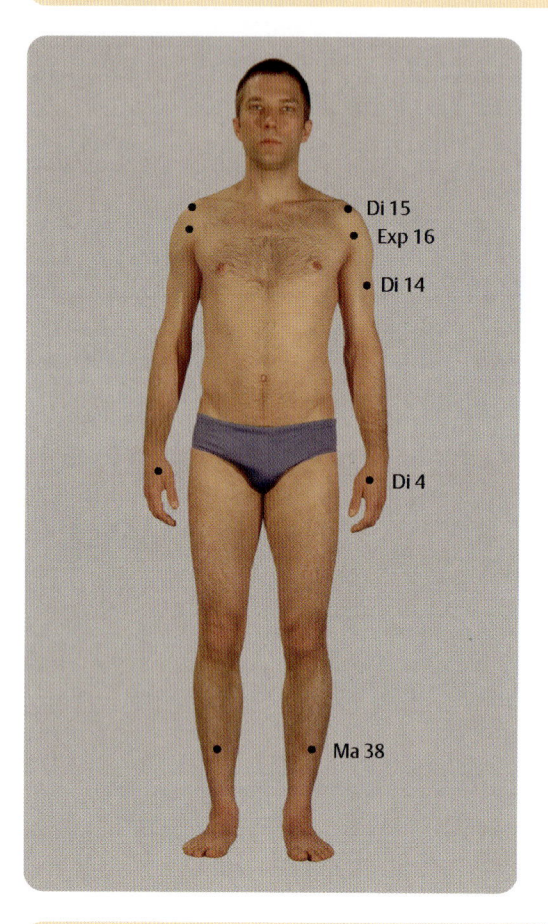

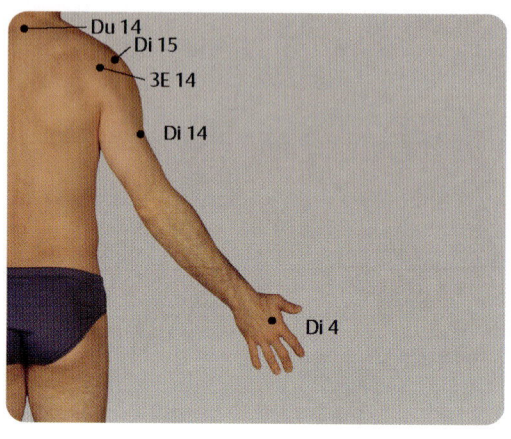

Di 4 T、Di 14 T、Di 15 T、Ma 38 T、3E 14 T、Du 14 T：押圧に対し痛みがある場合には減弱法（S）で施術すること
補助経穴：Di 11、Gb 21、Lu 1

13.6 運動器官

肩の痛み（急性・満）

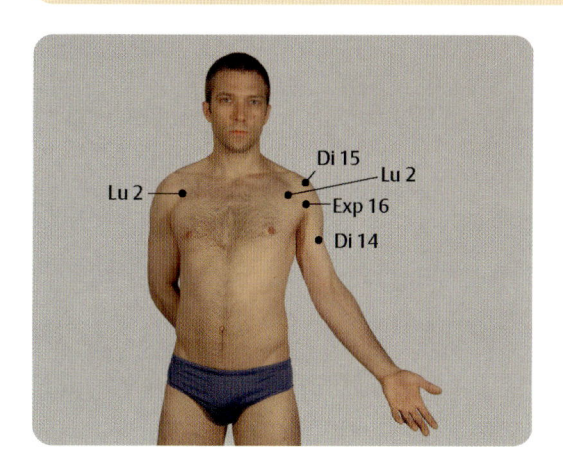

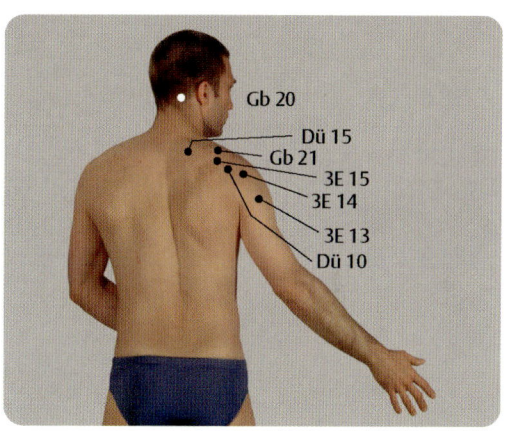

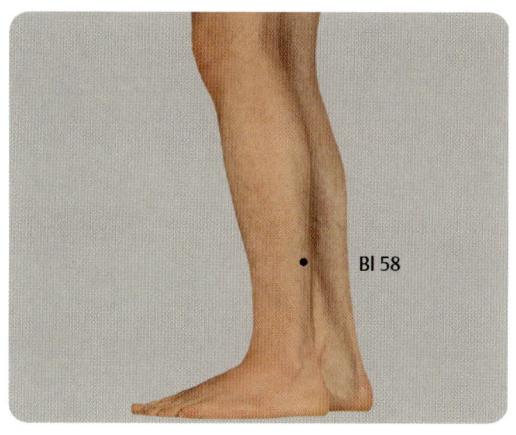

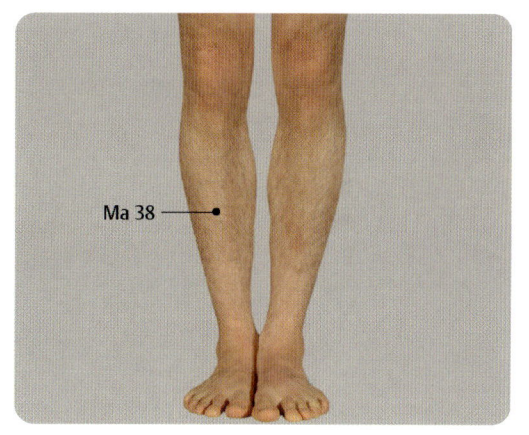

　まず、遠位の経穴Ma 38とBl 58を減弱法で十分にマッサージし、その後該当する経脈の経穴に施術する。

経脈Di：Di 14 S、Di 15 S
経脈3E：3E 14 S、3E 15 S
経脈Dü：Dü 10 S
経脈Gb：Gb 20 S、Gb 21 S、ExP 16 N
補助経穴：3E 13 S、Lu 2 S、Dü 11 S
肩の痛み（慢性・空）：Di 1 T、Di 4 T、Lu 7 T、Dü 3 T、3E 5 N

13.6 運動器官

つま先の痛み

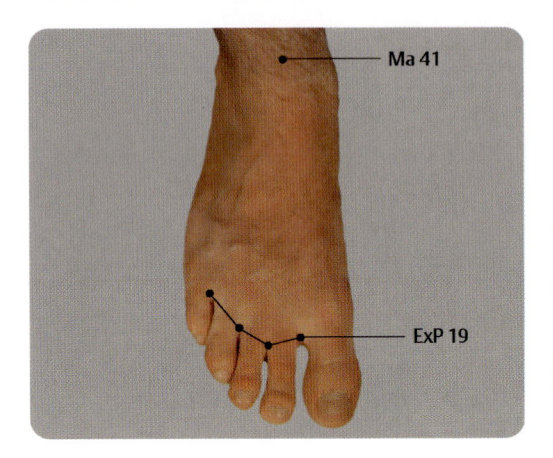

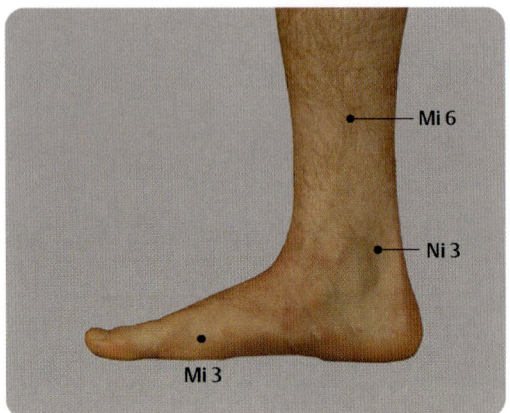

Ma 41 S、Mi 3 S、Mi 6 S、Ni 3 N、ExP 19 S

13.7 尿道および膀胱

膀胱疾患（満）

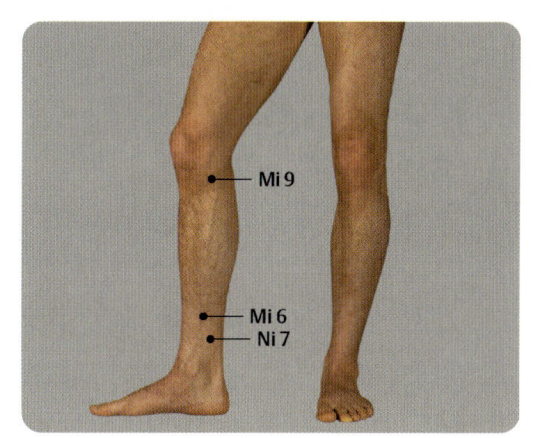

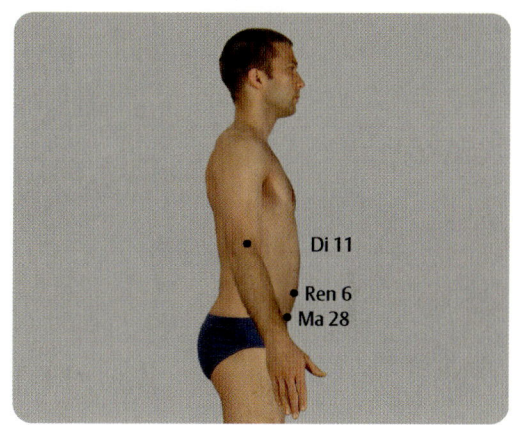

Ren 6 S、Ma 28 S、Di 11 S、Mi 6 S、Mi 9 S、Ni 7 N
補助経穴：Ren 3、Bl 28
膀胱疾患（空）：Bl 23 T、Ren 4 T、Ren 6 T、Du 4 T、Du 20 T、Ma 36 T、Mi 6 T、Mi 9 T、Ni 3 T
補助経穴：Bl 28

13.8 皮膚

湿疹（慢性・空）

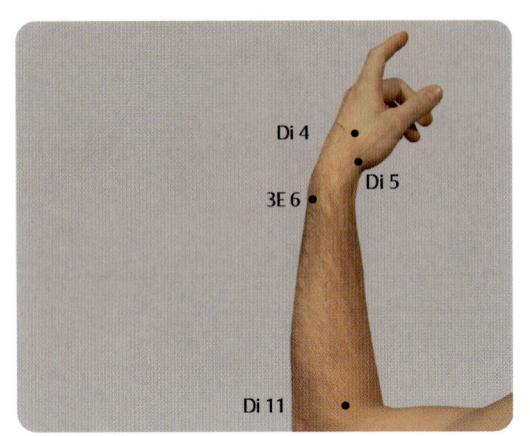

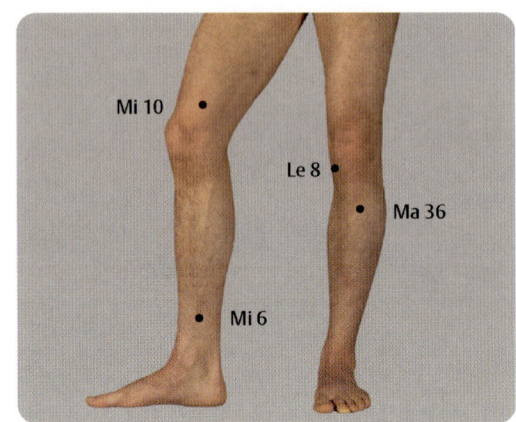

3E 6 T、Di 4 T、Di 11 S、Mi 6 T、Mi 10 N、Le 8 N、Ma 36 T
補助経穴：Di 5

13.8 皮膚

アレルギー（湿疹・瘙）

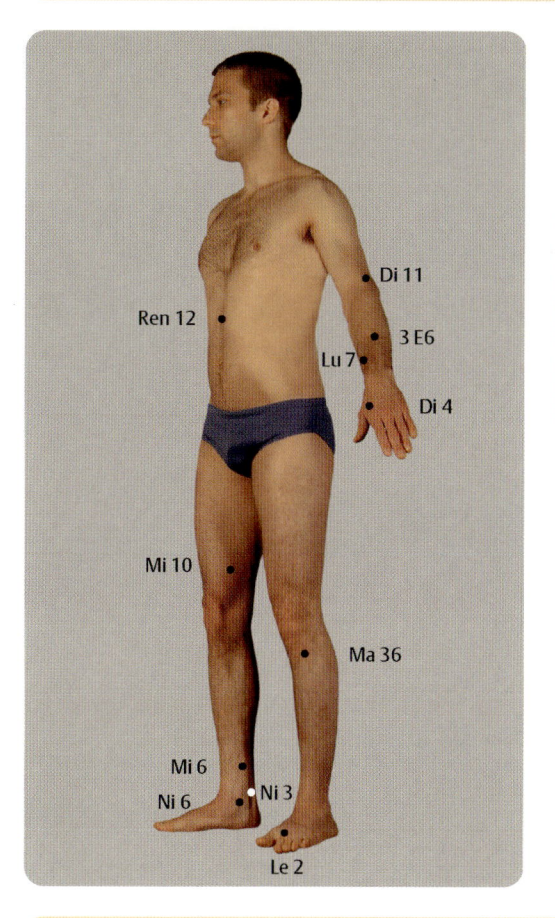

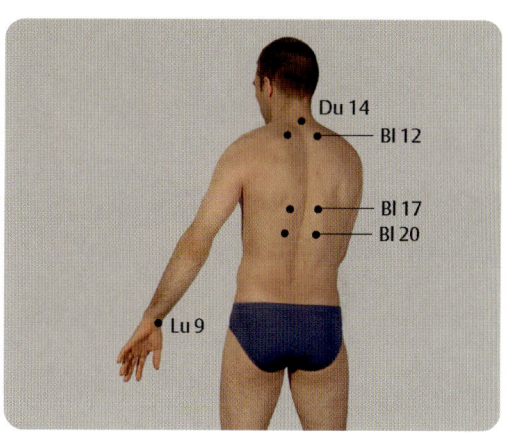

Ren 12 T、Di 4 S、Di 11 S、3E 6 N、Lu 7 T、Lu 9 T、Bl 12 N、Bl 17 N、Bl 20 N、Ma 36 N、Mi 6 T、Mi 10 S、Du 14 S、Ni 3 T、Ni 6 T、Le 2 S

13.9 子宮

けいれん・月経・月経困難症（満）

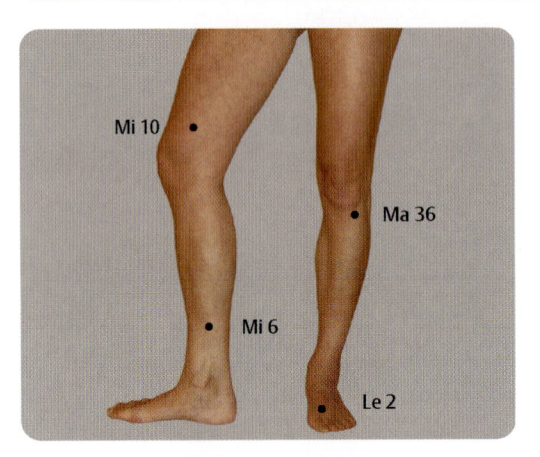

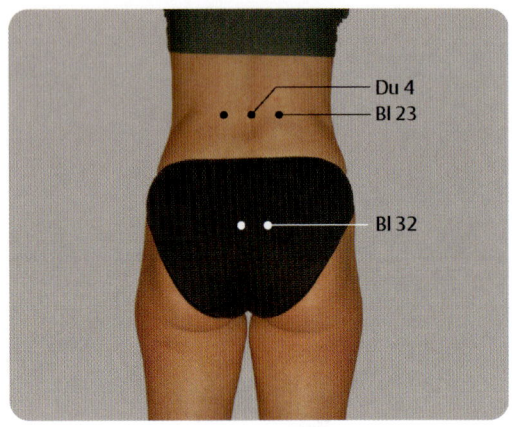

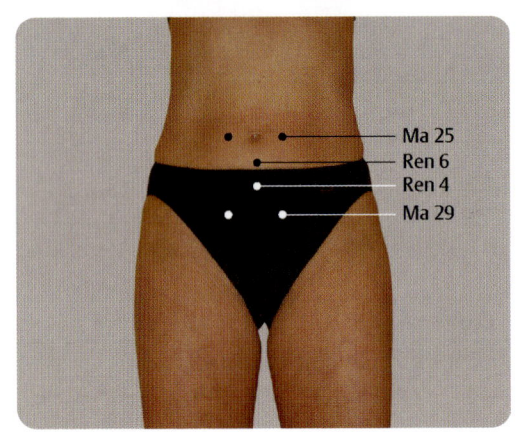

Mi 6 S、Le 2 S、Ma 25 N、Ma 29 N、Ma 36 N、Bl 23 T、Bl 32 S、Ren 4 N、Ren 6 N、Du 4 T
補助経穴：Mi 10
けいれん・月経・月経困難症（空・過労・出産）：Ma 36 T、Ren 4 T、Ren 6 T、Mi 6 T、Mi 8 T、Mi 10 T
けいれん・月経・月経困難症（鬱積）：Gb 39 S、Mi 6 S、Mi 10 N

13.9 子宮

月経障害（月経過少・空・寒）

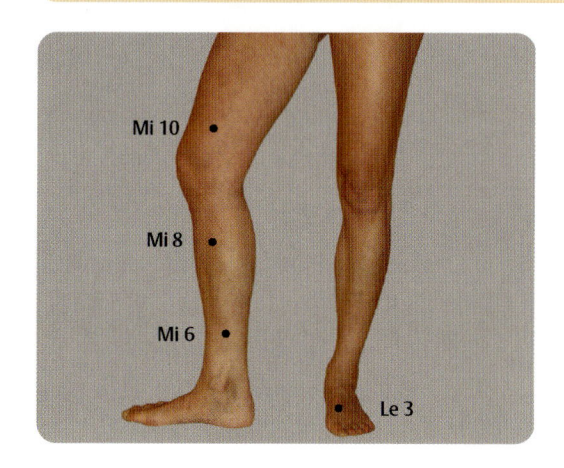

Le 3 N、Mi 6 T、Mi 8 T、Mi 10 T
補助経穴：Ma 36 T、Du 4 T

13.9 子宮

月経障害（月経過多・空）

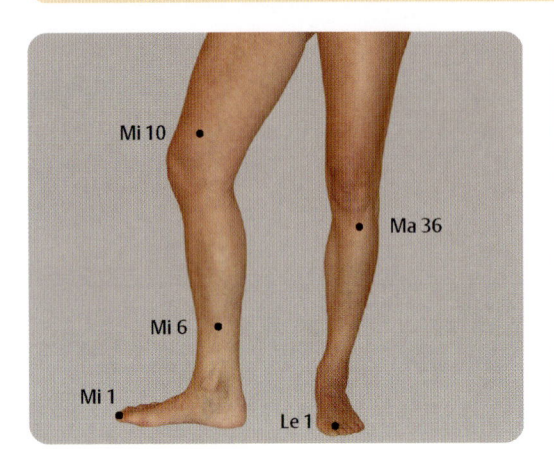

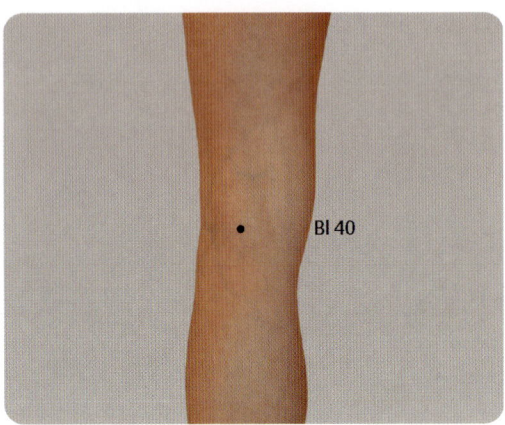

Bl 40 T、Ma 36 T、Mi 1 T、Mi 6 T、Mi 10 T
月経障害（月経過多・満）：Mi 10 S、Ma 36 S

13.10 感覚器官

目の乾燥（空）

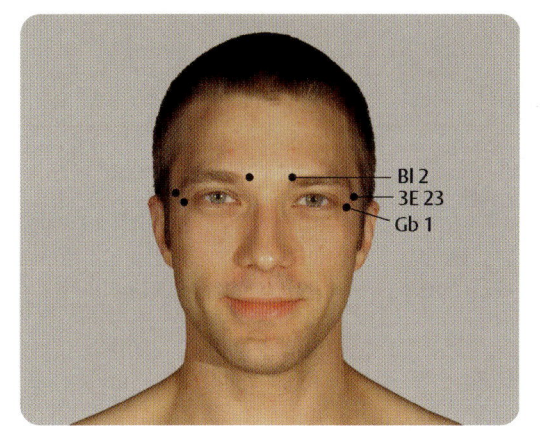

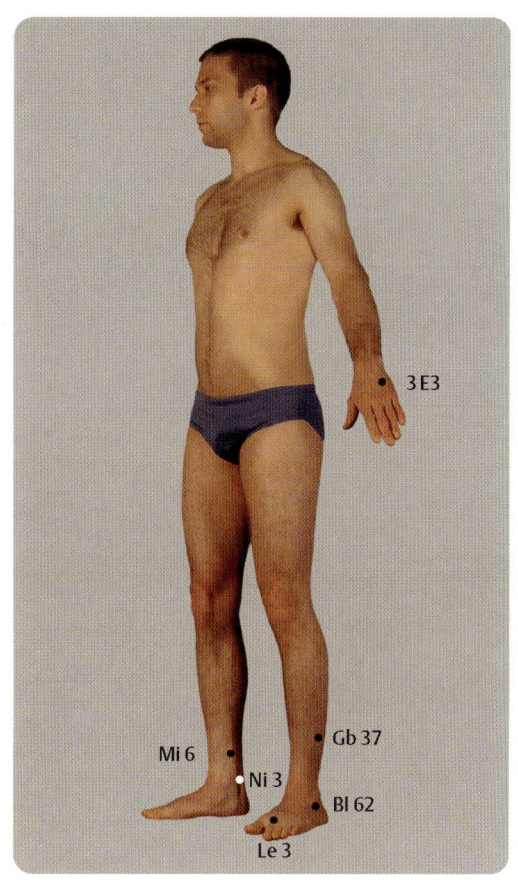

Bl 2 T、Bl 62 T、Ni 3 T、Gb 1 T、3E 3 T、3E 23 T、Mi 6 T、Gb 37 N、Le 3 N、さらに目の周り全体をマッサージ
目の乾燥（満）：Di 4 S

13.10 感覚器官

緑内障

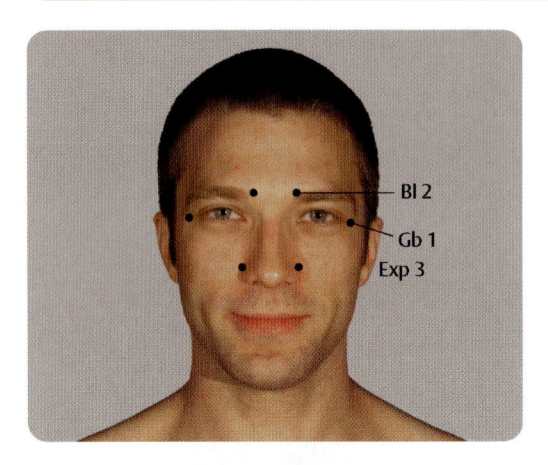

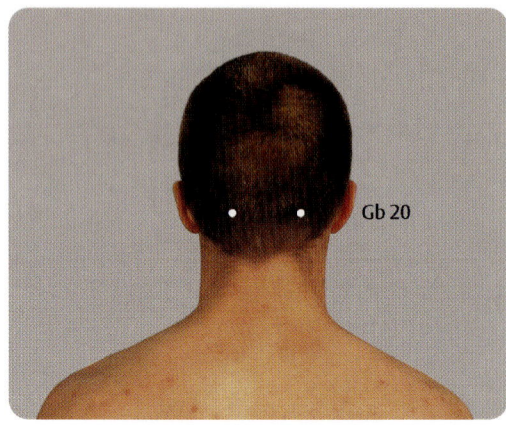

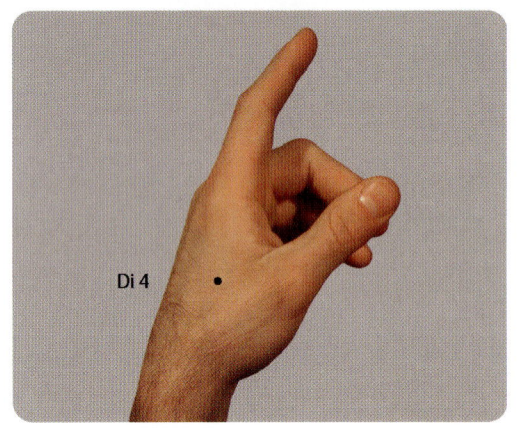

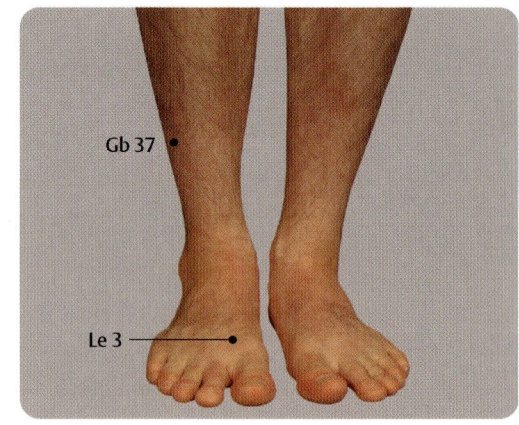

Gb 1 N、Gb 20 S、ExP 3 N、Bl 2 S、Le 3 S、Di 4 S、Gb 37 N
補助経穴：Du 16、Du 25、Gb 14

13.10 感覚器官

結膜炎（満）

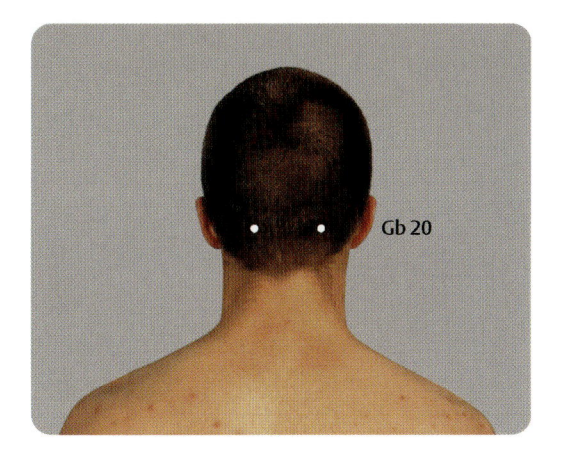

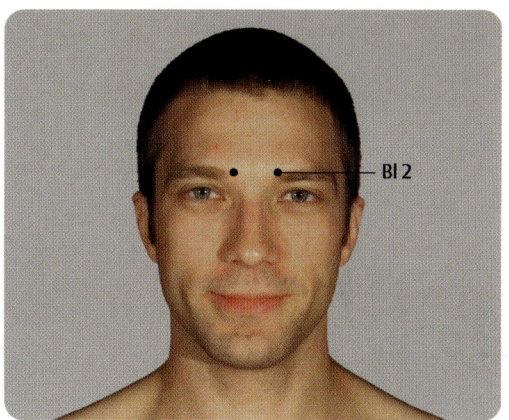

Gb 20 S、Bl 2 S、（アレルギー性：Lu 7 S、Di 20 S）
補助経穴：Di 4、Le 2 S、Gb 14、Gb 41、Bl 67

13.10 感覚器官

鼻血

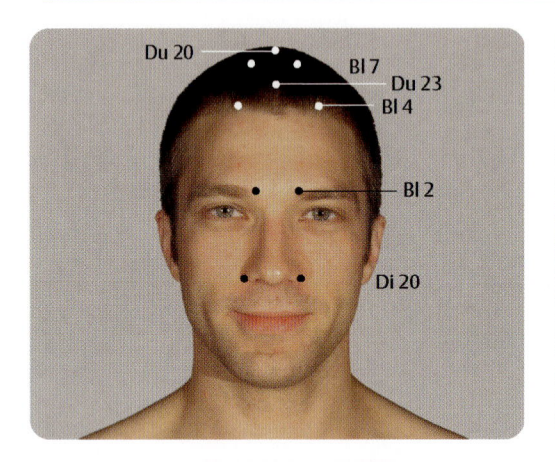

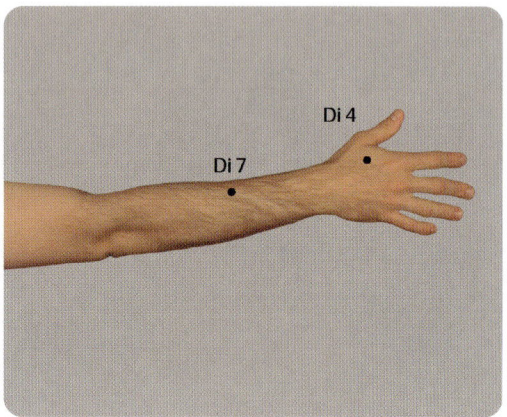

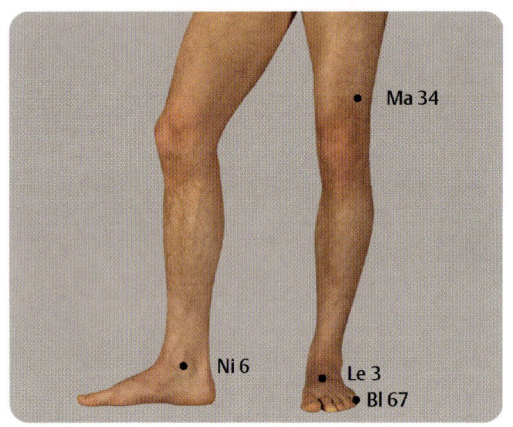

Di 4 S、Di 20 S、Bl 2 S、Bl 4 S、Bl 7 S、Bl 67 S、Du 20 N、Du 23 S、Le 3 N、Dü 3 N
鼻に対し止血作用を持つ補助経穴：Di 7 N、Ma 34 N

13.10 感覚器官

耳鳴り・難聴

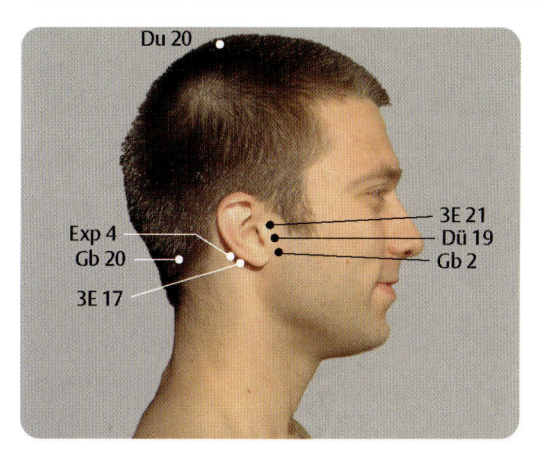

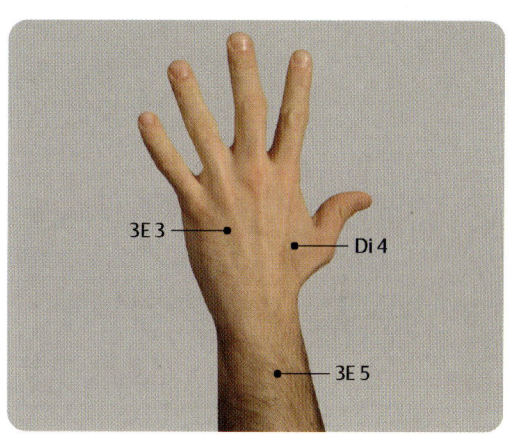

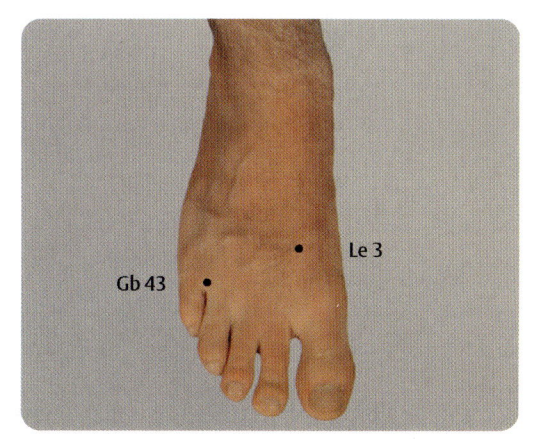

耳鳴り・難聴（満）：Du 20 S、3E 3 S、3E 5 S、3E 17 S、3E 21 S、Di 4 S、Gb 2 S、Gb 20 S、Gb 43 S、Le 3 S、Dü 19 S、ExP 4 S
補助経穴：Ma 40、Pe 6、Ni 3、Bl 23、加えて頸と肩のコリの解消
耳鳴り・難聴（慢性・空）：Du 4 T、Bl 23 T、Ni 3 T
耳鳴り・難聴（鬱積）：Gb 21 S、Di 4 S

13.11 感情

精神バランスを司る経穴

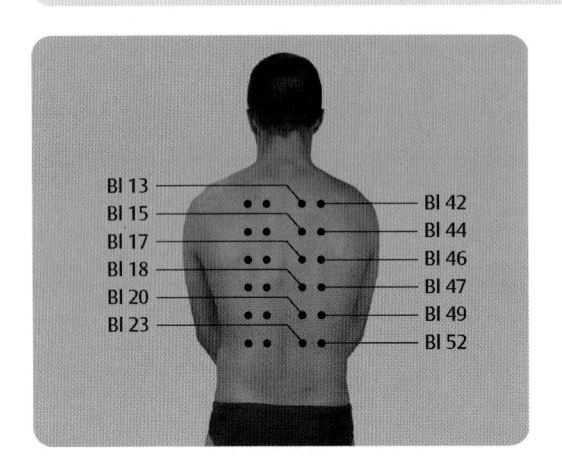

ここには五臓の経穴が集まり、五臓には五情が宿っている。外膀胱経列は治療に際して、精神的、心理的に重要な意味を持つ。したがって、心身症治療には内膀胱経列と外膀胱経列の両方が適している。とりわけ慢性疾患を有する臓器器官の治療に、兪穴は適している。その際、精神的効果を有する外膀胱経列の対応経穴を同時に施術することが好ましい。

Bl 23およびBl 52に加えて、
Bl 42：感情を強め、落ち着かせる
Bl 44：精神を強め、落ち着かせる。不眠および情緒不安に効果的
Bl 47：意志と活力を高める
Bl 49：精神を高め抑圧から解放する
感情のバランスをもたらすその他の経穴：Ren 4、Ma 36、Ni 3、Ni 7、Pe 6
Bl 42 (Bl 13肺)、魂の扉、第3胸椎
Bl 44 (Bl 15心臓)、神の広間、第5胸椎
Bl 46 (Bl 17横隔膜)、横隔膜、第7胸椎
Bl 47 (Bl 18肝臓)、さまよう魂の門、第9胸椎
Bl 49 (Bl 20脾臓)、思想の隠れ家、第11胸椎
Bl 52 (Bl 23腎臓)、意志の部屋、第2腰椎

13.11 感情

心配・不安・神経過敏

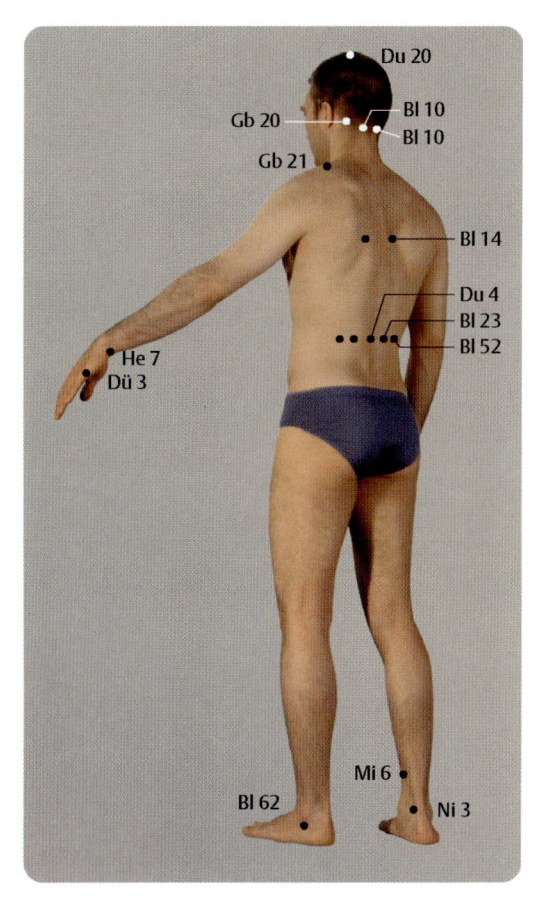

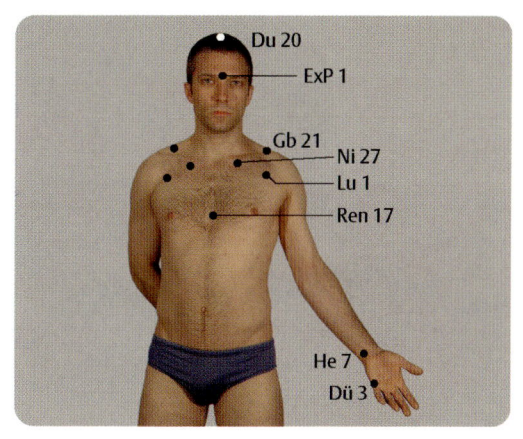

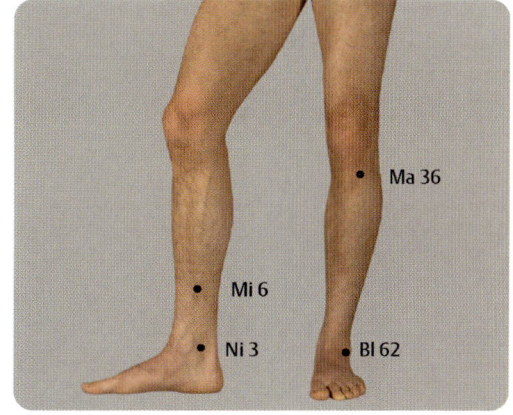

Gb 20 T、Gb 21 T、Mi 6 T、Ren 17 T、Ma 36 T、Du 4 T、Du 20 T、Lu 1 T、Ni 3 T、Ni 27 T、Bl 10 N、Bl 14 T、Bl 23 T、Bl 52 T、Bl 62 T、Dü 3 T、He 7 T、ExP 1 T

13.11 感情

怒り

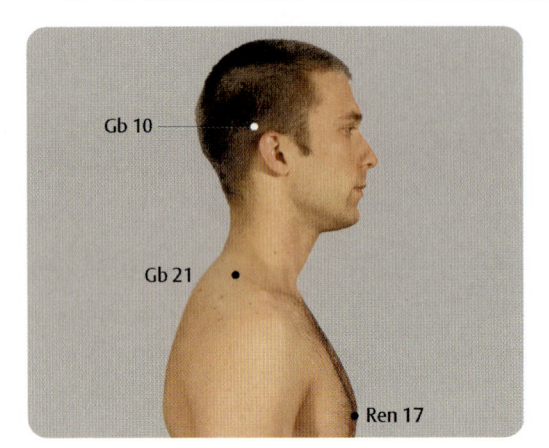

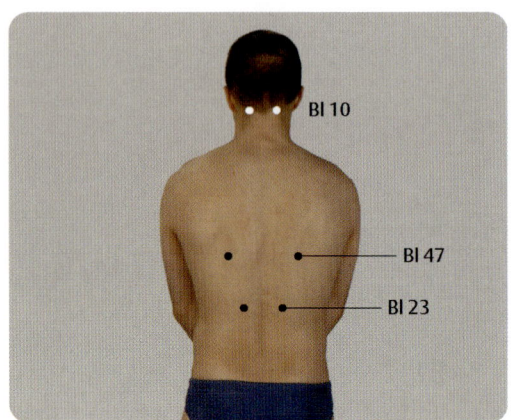

Gb 21 S、Bl 10 N、Bl 23 T、Bl 47 N、Ren 17 N
補助経穴：Gb 10

13.12 一般的症状

疲労・衰弱（空）

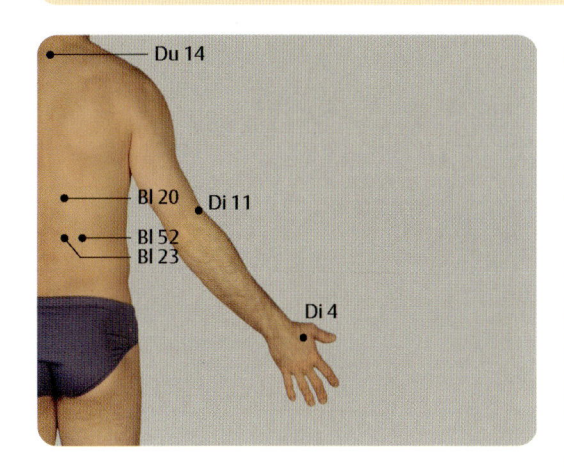

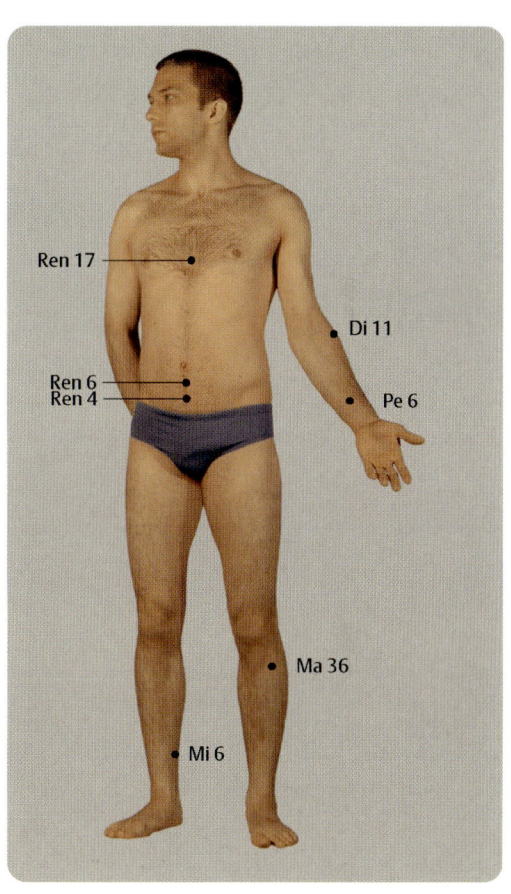

Di 4 T、Di 11 T、Ren 4 T、Ren 6 T、Ren 17 T、Ma 36 T、Bl 20 T、Bl 23 T、Bl 52 T、Pe 6 T、Mi 6 T、Du 14 T、加えて頸と肩のコリの解消

疲労・衰弱（満）：Le 3 N、Mi 6 N、Ni 3 N、Ren 12 N、Ren 17 N、Bl 20 N、Gb 20 S、Gb 21 S、加えて頸と肩のコリの解消

13.12 一般的症状

水腫（空）

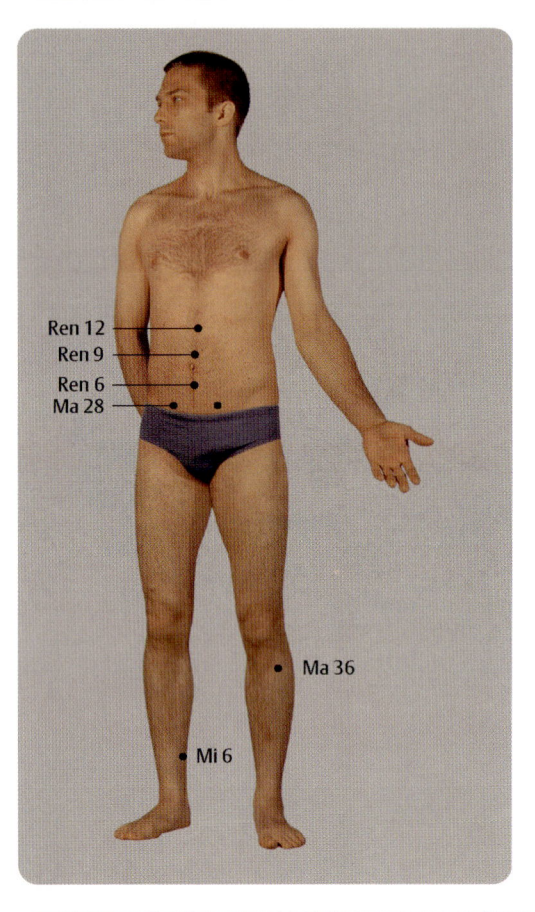

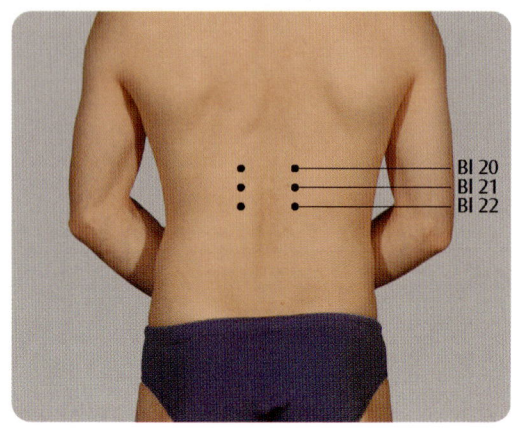

Ren 6 T、Ren 9 T、Ren 12 T、Ma 36 T、Ma 38 N、Bl 20 T、Mi 6 T
補助経穴：Bl 21 T、Bl 22 N
水腫（満）：Di 4 S、Di 10 S、3E 5 S、Lu 7 S、Bl 12 S、Bl 13 S、Du 26 N、Ren 17 S、Ma 36 S

13.12 一般的症状

記憶力・集中力の低下

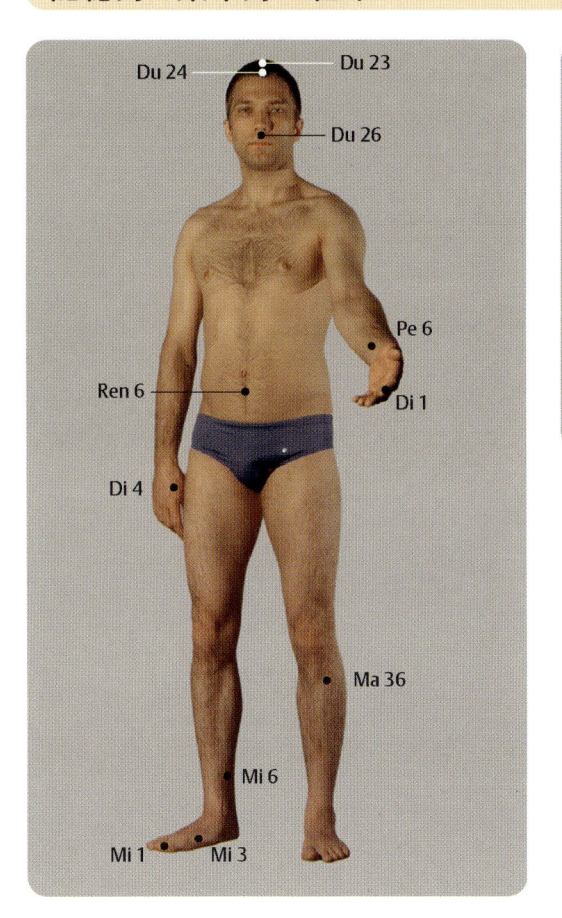

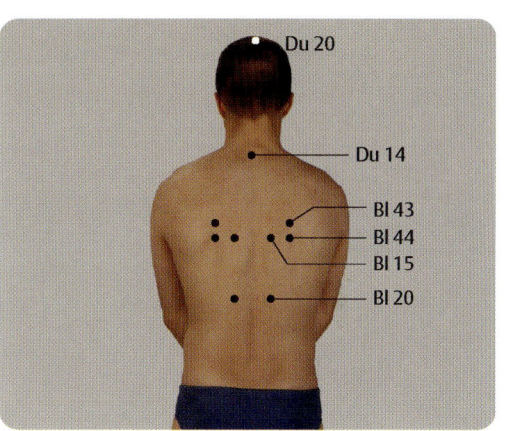

Du 14 T、Du 20 T、Du 23 T、Du 24 T、Du 26 T、Bl 15 T、Bl 20 T、Bl 43 T、Bl 44 T、Ren 6 T、Ma 36 T、Di 1 T、Di 4 T、Mi 1 T、Mi 3 T、Mi 6 T、Pe 6 T、さらに指先とDi 1を毎日押圧
補助経穴：Lu 7 T

13.12 一般的症状

中毒症状

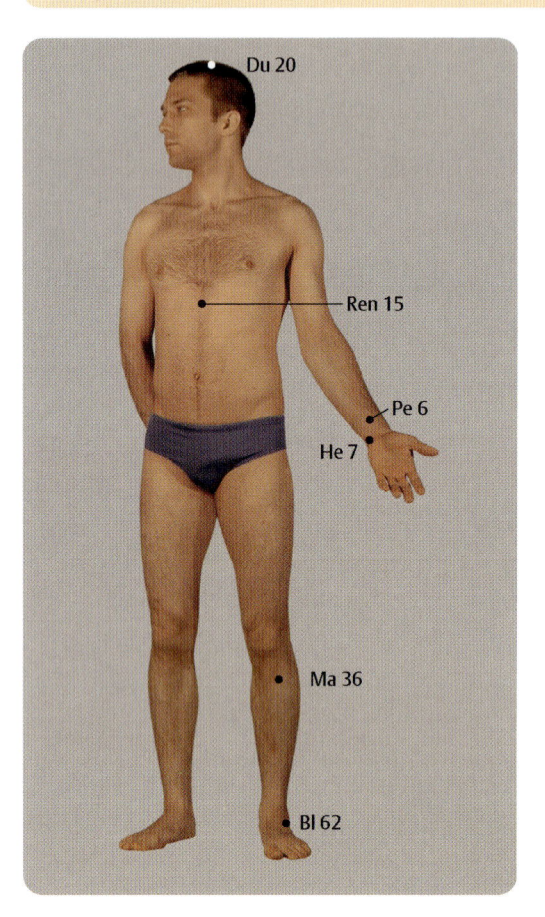

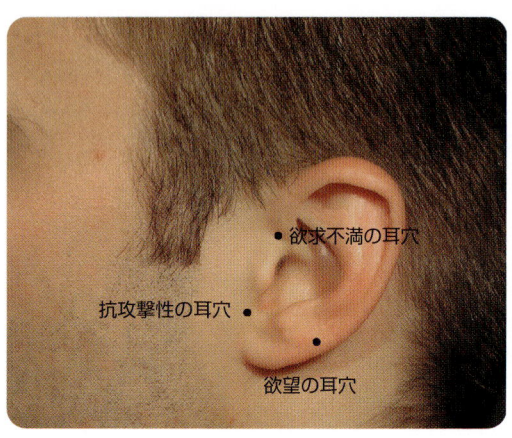

Ren 15 T、Du 20 N、Bl 62 T、Pe 6 T、Ma 36 T、He 7 T、加えて欲望、抗攻撃性および欲求不満の耳穴

13.12 一般的症状

歯痛

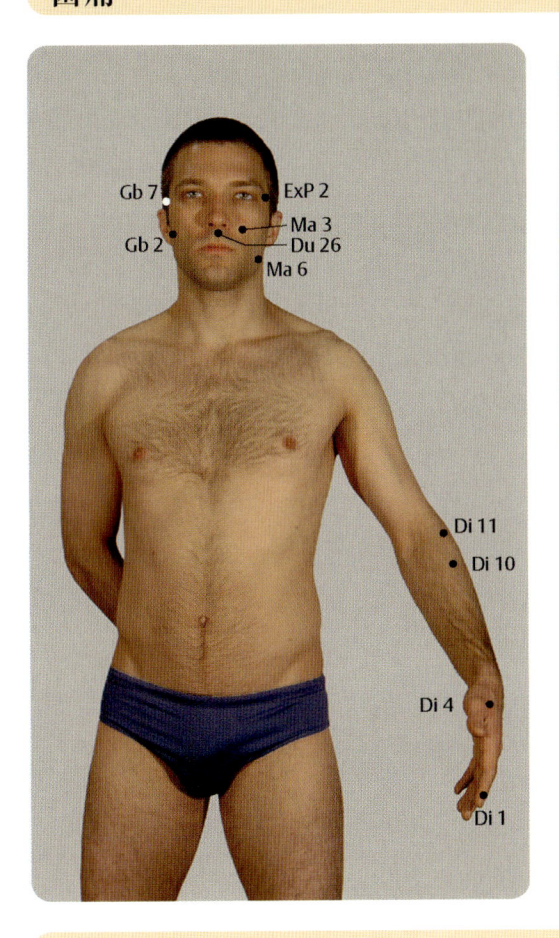

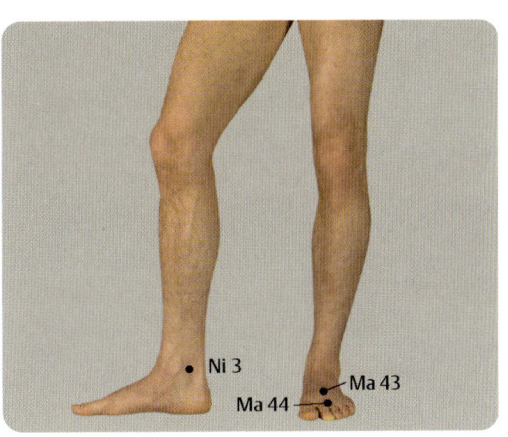

Di 1 S、Di 4 S、Di 10 S、Di 11 S、Ma 3 S、Ma 6 S、Ma 44 S、Gb 2 S、Ni 3 T、ExP 2 S
補助経穴：Gb 7、Du 26、さらに歯茎の規則的なマッサージ

　本書の頁数の都合上、治療のバリエーションに用いられる経穴や補助経穴のすべてが本書第2部の経穴カタログに含まれているわけではない。

付録

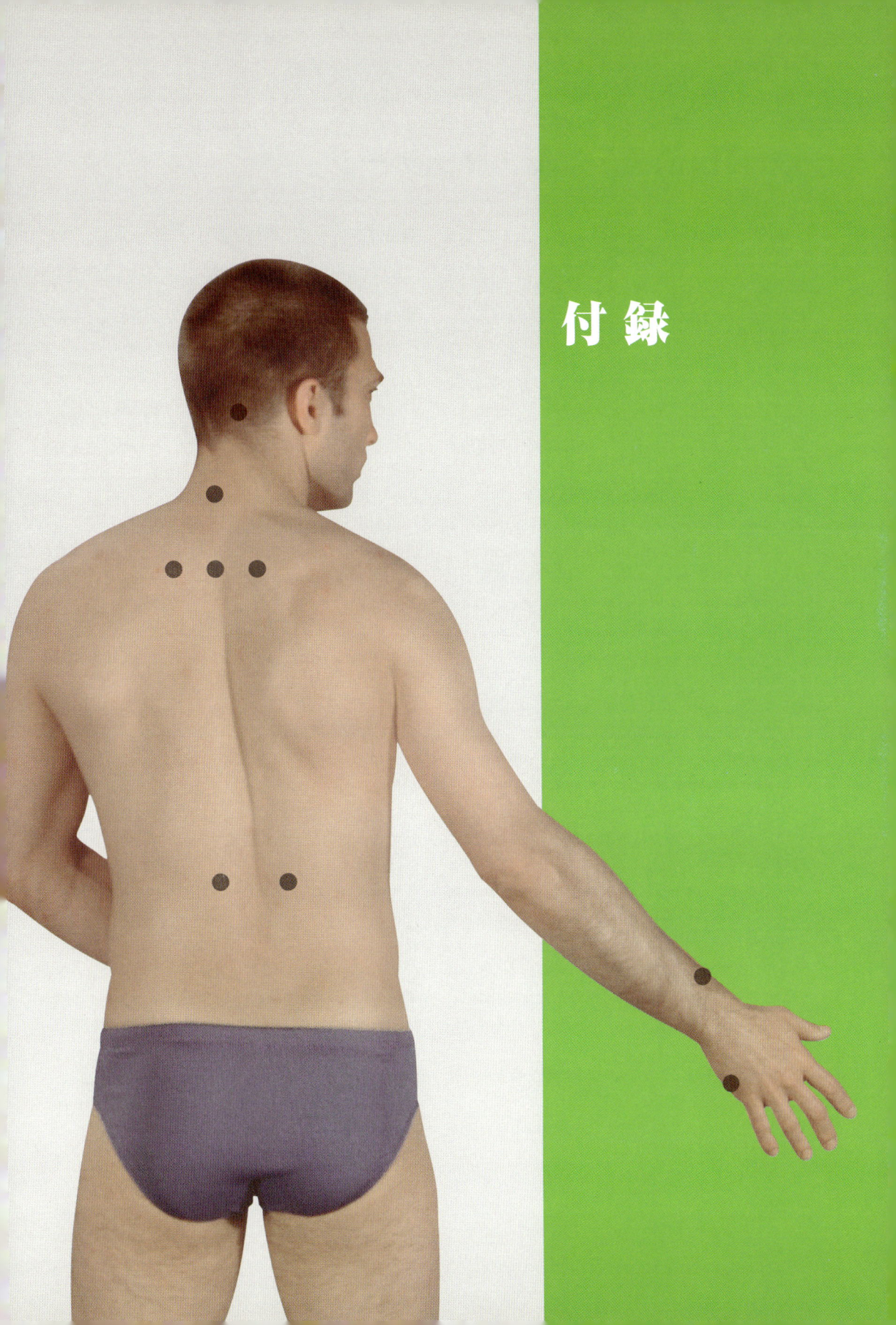

14 自己治療・セルフマッサージ

　中国医学においては健康の保持はもとより、病気の積極的な予防が重要とされる。その際、健康管理の基本としてセルフマッサージを取り入れることができる。

セルフマッサージの利点
- セルフマッサージは意識・感覚を高める。
- セルフマッサージは費用がかからない。
- セルフマッサージは自己の身体に対する理解を深める。
- セルフマッサージはいつでもできる。
- セルフマッサージは、仕事場、休憩時、バスや電車の中、自宅など、どこででもできる。
- セルフマッサージは状況に応じて押圧を変えるなど、臨機応変に調節可能であるため、心地よく体調のバランスを維持することができる。

注意事項
- 胃の過反応（吐き気など）、疲労感、循環障害を予防するため、セルフマッサージの実行1時間前から食物の摂取は極力控える（ごく少量なら可）。冷たい飲み物を抵抗力が弱める作用を持つため、特に冬場は摂取を控える。マッサージ後には、ハーブティーまたは温水を飲むのが特によい。
- 動きやすく着心地のよい服装をし、タイトなベルト、ズボン、襟などは避ける。マッサージの邪魔となる静電気の帯電を防ぐため、可能な限り天然素材の衣服を着用すること。
- リラックスした姿勢でマッサージを行うこと。扱う経穴に合わせ、施術中に姿勢を変えてもよい。
- 静けさ、暖かさ、心地よい光に配慮し、快適な環境を整える。
- けがをしないよう、また身体に不要な刺激を与えないよう、爪を短くしておく。
- マッサージ後、身体が冷えないように暖かい毛布を用意しておく。
- 十分な睡眠をとり、眠い時や疲労時はマッサージを行わないこと。
- 前脛骨筋を膝から足にかけてマッサージし、その後Ni 1を押圧することで、マッサージを完了する。
- 施術後、しばらくの間休憩し、リラックスに努める。

押圧の強さ
　中国医学においては健康の保持はもとより、病気の積極的な予防が重要とされる。その際、健康管理の基本としてセルフマッサージを取り入れることができる。

> 決して痛みを我慢しないこと。決して痛みを強めないこと。

　この点を守ることで、健康バランスが改善し、体調の回復につながる。自分の身体に良く耳を傾けること。

自己治療を開始するに当たって
　押圧療法は、肉体と心理状態、双方の回復に効果的である。セルフマッサージを通じて、患者自らが積極的に治癒過程および健康保持に関わることができるようになる。また、セルフマッサージに場所は関係なく、どこにいても、自分の手さえあれば費用をかけることなく実行することができ、健康状況の改善や免疫力の強化が見込まれる。しかしこれは、あくまで付随的なものであり、医療に取って代わるものではない。自己治療を開始するには、まず医師の診断を受けるのが望ましい。すでに押圧療法を受けている慢性の疾患を自ら治療する際には、この点に特に留意する必要がある。

　療法士が患者に対し施術すべき経穴の一覧図を手渡すこともあろうし、また、本書にも症状とそれに対応する経穴の位置が詳細に記述されている。

　自己治療はできる限り規則的に行い、症状が改善した後も、健康維持のために続けること。もしくは、治療する経穴を変更するために、今一度、医師

の診断を受けるのもよい。治療は20分以上行わないこと。

効果的に治療するには

- 押圧には中指が適している。親指も十分に力強いが、感覚が鈍い。皮膚を横方向に押しずらすことがないよう心がけながら、経穴だけに直接圧力をかける。その後、圧力を少し弱める。これにより体からの反応が可能となり、治癒へとつながるのである。
- ある経穴を押圧すると、体のほかの部分に痛みが走ることがある。これはこの2つの部位が関連していることを示している。この場合、両部位に処置を施すことが好ましい。
- 目的の経穴を、短くとも30秒間長くとも3分間、直接押圧する。その際の感覚は、経穴により様々であり、コリのある部分もあれば痛みのある部分や、何も感じない部分もある。押圧の強さはそのときの健康状態による。
- 慣れてくると、経穴位置の脈動が感じ取れるようになる。これは回復の兆しであり、循環系の強化の現れである。
- 自己治療の記録を日誌として残すのが好ましい。

東洋における民間療法は非常に広範囲に広がり、何千年にも及ぶ経験を基にしている。押圧療法はこの東洋の民間療法に由来している。押圧療法は、疾病を治療し、病状の悪化を食い止めることができる。さらに特筆すべきは、病気の予防や人の活力の増強にも適していることであり、この点こそが東洋医学の強みでもある。自己治療の手段として押圧療法がさらに普及することを願って止まない。

経脈一覧

身体前面の経脈

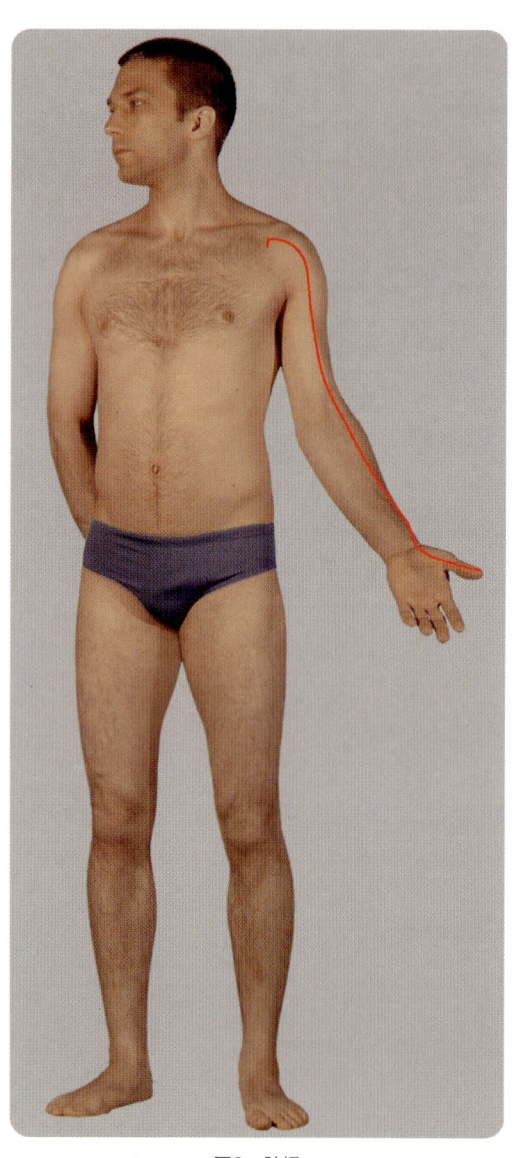

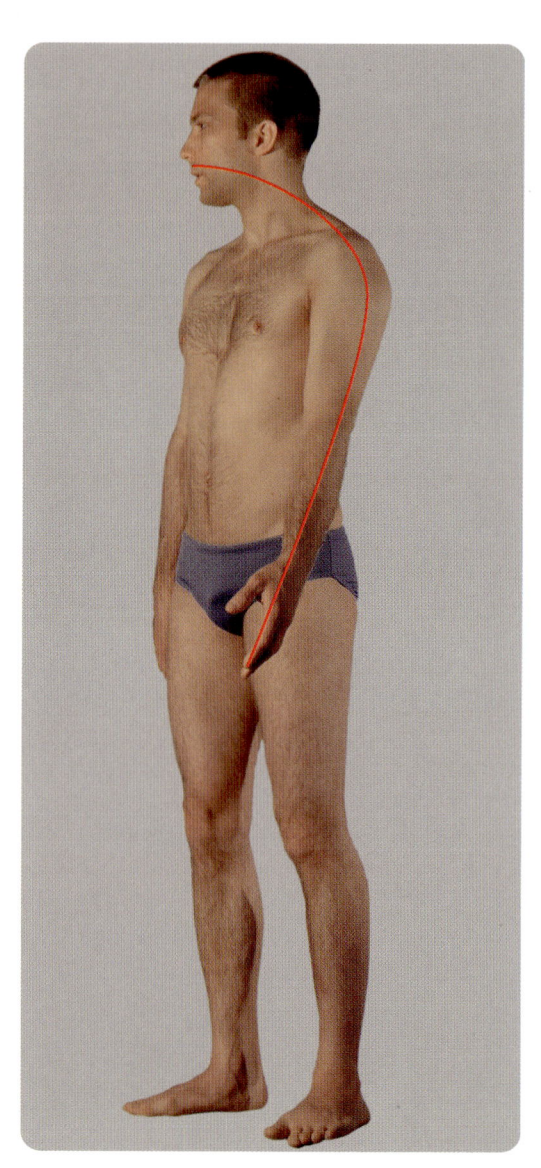

図1 肺経

図2 大腸経

身体前面の経脈

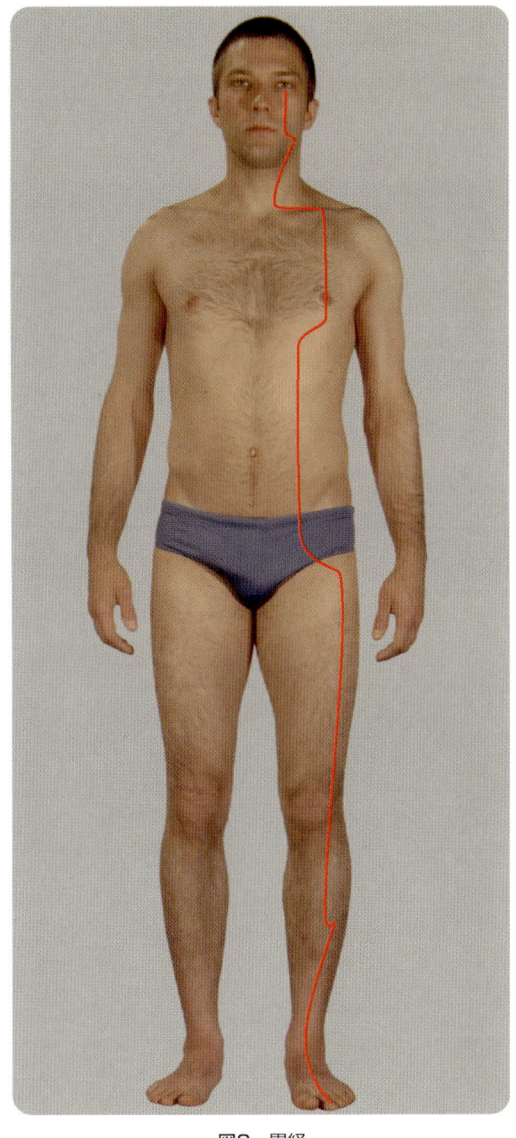

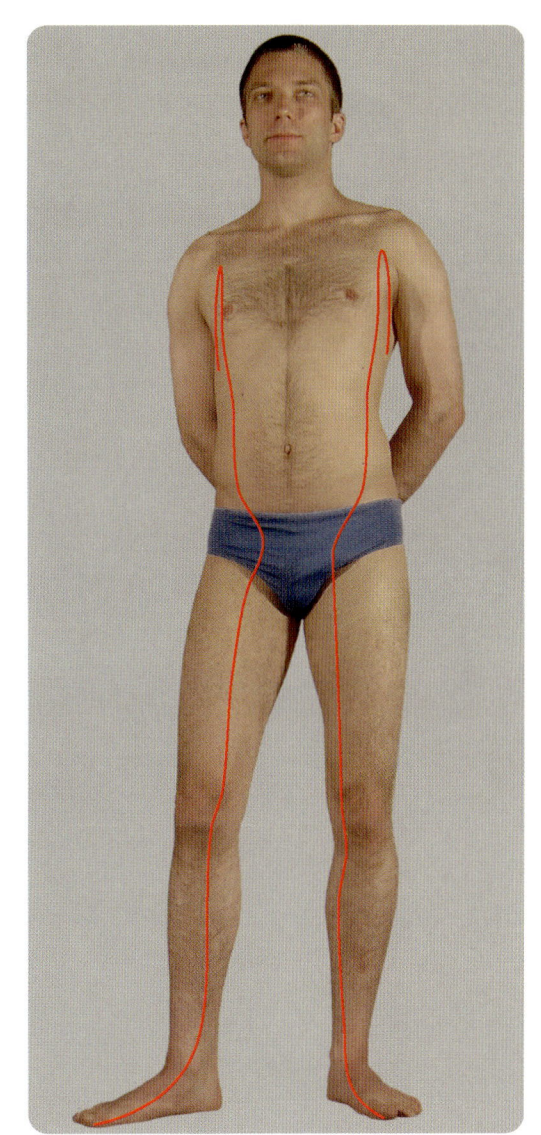

図3 胃経

図4 脾経

経脈一覧

身体前面の経脈

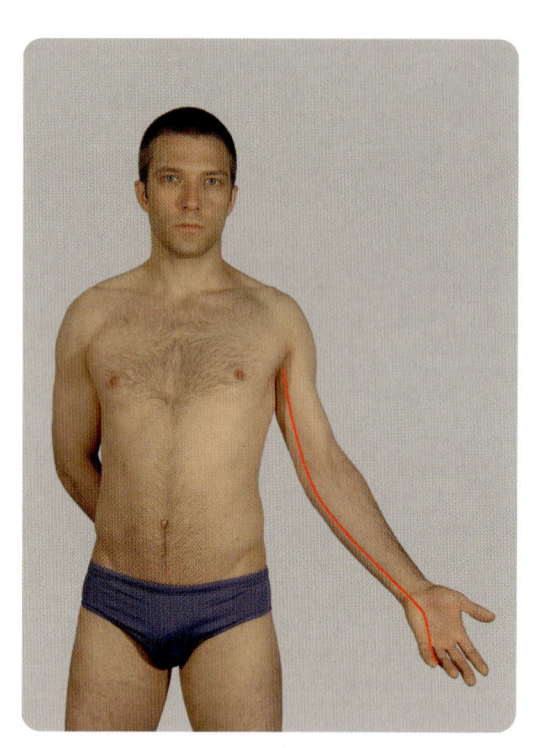

図5　心経

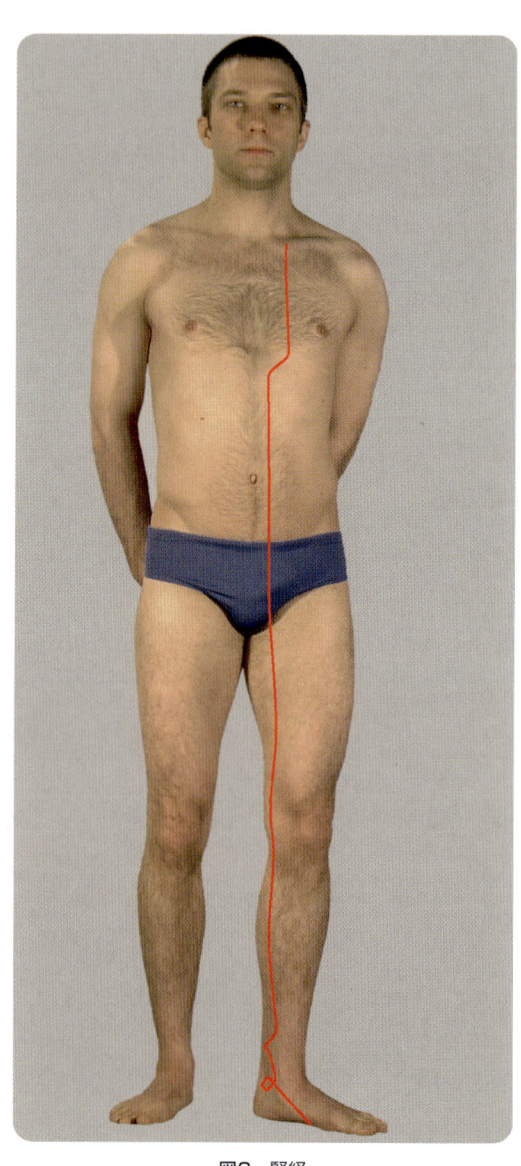

図6　腎経

身体前面の経脈 285

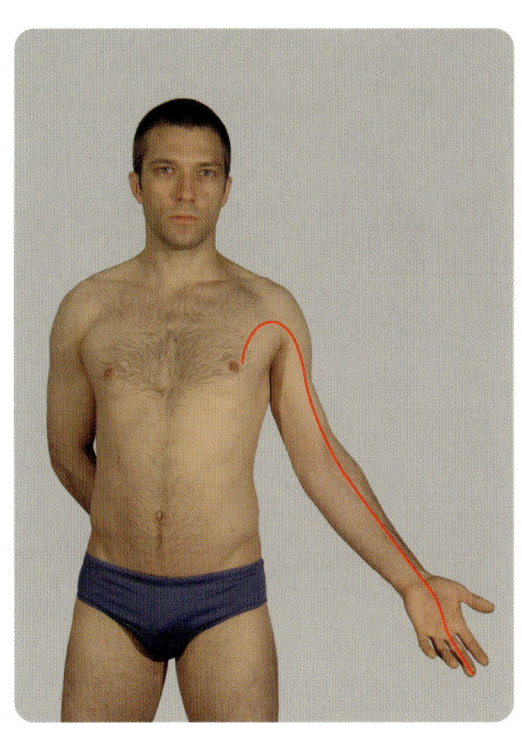

図7 心包経

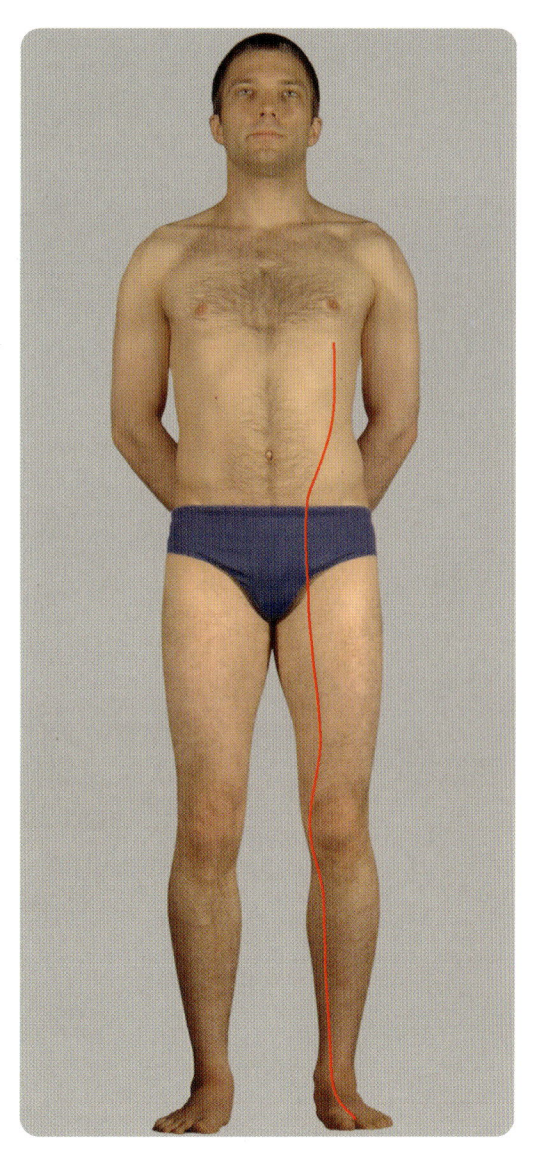

図8 肝経

経脈一覧

身体前面の経脈

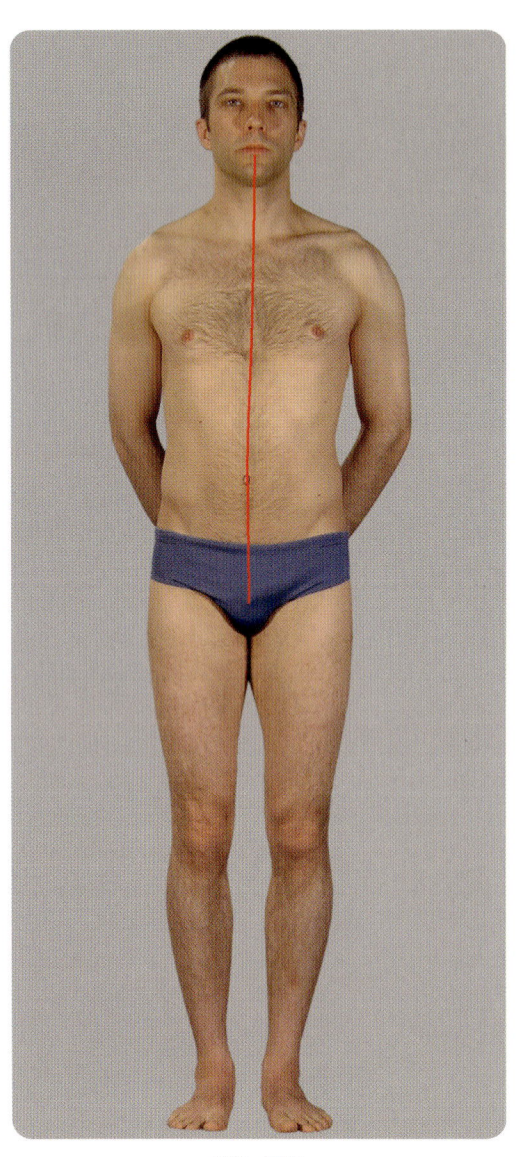

図9　任脈

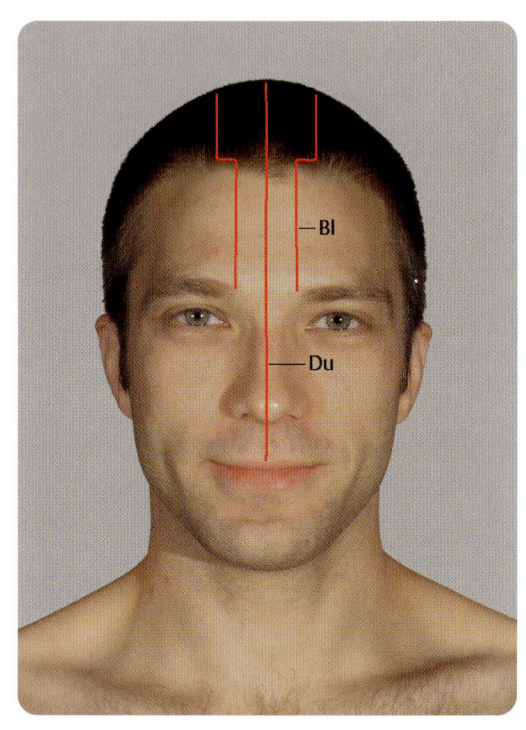

図10　膀胱経（外側）と督脈（内側）

経脈一覧
身体背面の経脈

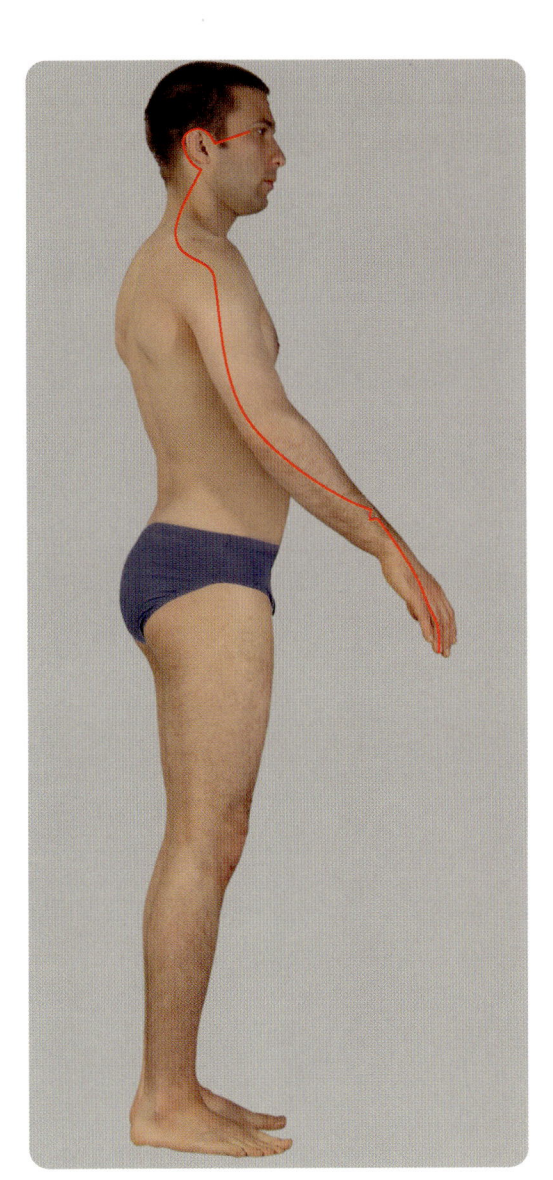

図11　三焦経

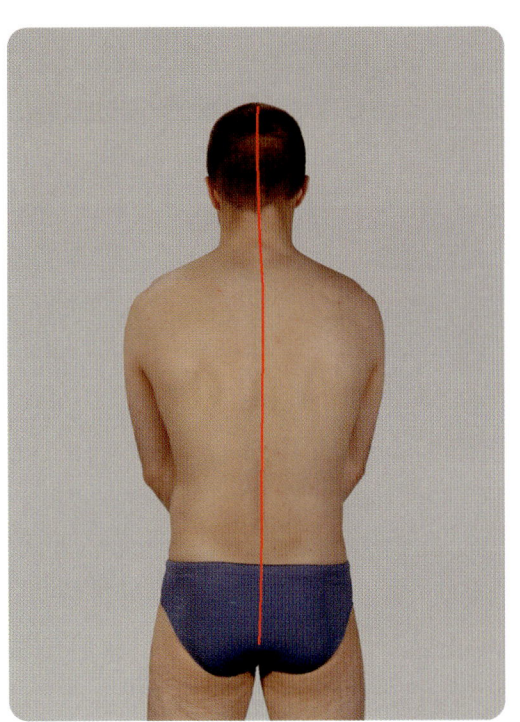

図12　督脈

288　経脈一覧

経脈一覧
身体背面の経脈

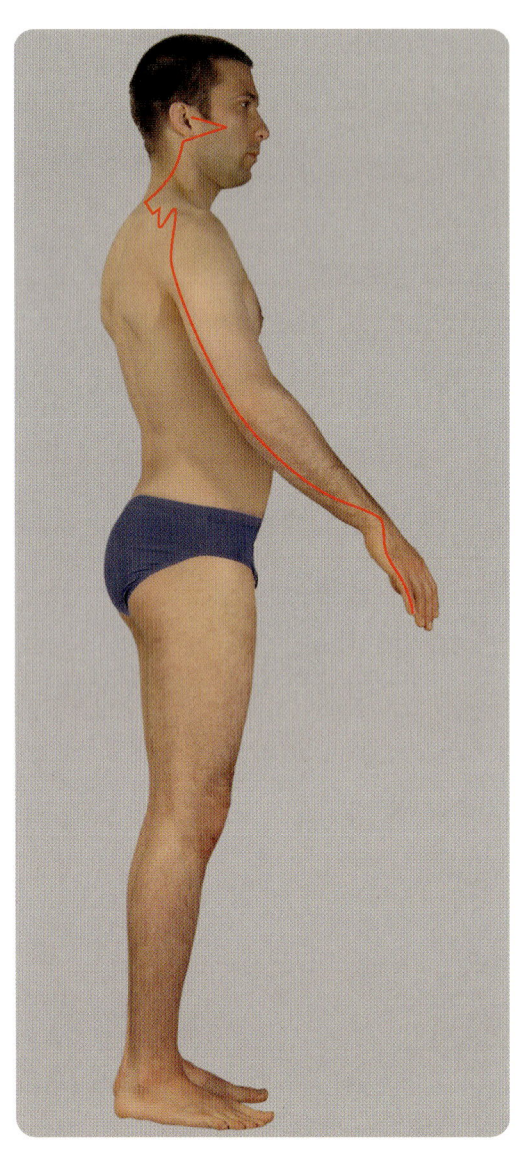

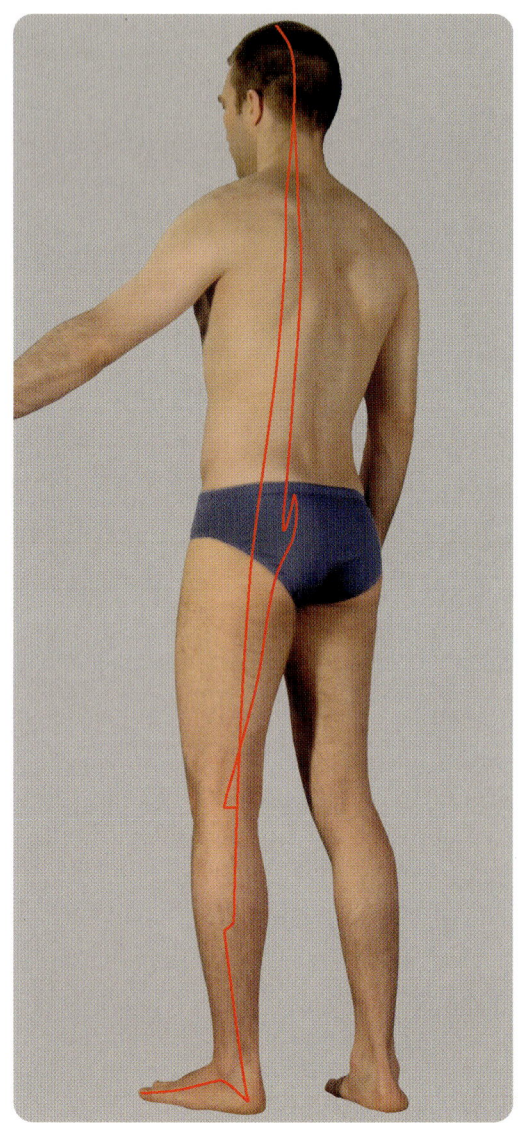

図13　小腸経

図14　膀胱経

身体背面の経脈 289

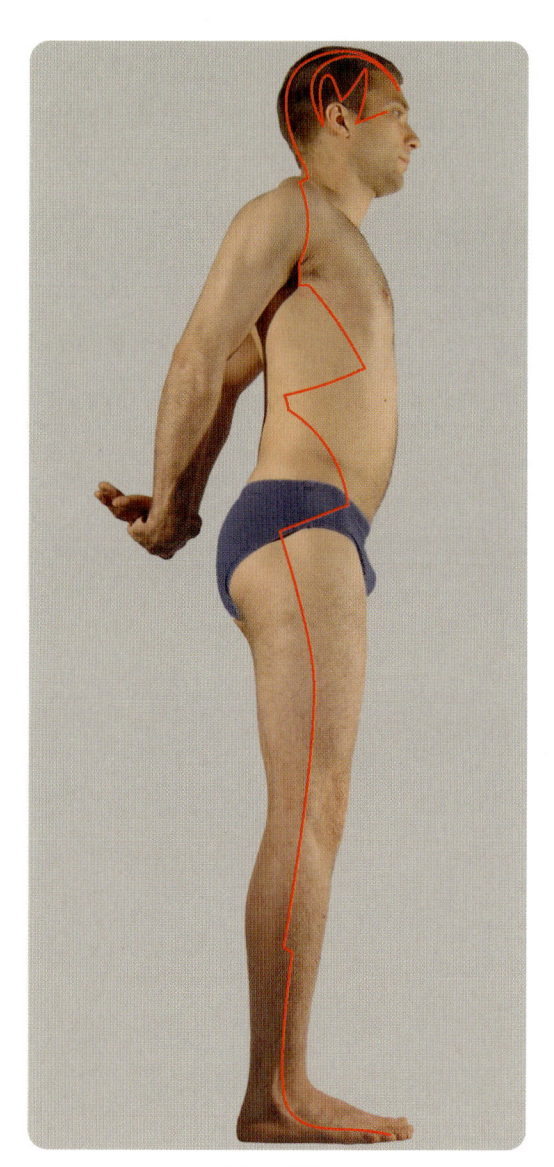

図15　胆経

参考文献

[1] Beinfield, Korngold: Traditionelle Chinesische Medizin. München: dtv; 2005.

[2] Daiker, Kirschbaum: Die Heilkunst der Chinesen. Hamburg: Rowohlt; 2006.

[3] Eckert A: Das Tao der Akupunktur und Akupressur. Stuttgart: Haug; 2002.

[4] Fan Ch, Hummelsberger J, Wislsperger G: Tuina. München: Hugendubel; 1999.

[5] Focks C: Atlas Akupunktur. München: Urban & Fischer; 2006.

[6] Gleditsch J: Akupunkturpunkte Theorie und Praxis. Münster: MV Verlag; 1990.

[7] Goodman S: Shiatsu. München: Irisana Verlag Hugendubel; 1990.

[8] Hecker, Peuker, Steveling, Kluge: Handbuch Traditionelle Chinesische Medizin. Stuttgart: Haug; 2003.

[9] Herget HF: Kopf- und Gesichtsschmerz. Köln: Könemann Verlag; 2000.

[10] Jinxue L und Yuanping W: Quintessenz der Tuina-Behandlung. Kötzting/Bayer. Wald: Verlag für Traditionelle Chinesische Medizin Dr. Erich Wühr; 1995.

[11] Lange G: Akupunktur der Ohrmuschel. Schorndorf: WBV Biologisch-Medizinische Verlags GmbH & Co. KG; 1987.

[12] Mildt C: Hervorbringungszyklus der 5 Tugenden. Naturheilpraxis. München: Pflaum Verlag; 12/2004.

[13] Motoyama H: The Functional Relationship Between Yoga Asanas and Acupuncture Meritians I. A. R. P. Tokyo Japan; 1979.

[14] Müller JV: Den Geist verwurzeln. München: Müller & Steinicke; 2001.

[15] Ohashi: Shiatsu. Freiburg: Herrmann Bauer Verlag; 1994.

[16] Reed Gach M: Acupressure's Potent Points. Bantam Books; 1990.

[17] Ross J: Akupunktur- und Punktekombinationen. Ülzen: MLV; 1998.

[18] Schünke, Schulte, Schumacher, Voll, Wesker: Prometheus. Lernatlas zur Anatomie. Stuttgart: Thieme; 2005.

[19] Tulku T: Selbstheilung durch Entspannung. Bern München: Scherz Verlag; 1978.

[20] Wagner Dr. F: Akupressur. München: Gräfe und Unzer; 2005.

[21] Yan Zhenguo: Applied Anatomical Charts of Acupuncture and Moxibution. Publishing House of Shanghai; 1993.

索引

あ

顎関節
　動き　34
　運動障害　246
足
　痛み　160, 171, 174, 191, 194, 199
　衰え　194
　関節痛　159, 173
　血行不良　222
　腫れ　162
　冷え　194
アレルギー　79, 204-7, 261
　治療　203
　通年　207
胃炎　44
怒り　68, 272
意識喪失　56
意識不明　56, 60, 89-90, 97, 104, 177, 218
意識朦朧　56, 102, 172
痛み　92, 156, 163
　かかと　189
　急性　90
　肩甲骨　129, 138
　後頭部・頸部　86
　外くるぶし　188
　つま先　199, 258
　膝関節　198, 244
　肘　84, 93-4, 241
　耳　213
胃痛　101, 118, 123-6, 168, 175-6
　慢性　226
胃のもたれ　123, 125
イライラ　68
鬱積解消　170
腕
　痛み　108
　上げたときの痛み　76
　腕萎え　76
　血行不良　221
　痺証　109
運動器官　98, 241-58
　痛み　156
エネルギー動員　80
嚥下障害　82
懊悩　71
臆病　144
落ち着きのなさ　55, 87, 99, 103, 118, 125-6, 162, 182, 271

か

開口障害　35, 42
回転性めまい　53, 73, 161
顔　39-41, 45, 51
　痛み　40, 45
　筋肉痛　39
　こわばり　41
　引きつり　45
　むくみ　41, 51
風邪　67-8, 74-5, 128, 208-9
　四肢脱力感　208
肩
　痛み　67-9, 72, 77, 83, 92-3, 95, 109, 256
　運動障害　83
　肩・腕の障害　111
　関節痛　76
　頸肩障害　74, 136
　頸肩腕症候群　38
　頸肩腕痛　98
　肩帯　76
　痛み　78
　五十肩　72
　コリ　67, 72, 77
悲しみ　101
　抑圧　68
下腹部
　痛み　121, 146-7
　けいれん　153
　臍　148
花粉症　47, 206
体の硬さ　146
感覚器官　265-9
感情　270-2
関節痛　178
感染症　75
気　4
　肺　75
記憶　56, 65, 96
　障害　56, 65
　低下　96, 275
気管支炎　75, 86, 136
　慢性　86
気絶　218
基本手技　8
脚部

索引

痛み　154-5, 157-8, 186
筋萎縮　145
けいれん　157, 186
血行障害　180, 186
血行不良　222
衰弱　151, 155, 157-8, 171, 179, 200
救急穴　59-60, 89-90, 97, 104, 162-3, 177
胸部
　痛み　81, 88, 125-6
　胸椎　144
　動悸　77, 104, 112, 129
　張り　120
　胸苦しさ　88, 130
距腿関節　173, 179
筋萎縮　145
禁忌事項　15
緊張　71, 137
緊張緩和　32, 170
促進　169
筋肉痛　250
筋肉の張り　138, 144
頸・首
　痛み　69, 73, 75, 107, 128, 159, 189, 251
　硬直　111
　コリ　37-8, 49, 54, 69, 71-2, 77-8, 80, 95, 99, 158, 191, 251
　筋違い　98
くるぶし
　痛み　179, 189, 195
　障害　245
　腫れ　189
経穴　26-9
　位置　19
　会穴　28
　活力の経穴　98, 152-3, 169, 180, 197
　強壮穴　29
　郄穴　27
　原気の経穴　214
　原穴　27
　五行穴　28
　精神のバランスを司る経穴　270
　蘇生の経穴　60
　鎮静穴　29
　天穴　29
　募穴　26
　兪穴　26
経脈
　胃　283
　陰　3
　肝臓　285
　奇経　3

三焦　287
小腸　288
心臓　284
腎臓　284
心包　285
前面　282
大腸　282
胆嚢　289
督脈　286-7
任脈　286
肺　282
背面　287
脾臓　283
膀胱　286, 288
陽　2
けいれん　34, 60, 79, 124, 144, 156, 164-5, 246-7, 262
ふくらはぎ　248
血圧
　高血圧　61, 67, 70, 72-3, 76, 93, 101-2, 127, 138, 156, 164-5, 169, 193, 220
　　組合わせ　76
　低血圧　163, 177, 197, 219
月経
　痛み　101, 147, 149, 181
　過少　263
　過多　164, 264
　けいれん　163
　困難症　262
　障害　153, 165, 263-4
　不順　134, 146-7, 150-3, 160, 180, 183, 194-8
血行
　脚部　180
　障害　186
　骨盤　180
　不良
　　足　222
　　腕　221
　　脚部　222
　　手　221
げっぷ　117
酸性　113
結膜炎　267
下痢　91, 93, 114, 116, 118, 121-2, 124, 135, 139-41, 148-9, 152-3, 178-9, 181, 225
肩甲骨　129, 138
言語障害　56
減弱法　21
健忘症　130
咬筋
　けいれん　34

障害　43
更年期障害　180
興奮　55, 174
声がれ　70, 82
呼吸　58, 74-5, 99
呼吸気道　203-17
　疾患　89
　粘液の解消　172
　呼吸困難　82, 84, 87, 127-8
　呼吸障害　68, 70-1, 81, 86, 93, 119-20, 131, 136, 144
腰の衰え　194
五十肩　72
骨盤
　血行　180
　コリ　146
昏睡　60, 104
困憊　134

さ

坐骨神経痛　145, 185-6, 249
寒け　121
三叉神経障害　66
三叉神経痛　43
視覚障害　35, 41, 44, 56, 100, 164
子宮　262-4
四肢衰弱　115
四肢脱力感　116, 208
姿勢　21
歯痛　33, 41-3, 46, 52, 90-3, 110, 174-6, 199, 277
　緩和　66
　上顎　41, 45
疾患
　急性　14
　慢性　14, 134, 137
湿疹　261
　慢性　260
しびれ　242
しゃっくり　51, 68, 81, 126, 139
集中力　275
　散漫　60, 157
　不足　38
出血　163, 177
循環系　60, 89, 97
消化　140
　器官　225-9
　不良　133, 141, 169-70, 177, 180
上顎洞炎　217
書痙　103, 247
ショック　60, 89-90, 97, 223
視力　32, 34, 53, 62

低下　50, 80, 161
人格分類　17
　木　18
　金　17
　土　17
　火　17
　水　18
神経過敏　64, 87, 98, 124, 132, 138, 156, 162, 196, 271
神経系鎮静化　60
心臓
　痛み　101, 118, 129-31, 138
　狭心症　125
　疾患　137
　循環系　218-24
　障害　96, 104, 140
　心悸亢進　97
腎臓
　疾患　195
　障害　134
診断　8
じんましん　69
衰弱　89-90, 104, 121, 128, 137, 142, 152, 180, 273
衰弱　79, 109, 169, 184-5, 197
水腫　122, 274
睡眠障害　37, 164, 195-6, 240
頭痛　34, 38, 40, 48-9, 64-5, 67, 73, 75, 78-9, 92-3, 103, 105-6, 109-10, 158-62, 164-5, 169, 172-3, 175-6, 190-1, 230-40
　眼部　238
　緊張緩和　37
　頸部　237, 239
　後頭部　54-5, 74, 80, 188-90, 233
　こめかみ　35, 44, 53, 62, 107, 162, 236-8
　消化不良　44
　頭蓋冠　50, 56, 235
　全頭　234
　前頭部　36, 57-8
　頭頂部　44, 55, 193
　額　47, 53, 61, 187-9, 192, 236, 239
ストレス　37, 115, 167
　疾患　79
寸　20
生命力　4
生理不順　114
咳　71, 74-5, 78, 81-2, 84-9, 111, 119-20, 128, 136-8, 144
　湿った　68, 212
　慢性　129
背中
　痛み　98, 128, 132-3, 137-9, 141, 143-6, 184-6

下部　145-6, 151-2
　　急性　253
　　上部　255
　　中央部　254
　　慢性　252
　筋肉の張り　139
　けいれん　186
　コリ　143, 164, 189
　障害　139
　張り　79, 143
喘息　70, 78-9, 82, 89, 119-20, 127-8, 137
　急性　67, 204
　慢性　205
前頭洞炎　216
前頭洞疾患　57
増強法　21
外くるぶし
　痛み　188
　腫れ　188

た
体操法　23
体力　98
　衰え　153
胆嚢障害　113
知覚　46
注意点　15
中毒症状　136, 276
聴覚　38, 106
聴覚障害　43, 46, 52, 56, 64-5, 100, 108
調整の経穴　101, 113, 202
聴力　53, 80
治療
　形態　8
　長さ　14
　反応　24
　頻度　14
痛痒感　94
つわり　102
手
　痛み　98
　血行不良　221
　充填　22
　浄化　22
　手首　99
　　痛み　87, 96, 99-100, 103, 106-7, 243
　　疲労　99
抵抗力の強化　214
テスト不安　96, 130

な
難聴　34, 51, 162, 269
尿道　259
妊娠　67, 92, 192, 195
寝汗　197
粘液凝集　172
脳血流　56
喉
　痛み　70, 80-1, 88, 91-2
　炎症　82, 211
　腫れ　51, 85

は
把握　9
排尿障害　134, 142, 146, 149-50, 164, 167, 180-1, 184, 191, 193-4, 196, 198
吐き気　93, 112, 117-9, 122, 124-6, 139-41, 165, 168, 176, 178
歯ぎしり　33
発声障害　85
発熱　56, 78, 89, 104, 110, 210
鼻　63
鼻風邪　39, 41, 50, 215
鼻血　48, 57, 80, 164, 268
鼻づまり　38-9, 45, 47-50, 59, 61, 65, 73, 90, 192
腫れ　176, 188, 242
鼻炎　41, 63
膝
　痛み　155-6, 166-9, 171, 182-4, 200, 244
　衰え　194
　硬さ　154, 198
　腫れ　155, 166
脾臓障害　133
皮膚　260-1
疲労　92, 104, 109, 121, 134, 152, 169, 180, 195-6, 273
　慢性　132
貧血　183
不安症　96, 99, 103, 120, 126, 143, 195, 271
副作用　14
副鼻腔炎　36, 38, 41, 45, 61, 63
慢性アレルギー　57
副鼻腔疾患　58
腹部
　痛み　113-4, 117-8, 121-2, 181-2, 185
　張り　120
　膨満感　116, 122, 124, 133, 135, 146, 148, 163, 177, 181
ふくらはぎ
　痛み　166

けいれん　187
不眠症　55, 61, 96, 102-3, 115, 126, 130, 132, 137, 143, 165
偏頭痛　38, 44, 86, 92, 156-7
便秘　92, 114, 116, 121, 135, 140, 146, 148, 150, 173, 178-9, 229
膀胱　259
　疾患　195, 259
　障害　153
母乳生産不足　67
骨治癒　74

ま

マッサージ
　圧迫　9
　按撫　13
　回圧　11
　準備　22
　触圧　10
　振動　12
　つかみ　10
　転伸　11
　摩擦　13
　揉み　12
耳
　痛み　33, 46, 51, 162, 213
　歯痛　46
　耳鳴り　34, 43, 51-2, 56, 64, 104-5, 108, 152, 160-1, 190, 269
胸苦しさ　127
胸やけ　112, 118, 123, 125, 228
目・眼
　痛み　36, 157, 162
　炎症　91
　かすみ　99, 105, 192
　乾燥　265
　緊張緩和　39
　疾病　32
　充血　53, 62, 103, 107
　障害　40, 65, 95, 161, 164, 192
　鮮明化　64
　ちらつき　187
　疲れ目　53, 62
　ぼやけ　37-8, 47, 62, 73
　まぶたのけいれん　36
めまい　38, 40, 43-4, 47, 49-51, 54-6, 58, 64-5, 80, 132, 162-3, 165, 177, 187, 193, 224
免疫
　強化　79, 94, 120
　不全　121
本山　23

や

優柔不断　142, 154
指
　痛み　242
　障害　110
腰痛　134-5, 142, 145-6, 149-52, 188-9, 195, 249, 253
抑鬱　120
流産　67
緑内障　266

経穴索引（略語）

3E 3　105	Di 4　92	Gb 20　38	Ma 40　172
3E 4　106	Di 10　93	Gb 21　67	Ma 41　173
3E 5　107	Di 11　94	Gb 23　112	Ma 42　174
3E 6　108	Di 14　95	Gb 24　113	Ma 44　175
3E 8　109	Di 15　69	Gb 30　145	Ma 45　176
3E 14　76	Di 20　39	Gb 32　154	
3E 15　77		Gb 33　155	Mi 1　177
3E 17　51	Dü 3　98	Gb 34　156	Mi 3　178
3E 21　52	Dü 4　99	Gb 37　157	Mi 5　179
3E 23　53	Dü 5　100	Gb 39　158	Mi 6　180
	Dü 10　72	Gb 40　159	Mi 8　181
Bl 2　47	Dü 18　45	Gb 41　160	Mi 9　182
Bl 4　48	Dü 19　46	Gb 43　161	Mi 10　183
Bl 7　49		Gb 44　162	Mi 14　148
Bl 8　50	Du 3　151		Mi 15　116
Bl 10　73	Du 4　152	He 7　96	
Bl 11　74	Du 11　143	He 9　97	Ni 1　193
Bl 12　75	Du 12　144		Ni 2　194
Bl 13　128	Du 13　78	Le 1　163	Ni 3　195
Bl 14　129	Du 14　79	Le 2　164	Ni 6　196
Bl 15　130	Du 16　80	Le 3　165	Ni 7　197
Bl 17　131	Du 17　54	Le 7　166	Ni 10　198
Bl 18　132	Du 19　55	Le 8　167	Ni 20　117
Bl 20　133	Du 20　56		Ni 21　118
Bl 23　134	Du 23　57	Lu 1　68	Ni 25　119
Bl 25　135	Du 24　58	Lu 5　84	Ni 27　120
Bl 26　149	Du 25　59	Lu 6　85	
Bl 32　150	Du 26　60	Lu 7　86	Pe 5　101
Bl 39　184		Lu 9　87	Pe 6　102
Bl 40　185	ExP 1　61	Lu 10　88	Pe 7　103
Bl 42　136	ExP 2　62	Lu 11　89	Pe 9　104
Bl 43　137	ExP 3　63		
Bl 44　138	ExP 4　64	Ma 2　40	Ren 4　153
Bl 46　139	ExP 6　65	Ma 3　41	Ren 6　121
Bl 47　140	ExP 7　66	Ma 6　42	Ren 9　122
Bl 49　141	ExP 14　110	Ma 7　43	Ren 12　123
Bl 52　142	ExP 16　83	Ma 8　44	Ren 13　124
Bl 57　186	ExP 17　111	Ma 9　70	Ren 14　125
Bl 58　187	ExP 19　199	Ma 12　71	Ren 15　126
Bl 59　188	ExP 23　200	Ma 25　114	Ren 17　127
Bl 60　189		Ma 27　115	Ren 21　81
Bl 62　190	Gb 1　32	Ma 28　146	Ren 22　82
Bl 64　191	Gb 2　33	Ma 29　147	
Bl 67　192	Gb 3　34	Ma 34　168	
	Gb 7　35	Ma 36　169	
Di 1　90	Gb 14　36	Ma 37　170	
Di 3　91	Gb 19　37	Ma 38　171	

経穴索引（名称）

あ

足竅陰（あしきょういん） 162
足三里（あしさんり） 169
足臨泣（あしりんきゅう） 160
意舎（いしゃ） 141
委中（いちゅう） 185
委陽（いよう） 184
陰谷（いんこく） 198
印堂（いんどう） 61
隠白（いんぱく） 177
陰陵泉（いんりょうせん） 182
翳風（えいふう） 51
翳明（えいめい） 64

か

外関（がいかん） 107
解谿（かいけい） 173
外労宮（がいろうきゅう） 111
膈関（かくかん） 139
膈兪（かくゆ） 131
関元（かんげん） 153
関元兪（かんげんゆ） 149
間使（かんし） 101
環跳（かんちょう） 145
肝兪（かんゆ） 132

気海（きかい） 121
丘墟（きゅうきょ） 159
鳩尾（きゅうび） 126
俠谿（きょうけい） 161
頬車（きょうしゃ） 42
俠承漿（きょうしょうしょう） 66
曲差（きょくさ） 48
曲泉（きょくせん） 167
曲池（きょくち） 94
曲鬢（きょくびん） 35
魚際（ぎょさい） 88
帰来（きらい） 147
迎香（げいこう） 39
京骨（けいこつ） 191
下関（げかん） 43
厥陰兪（けついんゆ） 129
血海（けっかい） 183
欠盆（けつぼん） 71
肩髃（けんぐう） 69
懸鍾（けんしょう） 158
肩井（けんせい） 67
肩内陵（けんないりょう） 83
肩髎（けんりょう） 76
顴髎（けんりょう） 45
行間（こうかん） 164
後谿（こうけい） 98
膏肓（こうこう） 137

合谷（ごうこく） 92
孔最（こうさい） 85
光明（こうめい） 157
巨闕（こけつ） 125
腰陽関（こしようかん） 151
後頂（ごちょう） 55
巨髎（こりょう） 41
魂門（こんもん） 140
崑崙（こんろん） 189

さ

三陰交（さんいんこう） 180
三間（さんかん） 91
攢竹（さんちく） 47
三陽絡（さんようらく） 109
至陰（しいん） 192
支溝（しこう） 108
志室（ししつ） 142
四神聡（ししんそう） 65
絲竹空（しちくくう） 53
膝関（しつかん） 166
膝眼（しつがん） 200
日月（じつげつ） 113
四白（しはく） 40
耳門（じもん） 52
尺沢（しゃくたく） 84
臑兪（じゅゆ） 72

照海（しょうかい） 196
上関（じょうかん） 34
上脘（じょうかん） 124
商丘（しょうきゅう） 179
上迎香（じょうげいこう） 63
条口（じょうこう） 171
上巨虚（じょうこきょ） 170
承山（しょうざん） 186
少衝（しょうしょう） 97
少商（しょうしょう） 89
上星（じょうせい） 57
衝陽（しょうよう） 174
商陽（しょうよう） 90
次髎（じりょう） 150
人迎（じんげい） 70
神蔵（しんぞう） 119
人中（じんちゅう） 60
身柱（しんちゅう） 144
神庭（しんてい） 58
神道（しんどう） 143
神堂（しんどう） 138
申脈（しんみゃく） 190
神門（しんもん） 96
心兪（しんゆ） 130
腎兪（じんゆ） 134
頭維（ずい） 44
水道（すいどう） 146
水分（すいぶん） 122

璇璣（せんき）　81
素髎（そりょう）　59

た

太淵（たいえん）　87
大横（だいおう）　116
太谿（たいけい）　195
大巨（だいこ）　115
大杼（だいじょ）　74
太衝（たいしょう）　165
大腸兪（だいちょうゆ）　135
大椎（だいつい）　79
大敦（だいとん）　163
太白（たいはく）　178
太陽（たいよう）　62
大陵（だいりょう）　103
膻中（だんちゅう）　127
地機（ちき）　181
中脘（ちゅうかん）　123
中渚（ちゅうしょ）　105
中衝（ちゅうしょう）　104
中瀆（ちゅうとく）　154
中府（ちゅうふ）　68
聴会（ちょうえ）　33
聴宮（ちょうきゅう）　46
輒筋（ちょうきん）　112
通天（つうてん）　49
手三里（てさんり）　93
天枢（てんすう）　114
天柱（てんちゅう）　73
天突（てんとつ）　82

天髎（てんりょう）　77
瞳子髎（どうしりょう）　32
陶道（とうどう）　78

な

内関（ないかん）　102
内庭（ないてい）　175
然谷（ねんこく）　194
脳空（のうくう）　37
脳戸（のうこ）　54

は

肺兪（はいゆ）　128
魄戸（はっこ・はくこ）　136
八邪（はちじゃ）　110
八風（はちふう）　119
腹通谷（はらつうこく）　117
膝陽関（ひざようかん）　155
臂臑（ひじゅ）　95
百会（ひゃくえ）　56
脾兪（ひゆ）　133
飛揚（ひよう）　187
風池（ふうち）　38
風府（ふうふ）　80
風門（ふうもん）　75
腹結（ふっけつ、ふくけつ）　148
復溜（ふくりゅう）　197
跗陽（ふよう）　188
豊隆（ほうりゅう）　172

ま

命門（めいもん）　152

や

湧泉（ゆうせん）　193
幽門（ゆうもん）　118
兪府（ゆふ）　120
陽谷（ようこく）　100
陽池（ようち）　106
陽白（ようはく）　36
陽陵泉（ようりょうせん）　156

ら

絡却（らっきゃく）　50
梁丘（りょうきゅう）　168
厲兌（れいだ）　176
列欠（れっけつ）　86

わ

腕骨（わんこつ）　99

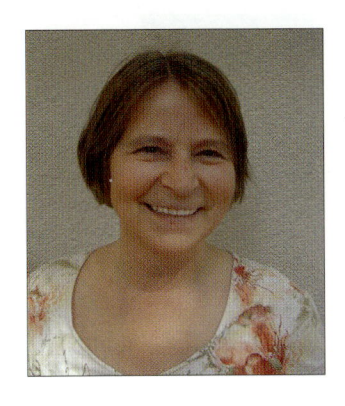

著者
クリスティーナ・ミルト（Christina Mildt）

1948年ドイツ・ベルリン生まれ。教職課程を経てギムナジウムの正教員となり、ベルリンにおいて長年教職を務める。鍼療法に興味を持つに至り、伝統的中国医学（TCM）、さらにはマッサージや自然療法を習得する。1989年に診療所を開業して以来、療法士として活躍。リウマチ患者の治療および病気の予防を特に得意とし、TCMと自然療法（マッサージ、指圧、湿布、西洋薬草療法、ホメオパシーや虹彩診断）を主に用いる。TCM分野における成人教育にも従事し、「リウマチ性疾患」、「更年期」「食事」をテーマにした講演会やセミナーを開講している。伝統的中国医学協会の会員。

著者の住所：Uhlandstrase 129 10717 Berlin, Germany

監修者：
三浦於菟（みうら おと）

東邦大学医療センター大森病院東洋医学科教授。東邦大学医学部卒業後、東邦大学第二内科入局。国立東静病院内科勤務を経て、1984-87年中華人民共和国南京中医学院留学、1987-88年中華民国中国医薬学院留学。日本医科大学付属病院東洋医学科助教授を経て、現職。日本東洋医学会専門医、日本東洋医学会指導医。監修書に『漢方生薬実用事典』、共監修書に『ホリスティック　家庭の医学療法』（いずれも産調出版）、著書に『実践漢薬学』（医歯薬出版）、『漢方上手』（源草社）など。

翻訳者：
長谷川 圭（はせがわ けい）

高知大学人文学部卒業。渡独。フリードリヒ・シラー大学哲学部修士課程卒業。大学の教員を務めるかたわら、医療、技術、観光などさまざまなジャンルの翻訳を手がける。

Praxis Akupressur
実践　押圧マッサージ療法

発　　行　2011年5月1日
発 行 者　平野　陽三
発 行 元　**ガイアブックス**
　　　　　〒169-0074 東京都新宿区北新宿3-14-8
　　　　　TEL.03(3366)1411　FAX.03(3366)3503
　　　　　http://www.gaiajapan.co.jp
発 売 元　産調出版株式会社

Copyright SUNCHOH SHUPPAN INC. JAPAN2011
ISBN978-4-88282-783-2 C3047
Printed in China

落丁本・乱丁本はお取り替えいたします。
本書を許可なく複製することは、かたくお断わりします。

ガイアブックスの本

筋骨格系の触診マニュアル　DVD2枚付き

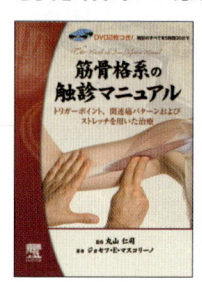

トリガーポイント、関連痛パターンおよび
ストレッチを用いた治療

ジョセフ・E・マスコリーノ　著
丸山 仁司　監修

筋骨格系の触診にトリガーポイントやストレッチ、徒手療法などを取り入れたオールカラー実践教本。触診の基本に必要な、筋肉の付着部、作用、身体力学なども網羅。触診テクニックが身につく実演DVD2枚付き（各160分）。

本体価格 8,000円

手技療法とオステオパシーにおける
トリガーポイントと筋肉連鎖

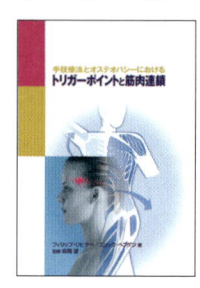

痛みを訴える患者に効果的な療法トリガーポイントを
見つけ出し、刺激を与え、リリースする！

フィリップ・リヒター／エリック・ヘブゲン　著
森岡 望　監修

よく見落とされる、痛みの原因となっている筋肉組織。多くある、筋肉組織とトリガーポイントの存在が原因の運動器の痛み。たくさんの写真を掲載して解剖学的な概要を説明、トリガーポイントとその痛みの領域の正確な位置が簡単にわかる。

本体価格 3,800円

実用中国手技療法

―基本編―

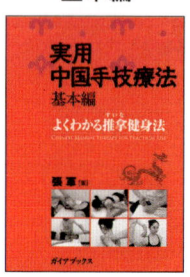

本体価格 3,400円

推拿の基本と手技技法を
豊富な写真とともに解説

張 軍　著

中国手技療法のなかで最も特色のある推拿健身法の基本を学ぶとともに、手技技法を豊富な写真で詳解。巻末には、経穴詳細図や常用語中日対照表を掲載。教本としてはもちろん、プロの施術者も活用できる実践書。

―臨床編―

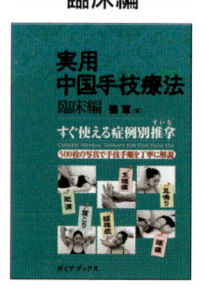

本体価格 3,800円

施術にすぐ活用できる、
症例別推拿実践書

張 軍　著

日本人に多い運動器系疾患や一般疾患の具体的な31症例を取り上げ、疾患の病因や病症の分析をしながら、豊富な写真で懇切丁寧に手技手順を示した推拿実践書。症状に応じて幅広く活用できる中国手技療法の決定版。